コンパクト福祉系講義

医学一般

● 監修　日野原重明
● 編集　巽　典之・星野政明

金芳堂

監修のことば

　社会福祉士や介護福祉士の国家試験には、「医学一般」が受験科目として課せられています。福祉学は人間科学に重要な部分であり、"人体の構造と機能、そしてよく遭遇する疾病"に関してある程度の知識を理解していることが大切です。人体のマクロ的構造は過去50年の間、大きな変化はありません。しかしながら人体生理学は、ヒトの住む社会環境や社会構造の絶え間ざる変化から、大きな変貌を遂げつつあります。そして疾病構造も大きく変化しつつあります。たとえば高齢社会の出現に伴う変性疾患、飽食による肥満症、ストレス社会による社会不安症などが年々増加の傾向にあり、福祉の社会においても変貌する情勢に対応が迫られるようになってきました。換言すれば、古典的解剖・生理学教育では現代社会における疾病構造を理解できないことになります。このことから本書では、現在、社会の第一線での福祉分野において「医学一般」を教育されている著名な先生方に、各章の分担執筆をお願いすることとしました。集められた原稿は膨大なものであり、それを編集する作業は大変でしたが、最終的にでき上がった内容は現代最新医学の考え方を反映した素晴らしいものであり、福祉分野の方々のみならず、看護やコメディカル分野の方々への教本としても立派に通用するものになっていると考えています。ただ、せっかく努力して書かれた貴重な原稿の多くを、頁数の関係上、割愛せざるを得なかったことを、非常に申し訳なく思っています。

　福祉学は人間学です。たとえ人体の解剖・生理・病理を理解したとしても、総合的創造物である人体は精神的でダイナミックな部分が付加されて完成されています。福祉科学の対象としての"人"とは、医学的観察手法だけでなく、全人的な手法で観察し、その人のいのちの尊厳を損なうことなく対応することが必要です。読者の方々がこの著書「医学一般」を通して"人を知り、人を人として接する"技（わざ）を学んでいただければ望外の喜びです。

2007（平成19）年3月

　　　　　　　　　　　　　　　　　　　　　　　　　　　日野原　重明

はじめに

「息子が年老いた母親を奥山深くに背負っていった。その途中，息子には自分の背中で時折『ポキン』と小枝を折る音が聞こえた。息子は母親を地面に降ろした後，逃げるようにしてそこから立ち去った。帰途，息子は道に迷いそうになったが，母親の折ってくれた枝を頼りに無事下山でき，母親の思いに涙した」との「姨捨山」の話があります。

今，日本社会は高齢化を迎え，国家として可能な限り手厚い介護を提供するシステムを構築しつつあり，介護福祉士，社会福祉士，メディカル・ソーシャル・ワーカーなどの専門職が中心となって，そのシステムを支えることになっています。その基本的行動理念は，高齢者の尊厳を保ちつつ，日常生活へのコンサルテーションと支援を行うことにあり，業務の円滑な遂行に特に求められるのは，高齢者とその家族との対話です。そこには深い専門的知識と技術のみならず，福祉・介護に関わる幅広い知識が必要です。介護は，福祉と医療の接点なのです。高齢者とその家族は，特に身体の健康に大きな関心があります。福祉・介護の利用者の質問に応えるには，専門職として人体解剖・生理学だけでなく，病気やクスリ，医療システムなどについて，かなり深く学習しておかなければなりません。このようなことを考慮して現代社会での医学・医療にマッチした「福祉専門職を目指す方のための医学一般・医学概論」教本の製作を目指したのが本書です。

どの学問も同様ですが，医学を専門としない方にとって最初の難関は「医学用語の難しさ」です。しかしながら，本書に用いられている用語はかなり一般的なものですから，この難しさの峠を乗り越えてください。それにより理解と興味が加速されるでしょう。そこで出た疑問は，医学専門書で勉強してください。本書は現代医学への入門書なのです。

福祉とは人の幸せを求めることであり，「人を愛すること」が相互の理解を深めることとなりますし，その手段のひとつとして「医学一般」を学んでいただきたいと思っています。本書を活用されることを願っております。

本書の刊行にあたり，監修のお言葉をいただいたばかりでなく，貴重な時間を割いて原稿を読んでいただき，貴重なアドバイスを数多くいただいた日野原重明先生に衷心よりお礼を申し上げます。また本書を編むに際して，ご多忙の中，快くご協力くださいました執筆の先生方には，心からその労をねぎらいたいと存じます。出版に際してあまりにも長い時間を要し，ご心労をおかけしたにもかかわらず，終始あたたかいご配慮をいただいた，金芳堂の宇山閑文氏にお詫びとお礼を申し上げます。

2007（平成19）年3月

編　者

目　次

監修のことば
はじめに

第1章　細胞学；生命とは？細胞と物質代謝 ― *1*

A．生命とは？ ― *1*
B．細胞と物質代謝 ― *1*

第2章　人体の構造と機能；解剖・生理 ― *4*

I．骨格・筋肉・脳神経・感覚器 ― *4*

A．骨格・関節・筋肉系 ― *4*
1．骨の種類 — *4*
2．関節の種類 — *6*
3．筋　肉 — *6*

B．神　経　系 ― *8*
1．脳 — *8*
2．脳神経系 — *8*
3．脊　髄　系 — *8*
4．自律神経系 — *9*

C．感覚器系 ― *10*
1．眼 — *10*
2．耳 — *11*

II．内　臓 ― *12*

A．循環器系 ― *12*
1．心　臓 — *12*
2．血　管 — *14*
3．血　液 — *15*
4．特殊な循環系 — *15*

B．呼吸器系 ― *16*
1．気　道 — *16*
2．肺 — *17*

C．消化器系 ― *18*
1．口　腔 — *19*
2．咽　頭 — *20*
3．食　道 — *20*
4．胃 — *20*
5．小　腸 — *20*
6．大　腸 — *21*
7．肛　門 — *21*
8．肝臓，胆嚢 — *21*
9．膵　臓 — *22*

D．内分泌系 ― *22*
1．副　腎 — *23*
2．膵　臓 — *24*
3．甲状腺 — *24*
4．副甲状腺 — *24*
5．下垂体 — *24*

v

目 次

  E．泌尿器系 ·· 24
   1．腎　　臓 ························· 24 2．尿　　路 ························· 26
  F．生殖器系 ·· 26
   1．女性生殖器 ····················· 26 2．男性生殖器 ····················· 27

第3章　年齢別にみた人の身体の異常症（病気） —— 28

  A．乳幼児期に注意すべき疾患 ·· 28
   1．乳幼児期にみられる主な病気 ······ 28 3．先天性心疾患 ··················· 28
   2．赤ちゃんの言葉の発達が遅いときに 4．乳幼児の熱とけいれん ··········· 29
    考慮すべき異常症 ················ 28 5．食物アレルギー ················· 29
  B．学童期に考慮すべき病気および学校検診 ································· 29
   1．学童期に注意すべき病気 ········· 29 4．学童検診でみつけられる主な異常症
   2．学校での学習に遅れが生じる場合 ··· 30   ································· 30
   3．学校検診 ······················· 30 5．学校伝染病と出席停止期間 ······· 31
  C．中学・高校期に注意すべき疾患 ··· 31
  D．青年期に好発する疾患 ·· 31
  E．成年期の主な病気 ··· 32
   1．男性・女性 ····················· 32 3．女　　性 ························· 32
   2．男　　性 ························· 32
  F．高齢成年期の主な病気 ·· 33
   1．男性・女性 ····················· 33 3．女　　性 ························· 33
   2．男　　性 ························· 33
  G．老 年 期 ··· 33
   男性・女性 ······················· 33

第4章　部位別にみた人の身体の異常症；臓器別主要疾患 —— 34

  A．頭 頚 部 ··· 34
   1．頭　　部 ························· 34 5．顔　　面 ························· 36
   2．眼　　部 ························· 34 6．口腔・咽頭部 ··················· 36
   3．耳　　部 ························· 35 7．甲状腺・副甲状腺 ··············· 37
   4．鼻　　部 ························· 36
  B．胸　　部 ··· 37
   1．呼吸系，気管〜気管支 ··········· 37 3．循環器系，心臓 ················· 39
   2．呼吸器系，気管支〜肺 ··········· 37 4．高血圧・低血圧 ················· 40
  C．消化管系 ··· 40
   1．食　　道 ························· 40 3．小　　腸 ························· 41
   2．胃・十二指腸 ··················· 41 4．大　　腸 ························· 41

D．肝胆膵腎系 42
　　　1．肝　　臓 .... 42　　2．膵　　臓 44
　　E．腎・尿路系 45
　　　腎病変 45
　　F．生殖器系 46
　　　1．男　　性 .... 46　　2．女　　性 46

第5章　内分泌・代謝異常・アレルギー疾患 ——— 47

　　A．唾液腺疾患 47
　　B．甲状腺・副甲状腺 47
　　C．糖尿病 48
　　D．副　　腎 49
　　E．痛風と高尿酸血症 50
　　F．骨の代謝（骨粗鬆症） 50
　　G．感染とアレルギー 51
　　　1．感　　染 .... 51　　2．アレルギー 51

第6章　造血器疾患と止血凝固の機序 ——— 53

　　A．血球成分 53
　　B．血漿成分 54
　　C．止血凝固機序 55

第7章　運動器官の疾患 ——— 57

　　A．骨の疾患 57
　　B．関節の疾患 57
　　　1．変形性膝関節症 .... 58　　2．関節リウマチ 58

第8章　生活習慣病と健康日本21 ——— 59

　　A．生活習慣病 59
　　　1．生活習慣病の定義と範囲 .... 59　　3．生活習慣病の動向 61
　　　2．成人病から生活習慣病へ .... 59　　4．生活習慣病の疫学特性 63
　　B．健康日本21 67
　　　1．「健康日本21」の背景と目的 .... 67　　2．「健康日本21」の基本方針 67

第9章　良性腫瘍と悪性腫瘍（がん） ——— 69

目 次

第10章　生殖と発達・成長 — 71

A．受精から妊娠 … 71
B．新生児から幼児へ … 73
1．歯の発育 … 73
2．心拍・呼吸数・睡眠時間の変化 … 74
3．乳幼児発育曲線 … 74

第11章　精神の異常 — 75

精神の異常 … 75
1．精神の異常の実際 … 75
2．精神障害の新しい国際的分類方法について … 80

第12章　神経の異常 — 82

A．中枢神経の異常 … 82
1．高次脳機能障害 … 82
2．パーキンソン病 … 83
3．脊髄小脳変性症 … 84
4．進行性核上性麻痺 … 84
5．他の不随意運動疾患 … 84
6．シャイ-ドレーガー症候群と自律神経障害 … 84
7．脳血管障害 … 85

B．末梢神経の異常 … 85
1．さまざまな神経麻痺 … 85
2．さまざまな神経痛 … 85
3．重症筋無力症 … 86
4．筋萎縮性側索硬化症（ALS） … 86
5．自律神経障害（交感神経，副交感神経） … 86
6．多発ニューロパチー … 86
7．頚椎症（胸椎症，腰椎症） … 87

第13章　知的障害とその周辺 — 88

A．知的障害 … 88
発達障害 … 88

B．脳性麻痺 … 91

C．重度心身障害 … 91

第14章　認知症 — 93

A．認知症の三重構造 … 93
B．認知症の症状 … 93
C．認知症の中核症状 … 94
1．記憶機能の低下 … 94
2．思考力（判断力，計算力）の低下 … 94
3．意思伝達機能の低下 … 94
4．視空間機能の低下 … 94
5．人格機能の低下 … 95
6．失見当識 … 95

- D．認知症の周辺症状 95
  - 1．周辺症状の実際 95
  - 2．BPSD という考え方 95
- E．認知症ケアにおける中核症状と周辺症状 96
- F．認知症をひき起こすさまざまな疾患 96
  - 1．主病変が脳にある認知症疾患群 96
  - 2．認知症をひき起こす全身性の疾患 ... 97
  - 3．認知症をひき起こす薬剤ないしは化学物質 98
- G．認知症の治療 98
- H．認知症のケア 98

第15章　公害・感染・感染予防・消毒法・ワクチン・感染症分類 ── 100

- A．生活環境の汚れがつくる病気（公害） 100
- B．感染病原体と感染防御 100
  - 1．病原体の種類 100
  - 2．感染ルート 102
  - 3．主な細菌・真菌・原虫感染症 102
  - 4．感染症分類 102
  - 5．感染の予防方法（滅菌・消毒法）... 102
  - 6．消毒剤の種類と選択 105
  - 7．主なワクチン 105
  - 8．その他の主な感染症 105

第16章　薬と健康・ジェネリック・サプリメント ── 108

- A．薬　物 108
- B．中毒症 110
  - 1．麻　薬 110
  - 2．覚せい剤 110
  - 3．向精神薬 110
  - 4．大　麻 111
- C．補完・代替医療 111
- D．特定保健用食品・栄養機能食品 111
- E．食品添加物 113

第17章　最新臨床検査技術 ── 114

- A．血液・尿・糞便検査 114
- B．微生物検査（細菌学検査） 114
  - 1．細　菌 114
  - 2．ウイルス 114
- C．遺伝子検査（核酸検査） 115
- D．病理検査 115
- E．輸血検査 115
- F．生理検査 115
- G．画像検査 116

目次

第18章　介護職が行える処置 ——————————— 119

救急処置・手当 —————————————————— 120
1. 医師を待てない緊急の場合 ……… 120
2. 体　位 …………………………… 120
3. 傷の消毒 ………………………… 120
4. 打撲挫傷・捻挫と罨法（シップ）… 120
5. 脱臼・骨折・関節挫傷 …………… 121
6. 火　傷 …………………………… 121
7. 出　血 …………………………… 121
8. 頭部打撲 ………………………… 121
9. 胸部打撲 ………………………… 121
10. 気管異物・誤嚥・喉のつまり …… 121
11. 腰痛・腹痛 ……………………… 121
12. 意識消失発作 …………………… 121
付）家庭常備用救急箱の中身 ………… 121

第19章　在宅看護と介護における医療関連実技 ——————— 122

A．在宅看護（訪問看護） ————————————— 122
1. 在宅看護（訪問看護）とは ……… 122
2. 在宅看護（訪問看護）と介護の技術 …………………………………… 124

B．医行為と医療関連実技 ————————————— 126
1. 医行為とは何か ………………… 126
2. 介護現場で行われる医行為は …… 127
3. 医療関連実技（医行為でないと通知されたもの） ……………………… 128
4. 介護現場で行われる医療関連実技実施に関する注意点 ……………… 128

第20章　生活機能と機能回復（リハビリテーション） ——————— 130

A．生活機能 ————————————————————— 130
生活機能とICF（国際生活機能分類）… 130

B．機能回復（リハビリテーション） ————————— 132
1. リハビリテーションの歴史と理念 … 132
2. 機能回復（リハビリテーション）の目的 ……………………………… 132
3. リハビリテーションの範囲 ……… 133
4. 障害とは ………………………… 133
5. 主な障害の種類 ………………… 134
6. 機能評価の方法 ………………… 135
7. 廃用症候群（日常生活不活発病）… 136
8. 活動・運動することの効果 ……… 138
9. リハビリテーション医療にかかわる専門職 ………………………… 138
10. リハビリテーションにおいての介護従事者の役割 …………………… 139

第21章　こころのケア ————————————————— 140

A．こころとは ————————————————————— 140

B．"こころ病む" ということとコミュニケーション ——— 141
コミュニケーションに影響を及ぼす要因 … 142

C．こころのケアを行うために ——————————————— 142

D．さまざまな病気におけるこころのケア ————————— 143
1. 精神疾患，特に統合失調症の場合 … 143
2. 感情障害，特にうつ病の場合 …… 144

3．老年期における変化，特に認知症について ······ *145*　　4．育児不安，特に虐待，産褥期について ······ *147*

第22章　難病対策 ———————————————————————— *149*

A．難病とは ······ *149*
B．難病対策の歴史 ······ *149*
1．難病問題の提起 ······ *149*　　2．難病対策の推進 ······ *150*
C．難病対策の現状 ······ *150*
1．研究の推進 ······ *151*
2．医療施設等の整備 ······ *151*
3．医療費の自己負担の軽減 ······ *151*
4．地域における難病患者への保健医療福祉の充実・連携 ······ *153*
5．QOLの向上を目指した福祉施策の推進 ······ *154*

第23章　ターミナルケア・移植再生医療と医療倫理 ———————— *156*

I. 施設入所認知症高齢者に対する緩和ケアモデル ······ *156*
A．施設入所認知症高齢者とターミナルケア ······ *156*
B．緩和ケアモデル ······ *157*
1．個別ケア ······ *157*　　3．チームワーク ······ *159*
2．事前ケア計画 ······ *158*
C．ターミナルケアにおける医療倫理 ······ *159*
II. 移植再生医療と医療倫理 ······ *161*
A．移植医療 ······ *161*
1．意思決定の問題 ······ *161*　　4．移植手術後の問題 ······ *162*
2．臓器を誰に提供するか ······ *162*　　5．展　　望 ······ *163*
3．生体移植 ······ *162*
B．再生医療 ······ *163*
1．2つのアプローチ ······ *163*　　2．倫理的な問題 ······ *163*

第24章　わが国の人口動態と衛生統計 ———————————————— *166*

A．人口動態 ······ *166*
1．人口の把握 ······ *166*　　3．人口ピラミッド ······ *167*
2．総人口の推移 ······ *166*　　4．老年人口割合の将来推計 ······ *168*
B．出生の動向 ······ *169*
1．出　生　数 ······ *169*　　2．合計特殊出生率と純再生産率 ······ *169*
C．死亡の動向 ······ *170*
D．主要死因の死亡率の推移 ······ *172*

xi

目 次

 E．部位別がんの死亡動向 ……………………………………… *173*
  1．肺 が ん ………………… *174*
  2．胃 が ん ………………… *174*
  3．肝臓がん ………………… *174*
  4．大腸がん ………………… *174*
  5．乳がんと子宮がん ……… *175*

 F．乳児死亡 …………………………………………………………… *175*

 G．平均余命と平均寿命 …………………………………………… *176*

第25章　医療機関と医療関係職（医療と看護と介護）―――― 178

 A．医療の専門・分化から統合へ ……………………………… *178*

 B．医療機関 …………………………………………………………… *179*
  1．医療機関の定義 ………………… *179*
  2．各医療施設の機能・状況 ……… *179*
  3．療養病床の問題 ………………… *182*

 C．医療関連職 ………………………………………………………… *182*
  1．医　　師 ………………… *182*
  2．薬 剤 師 ………………… *183*
  3．保健師・助産師・看護師および准看護師 ………………… *183*
  4．臨床検査技師ならびに診療放射線技師 ……………………… *184*
  5．理学療法士・作業療法士・言語聴覚士および視能訓練士 … *185*
  6．臨床工学技士 …………………… *186*
  7．義肢装具士 ……………………… *186*
  8．救急救命士 ……………………… *186*
  9．歯科医療関連職種 ……………… *187*
  10．医療ソーシャルワーカー　Medical Social Worker（MSW） ……………… *187*

 D．医療と看護と介護 ……………………………………………… *187*

第26章　医療保険・介護保険 ―――――――――――――――― 189

 A．医療保険 …………………………………………………………… *190*
  1．医療保険のシステム …………… *191*
  2．診療報酬などのシステム ……… *192*
  3．医療制度改革 …………………… *193*

 B．介護保険 …………………………………………………………… *195*
  介護保険の成立 …………………… *195*

索引 ……………………………………………………………………… *201*

執筆者一覧

第 1 章

細胞学：生命とは？細胞と物質代謝

A. 生命とは？

　人体は機能性細胞の集合体で構成される器官が集まり，その機能が総合されることで生活活性を示すようになる。これを「生命」とよぶ。また，生きていることを物質代謝的に表現するならば，タンパク合成を通じて生物体は分化・成熟し，一定回数の分裂を繰り返した後にプログラム死（アポトーシス）することで一生を終える。生活活性発現と維持には ATP（アデノシン 3 リン酸）が必要である。

　人は一定の生活条件を保つ恒常性維持機構（ホメオスターシス）が作用している。たとえば健康なときには体温が 36〜37 ℃ を維持するのがそれである。また，人体は 1 日を一定の代謝サイクルで繰り返している（サーカディアン・リズム）。

B. 細胞と物質代謝

　人体の基本単位は細胞である。細胞（cell）は細胞膜に囲まれる。その内部は顆粒やミトコンドリアなどの細胞小器官を有する細胞質（cytoplasm）と，DNA を主成分とするクロマチンを有する核（nucleus）で構成される（図 1-1）。細胞機能を維持するのが ATP である。

　食物に由来する 3 大栄養素は，①タンパク質，②炭水化物（デンプン，糖類など），③脂肪であり，それ以外に④塩類（ナトリウム，カリウム，カルシウム，マグネシウムなど），⑤金属ミネラル類（鉄，亜鉛），ビタミンなどが必要である。

　複数のアミノ酸が結合したタンパク質（protein）は，筋肉や酵素などを合成する材料として利用される。人体のエネルギー源としての ATP は，細胞質のブドウ糖（glucose）分解およびミトコンドリアの酸化的リン酸化作用で合成される。ブドウ糖は

1

第1章 細胞学；生命とは？細胞と物質代謝

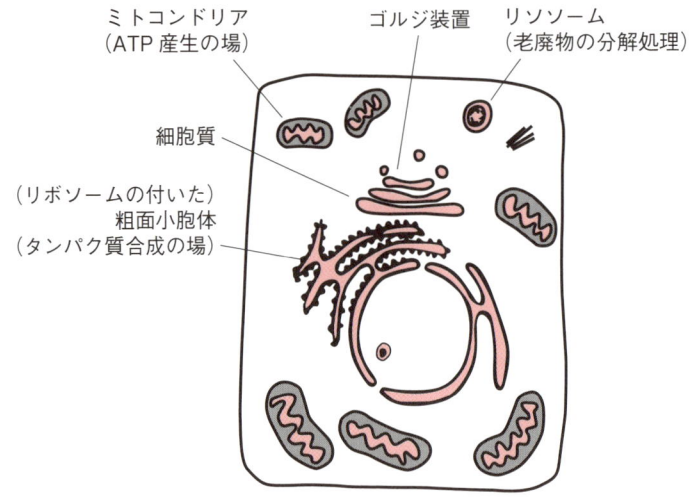

図1-1　細胞および細胞小器官

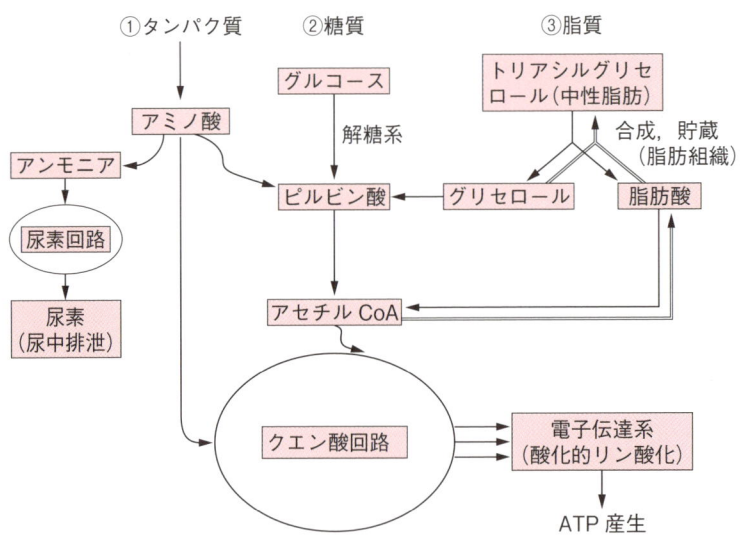

好気呼吸の全課程で，1分子のグルコースから38分子のATPが生成される。

図1-2　代謝の図

必要量以上の糖分解が生じた場合，過剰分は脂肪（lipid）として蓄えられる（図1-2）。体内脂肪分は中性脂肪，コレステロール，リン脂質，遊離脂肪酸などで構成される。

　糖質・脂質・タンパク質の3大エネルギー量には，熱量系で燃焼させたときに発生する物理的熱量と生体内で食物成分から発生する生理的熱量があるが，食品は単一の栄養素ででき上がっていないことから，食品成分表により組成を分析し，エネルギーを糖質1gあたり4kcal，脂質1gあたり9kcal，タンパク質1gあたり4kcalとして，食品のエネルギー量として，通常，計算される。

表1-1 基本アミノ酸（20種）

中性アミノ酸		酸性アミノ酸
脂肪族アミノ酸 　グリシン 　アラニン 　バリン* 　ロイシン* 　イソロイシン* 　アスパラギン 　グルタミン	含硫アミノ酸 　システイン 　メチオニン*	アスパラギン酸 グルタミン酸
		塩基性アミノ酸
	芳香族アミノ酸 　フェニルアラニン* 　チロシン	脂肪族アミノ酸 　リシン（リジン）* 　アルギニン
	複素環アミノ酸 　トリプトファン*	複素環アミノ酸 　ヒスチジン**
オキシアミノ酸 　セリン 　スレオニン*	複素環イミノ酸 　プロリン	

＊必須アミノ酸　　＊＊幼児のみ不可欠な必須アミノ酸

第 2 章

人体の構造と機能：解剖・生理

 I. 骨格・筋肉・脳神経・感覚器

人体は手掌を前方に向けた立位で前後位を定め，頭部・頚部・胸部・背部・上肢（上腕，前腕，手）・腹部・骨盤部・下肢（大腿・膝・下腿・足）に分ける。

 **A. 骨格・関節・筋肉系**（図 2-1）

骨の働きは骨格をつくり，身体の支柱となり，いくつかの骨が連結して腔所をつくり，内臓を入れて保護する。なお関節をつくり，筋を付着させて運動器となる。さらに骨髄で造血作用を営む。骨格は，骨の連結で形成される。ヒトの骨は約 204 個存在し，その骨が連結し，関節を構成し，骨格を形成する。そして，その関節は，骨，軟骨そして靭帯によって構成され，その障害の主なものは，骨折，靭帯傷害，脱臼，軟骨損傷などである。

1. 骨の種類

骨はその形状から長管骨（大腿骨など）や扁平骨（胸骨，肋骨，頭蓋骨など）に分類される。

a. 頭　部

8 個の骨からなり，脳を保護している。頭蓋骨，眼窩，鼻腔，上顎，顔面骨と下顎骨からなる。

b. 脊　椎

脊柱は頚椎部（7），胸椎部（12），腰椎部（5），仙椎（1），尾椎（1）で構成される。その中には脊髄が通っている。

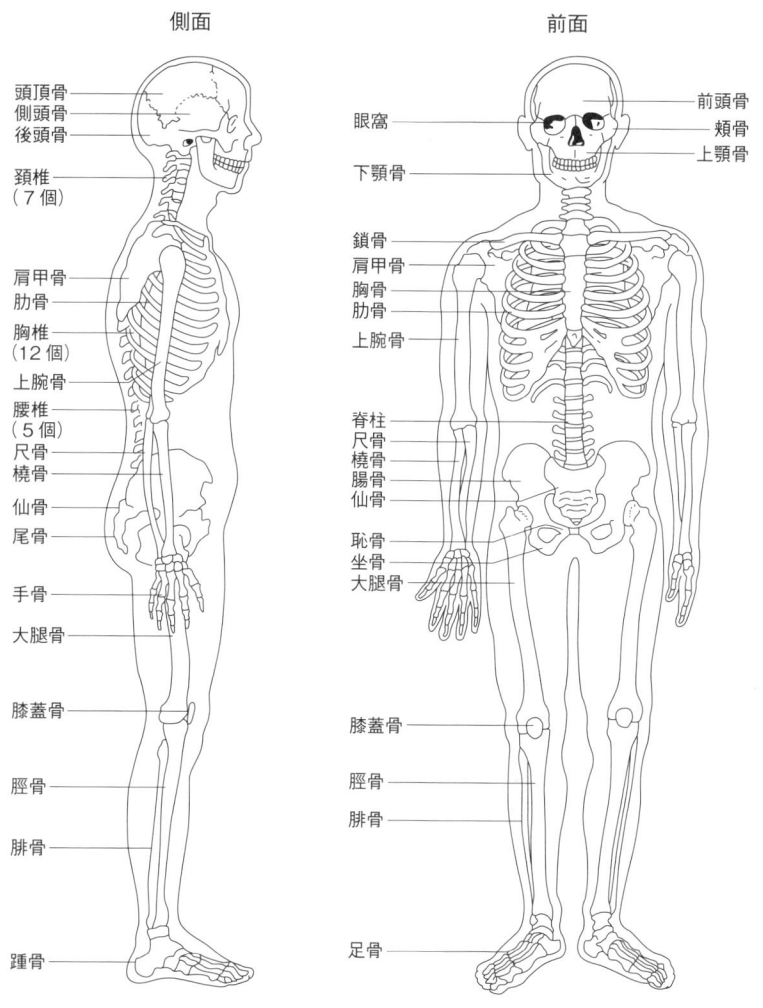

図 2-1 主な骨格

c. 上肢の骨
上腕骨と前腕の骨は橈骨，尺骨であり，そして手の骨からなる。

d. 胸背部の骨
胸郭を構成する骨は胸椎 12 個，肋骨 12 個，胸骨 1 個よりなる。背部の脊柱は 24 個の独立した椎骨と 1 個の仙骨，1 個の尾骨で構成されている。

e. 骨　　盤
腸骨，坐骨，恥骨よりなる左右の寛骨を形成し，背部に仙骨と尾骨がある。

f. 下肢の骨
大腿骨，膝蓋骨，腓骨，脛骨そして足の骨で構成される。

g. 関　　節
骨端軟骨，関節胞により形成される。内部は粘性の滑液で満たされる。主な関節

は，肩関節，肘関節，手関節，指関節，股関節，膝関節，足関節などである。

2. 関節の種類

関節は二骨以上から構成され，一般的には関節頭（凸）とその頭を受け入れる関節窩（凹）からなり，その形や動きの違いにより，球関節，楕円関節，蝶番関節，鞍関節，車軸関節，平面関節，半関節などに分類される。

関節の運動

屈曲（flection）—伸展（extension），内転（adduction）—外転（abduction），内旋（innerotation）—外旋（aussenrotation），回内（pronation）—回外（supination），回旋，上挙（levation）—下制（depression），描円（circumduction），括約（sphincter），散大（dilatator）などに分ける。

3. 筋　　肉

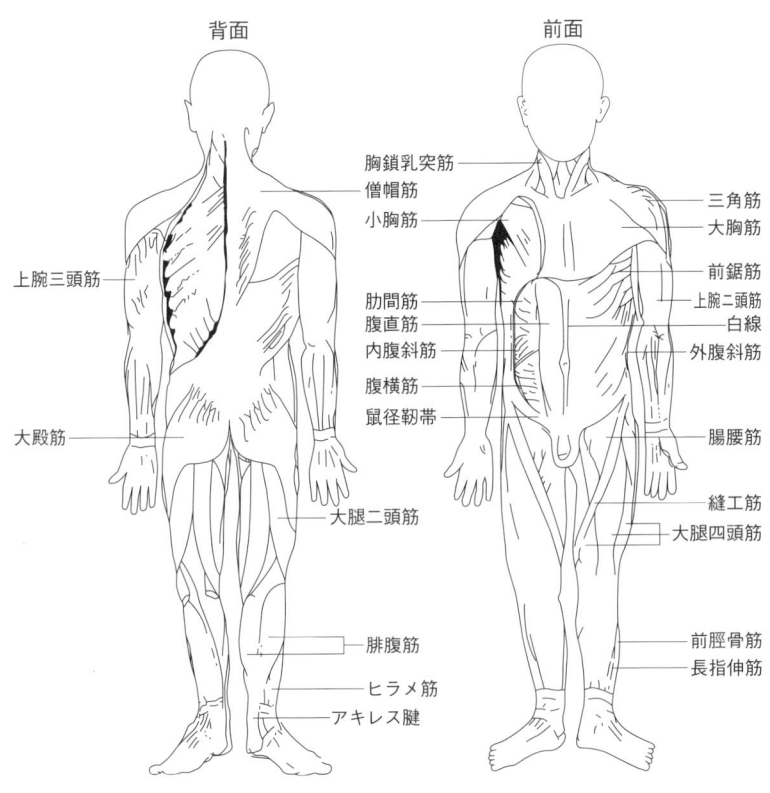

図 2-2　主な筋肉

筋肉は収縮タンパクのアクチンとミオシンで構成され，その運動のエネルギーはクレアチンリン酸の分解で得られる。

表 2-1 筋の特性

骨 格 筋	心 筋	内 臓 筋
横紋筋	横紋筋	平滑筋
随意運動	不随意運動	不随意運動
運動神経支配	自律神経支配	自律神経支配
伝導速度 2〜4 m/秒	0.2〜0.4 m/秒	0.02〜0.04 m/秒

a. 頭　部

顔面筋，咀嚼筋よりなり，顔面筋は表情筋で皮下筋膜の層にあり，主に4つの穴（耳介周囲，眼瞼裂周囲，鼻，口裂周囲）と頭皮にあり，目を閉じる，口を閉じる，口をとがらすなどは顔面神経支配である。咀嚼筋は側頭筋，咬筋，内外側翼突筋より構成されて，物をかむ運動をする。それらは三叉神経支配である。

b. 頚　部

側頭筋として胸鎖乳突筋は頚部を屈める働きであり，拮抗筋として僧帽筋がある。

c. 肩　部

三角筋は上肢帯の肩甲骨と上腕にあり，拮抗筋は大胸筋である。

d. 背　部

僧帽筋は肩を動かし，脊柱起立筋は仙骨から頭蓋にかけて存在し，主な役割は起立位の保持である。

e. 上　肢

上腕二頭筋は烏口突起，関節上結節より橈骨に付き，働きは肘関節の屈曲であり，拮抗筋は主に上腕三頭筋である。

f. 腰腹臀部

腸腰筋は腰椎の突起より小骨盤を通り大腿骨の小転子に停止し，大腿や腰椎の屈曲の働きをする。腹直筋は3つの線維の帯（腱画）をもち，剣状突起や胸郭の下端より恥骨結合に位置していて「鞘」の3つの側腹筋（腹横筋，内腹斜筋，外腹斜筋）の腱膜が付く。腹筋は腹圧を高めて腹部内臓を圧迫し，排便，排尿，分娩，嘔吐などの助けをする。大殿筋は後腸骨稜，仙骨，尾骨より大腿骨臀部粗面につき，直立位をとるヒトに発達している。下肢の伸展である拮抗筋は腸腰筋である。

g. 下　肢

大腿四頭筋は大腿前面と側面を覆う巨大な筋を形成し，腸骨と結合する大腿直筋および他の3つは大腿骨体に付着して，内側広筋，外側広筋，中間広筋となっており，その働きは下肢の伸展である。

h. 下　腿

腓腹筋とヒラメ筋はふくらはぎを形成し，アキレス腱（踵骨腱）を通じて足根骨

の踵骨に付着している。歩行，走行，跳躍では踵を挙上し，足先で全体重を支え，あるいは蹴る機能を示す。

B. 神経系

　神経系は中枢神経（脳，脊髄）と脊髄神経からなり，多数の上行性ニューロン（求心性感覚神経），下行性ニューロン（遠心性運動神経），連絡ニューロンから成り立っている。神経系の白い部分（白質）は神経線維で構成され，灰白色の部分には神経細胞が集まっている。神経細胞と神経線維の入り混じったところは網様体とよばれる。

1．脳
　①終脳（大脳皮質・大脳基底核）。前頭葉（運動・感情・知覚），頭頂葉（体性感覚・味覚・知能・判断），側頭葉（視覚・記憶），後頭葉（視覚）。
　②間脳（視床，視床下部，自律神経中枢として内臓機能を統合している）。
　③中脳・橋・延髄。
　※②と③を合わせて脳幹とよぶ。
　④小脳（体位平衡）。
　⑤下垂体（ホルモンの上位中枢）。
　他方，原始的感覚・食欲・性行動・泣き笑い・個性・エゴを表現し生命活動に必須の古皮質と，視覚・聴覚・味覚・嬉悲・デリケート運動・スポーツ・芸術・人格・演算・思考をつかさどる新皮質に分けられる。体温の調節中枢は視床下部に存在する。ちなみに舌の感覚は甘（舌先），酸（すっぱい，舌先と側面），苦（舌先と舌根），塩（舌先と全体），辛（からい）・渋（しぶい）（温感と味覚の総合）に分けられる。

2．脳神経系
　脳幹に接続する末梢神経で，左右12対あり，主に顔面や頭部に分布する。ローマ字数字によって以下のように記される；Ⅰ（臭神経），Ⅱ（視神経），Ⅲ（動眼神経），Ⅳ（滑車神経），Ⅴ（三叉神経），Ⅵ（外転神経），Ⅶ（顔面神経），Ⅷ（内耳神経〈聴神経〉），Ⅸ（舌咽神経），Ⅹ（迷走神経），Ⅺ（副神経），Ⅻ（舌下神経）。

3．脊髄系
　運動系と知覚系の神経の伝導路であり，脊髄反射や交感神経，副交感神経の中枢としての働きがある。脊柱の中の脊髄から起こり，椎間孔を通って脊柱間の外に出る。31対の脊髄神経は，8対の頚髄神経，12対の胸髄神経，腰髄神経5対，仙髄神経5対，

尾髄神経1対となっている。

　※神経反射：反射現象について，脊髄は身体の各部と脳の連絡路があり，危険から回避しなければならないときは，瞬時に脊髄自体が働き，意識の関与なく身体に運動させる。膝のくぼみを打つと，ピンとつま先が上がるなどがその例である。

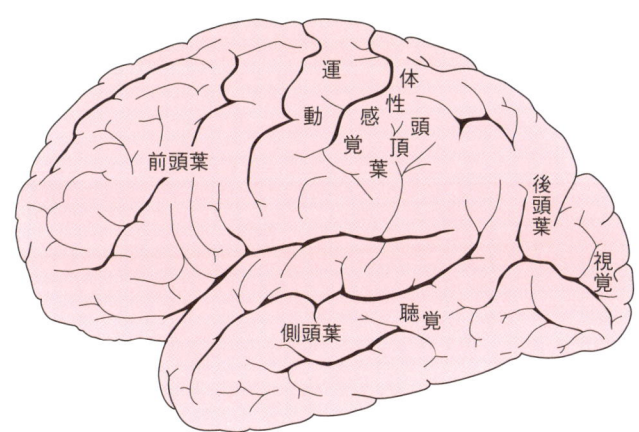

図2-3　大脳皮質の機能局在

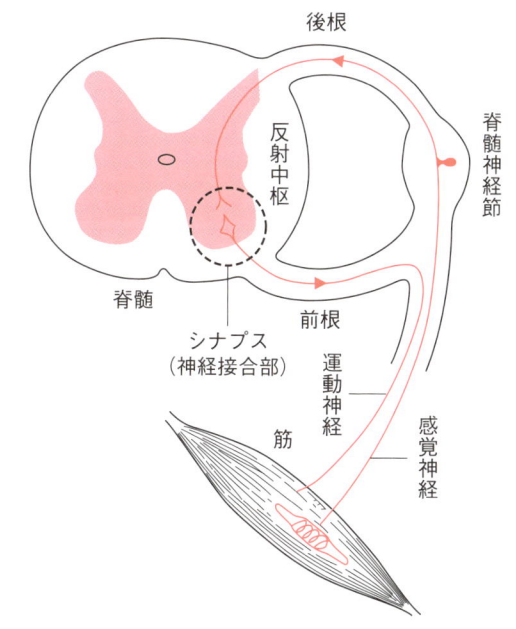

図2-4　最も簡単な反射弓（伸長反射）

4．自律神経系

　自律神経には，胸髄または仙髄から出る交感神経系と，脳または仙髄からくる副交感神経系があり，ひとつの臓器を二重支配している。

第 2 章　人体の構造と機能；解剖・生理

表 2-2　自律神経系

	交感神経	副交感神経
心臓　拍動	促進	抑制
瞳　孔	散大	縮小
血管（血圧）	収縮（上昇）	——（下降）
汗　腺	分泌促進	——
唾液腺	分泌抑制	分泌促進
消化管運動	運動・分泌抑制	運動・分泌促進
神経節後線維末端から出る伝達物質*	アドレナリン・ノルアドレナリン	アセチルコリン

＊節前線維は交感神経も副交感神経もコリン性である。

C. 感覚器系

1. 眼（図 2-5）

　視覚の受容体が眼であり，外部からの像は眼球・網膜・視神経を通じて脳に伝えられる。眼球の構造はカメラに類似する。眼部を外から見ると白く見える部分が結膜，

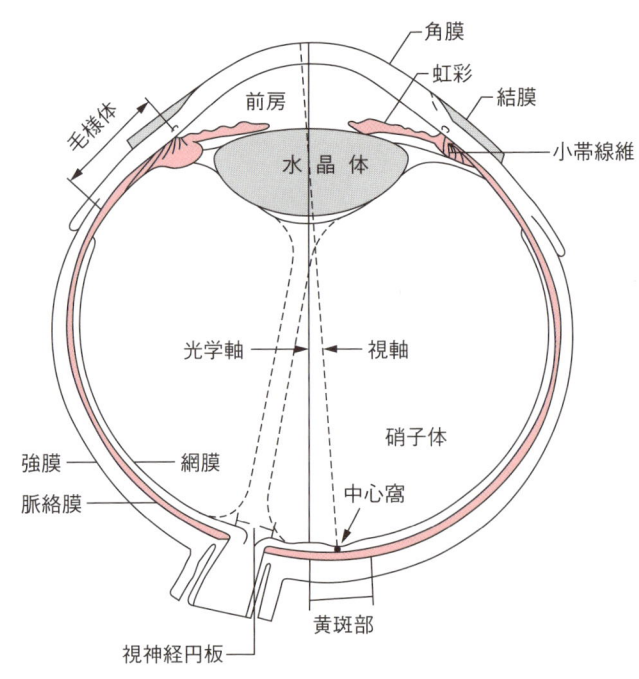

図 2-5　右目の水平断面

黒眼にあたる部分で透明な部分が角膜である。カメラのカバー部が眼瞼，絞り部が虹彩，レンズ部が水晶体，フィルム部が網膜に相当する。網膜には黒白を感じる桿状細胞と色を感じる錐体細胞が存在する。眼球の外部を包んでいるのが強膜である。涙は涙腺から分泌され眼球前面を潤し，鼻涙管を通じて鼻に流し出される。

2．耳（図2-6）

聴覚・平衡感覚をつかさどるのが耳であり，外耳（耳介・外耳道），中耳（鼓膜，耳小骨としてのツチ・キヌタ・アブミ），内耳（平衡感覚を把握する三半規管，聴覚を伝達する蝸牛管）に分けられる。中耳は耳管（欧氏管）を通じて鼻と繋がる。

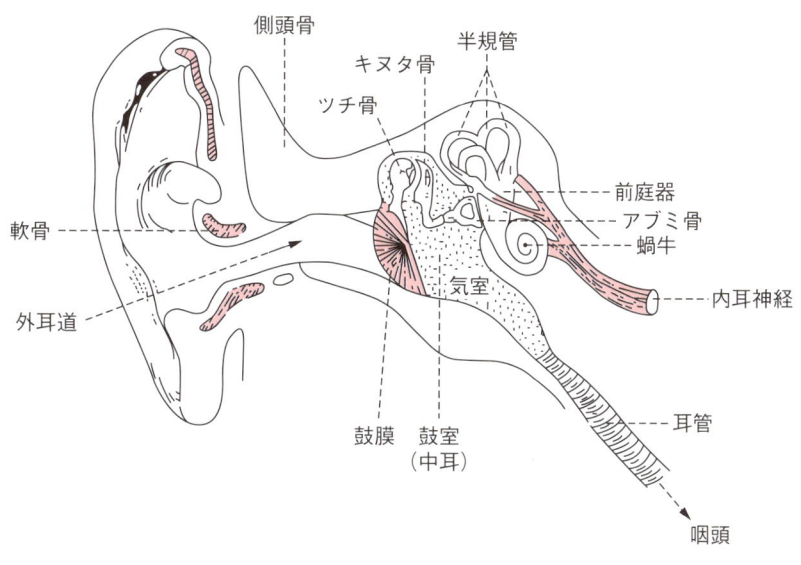

図2-6

第2章 人体の構造と機能;解剖・生理

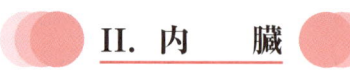
II. 内　臓

　ここでは内臓の構造と機能について述べる。内臓は，循環器系，呼吸器系，消化器系，内分泌系，泌尿器系，生殖器系という6つの器官系に分けられ，相互に関係しながら身体活動の維持のために働いている（図2-7）。

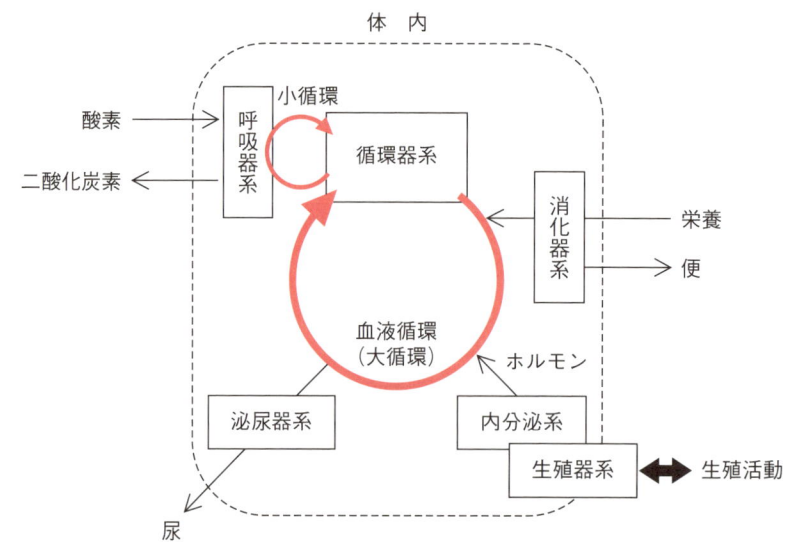

図2-7　内臓器官の全体像

A. 循環器系

　循環器系は血液を介して身体の活動に必要な酸素（O_2），栄養物，熱などを全身へ輸送し，不要となった二酸化炭素（CO_2），老廃物を回収するために働いている。循環器は，血液を送り出す心臓と，血液を運ぶ血管から構成される。

1. 心　臓
a. 心臓の構造（図2-8）

　心臓の重さは200〜300 g，大きさは握りこぶしくらいで，左右の肺の間のやや左寄りに位置している。内部は心筋[*1]の壁によって右心房，右心室，左心房，左心

---

　*1　筋肉には，骨格を動かす骨格筋（横紋筋），心臓をつくる心筋（心臓横紋筋），その他の内臓や血管壁をつくる内臓筋（平滑筋）の3種類がある。

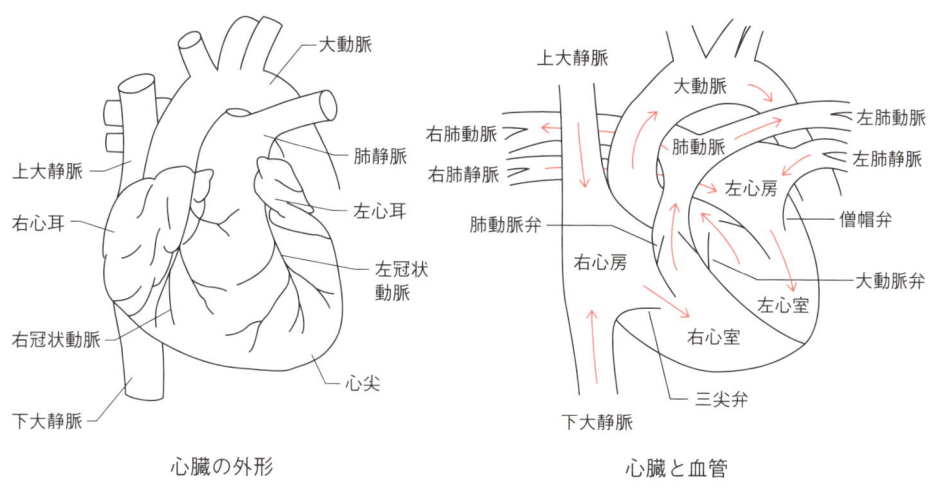

図2-8 心臓の構造

室という4つの部屋に分けられ、心房は血液を受け入れる部分で壁は薄く、心室は血液を押し出す部分で壁は厚い。心房と心室の間には房室弁（右心では三尖弁，左心では僧帽弁），心室の出口には動脈弁（右心では肺動脈弁，左心では大動脈弁）があり、血液の逆流を防いでいる。心臓の周りには左右の冠状動脈が取り巻き、心臓自身へ酸素や栄養物を供給している。

b. 心臓の働き

1）心臓のポンプ作用

右心房には自発的に興奮する細胞の集まりである洞房結節[*2]があり，心臓の拍動リズムをつくっている。心臓の4つの部屋は拍動ごとに収縮と拡張を繰り返し、血液を送り出すポンプの働きをしている。安静時では1分間あたり約70心拍、1心拍で約70 ml の血液を拍出するので、1分間に約5Lの血液を送り出していることになる（心拍出量）。

2）2つの循環ルート（図2-7, 9）

心臓のポンプ作用により、左心から全身へ血液を送る体循環（大循環）系と、右心から肺へ血液を送る肺循環（小循環）系がつくられている。したがって，血液は左心→体循環系→右心→肺循環系→左心の順に流れ，一周するのに約1分かかる。

3）心臓の調節

心臓は内外の環境変化に対応するため、自律神経系と内分泌系により調節され

[*2] 1,000～2,000個の細胞からなり、その興奮は刺激伝導系により心臓全体に速やかに伝えられる。

ている。自律神経系とは交感神経系と副交感（迷走）神経系，内分泌系とはアドレナリンなどのホルモンである。たとえば，激しい運動時には全身に多くの酸素を送るため，交感神経系やアドレナリンの作用により心拍数や心筋収縮力が高くなり，心拍出量は安静時に比べ最大5倍増加する。

2. 血　管

a. 血管の種類（図2-9）

血管は心臓から出る動脈，心臓に戻る静脈，動脈と静脈をつなぐ毛細血管に分かれる。体循環系の動脈には動脈血（酸素が多い血液），静脈には静脈血（二酸化炭素が多い血液）が流れているが，肺循環系の動脈には静脈血，静脈には動脈血が流れている。血液中の酸素と二酸化炭素の交換が肺で行われているためである。以下は体循環系の血管について述べる。

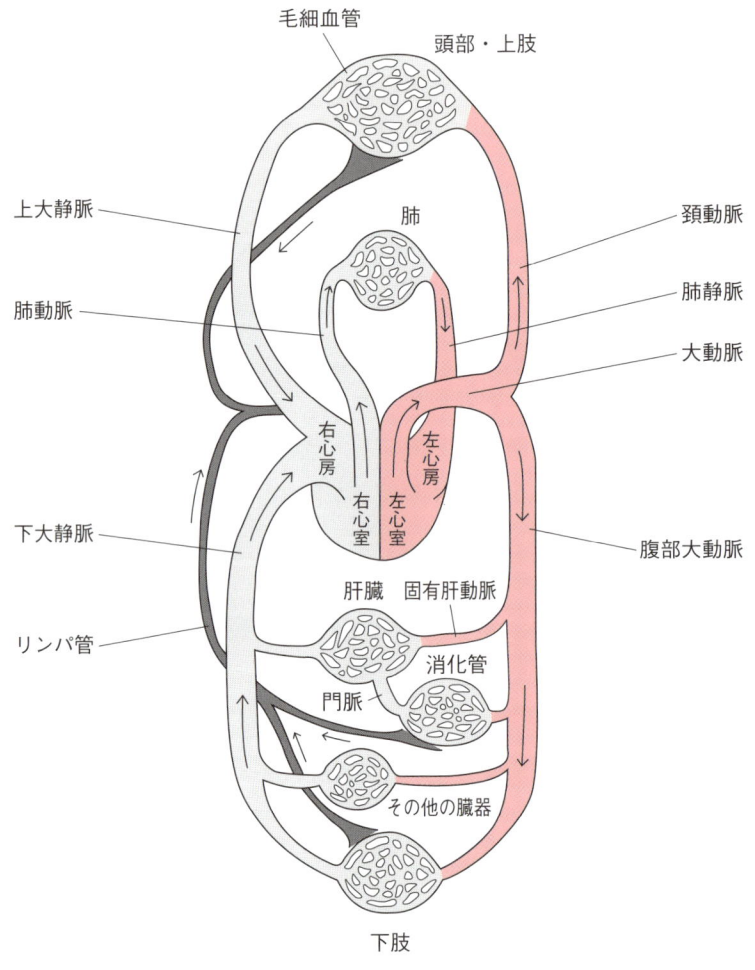

図2-9　循環器系の模式図

1）動脈

左心室から出る動脈を大動脈とよび，全身へ枝分かれしていく。太い動脈の血管壁は弾性に富み，皮膚表面から拍動が触れる（脈拍）。

2）静脈

動脈に比べて血管壁は薄く，弾性に乏しい。そのため逆流しやすく，ところどころに弁がある。全身の細い静脈が合流し，最終的に上大静脈と下大静脈となり右心房に戻る。通常，採血や点滴は静脈にて行う。

3）毛細血管

赤血球1個が通るくらいの細い管で，網目状に広がっている。血管壁は非常に薄く，血液中の水分や小さな物質は，しみ出て細胞間を満たす間質液となる。間質液は細胞内と毛細血管内を行き来して，物質の交換を行っている。

b. 血　圧

血管内の圧力を血圧という。血圧は心臓に近いほど高く，太い動脈では心臓の収縮期圧（または最高血圧）と拡張期圧（または最低血圧）で圧力が異なり，その差を脈圧，平均を平均血圧という。収縮期圧と拡張期圧の正常値は，それぞれ130 mmHg 未満，85 mmHg 未満である。

3. 血　液

a. 血液の構成

血液は細胞成分（45 %）と液体成分（55 %）からなり，全血液量は体重の約8 %を占める。細胞成分は赤血球，白血球，血小板などの血球で，液体成分は血漿[*3]とよばれる。

b. 血液の働き

血液の第一の働きは，全身に栄養物を輸送し，老廃物を回収することである。それ以外にも，赤血球によるガス（酸素と二酸化炭素）交換，白血球による生体防御，血小板や血漿中の凝固因子による止血作用など多くの機能をもつ。

4. 特殊な循環系（図2-9）

a. 門　脈　系

胃や腸などの消化管に分布する毛細血管からの静脈血は1本の門脈に集められ，肝臓へ送られる。肝臓では再び毛細血管となり，有害物質が解毒され，余分な栄養分は貯蔵される。

[*3] さらに血漿からフィブリノーゲンなど（血餅をつくる成分）を除いたものを血清という。

b. リンパ系

毛細血管からしみ出た間質液の一部は毛細リンパ管に入り，合流して次第に太くなる。途中，リンパ節（頚部，腋窩，鼠径など）を経て，最終的には静脈に注ぎ込む。リンパ液には白血球の一種であるリンパ球が多く含まれ，病原菌を攻撃することによって菌が全身に広がるのを防ぐ。

B. 呼吸器系（図 2-10）

呼吸器系は身体の活動に必要な酸素を体内に取り入れ，不要となった二酸化炭素を体外へ排出するために働いている。呼吸器は，空気の通り道（気道）である鼻腔，咽頭，喉頭，気管，気管支と，空気と血液の間で酸素と二酸化炭素を交換する肺から構成される。

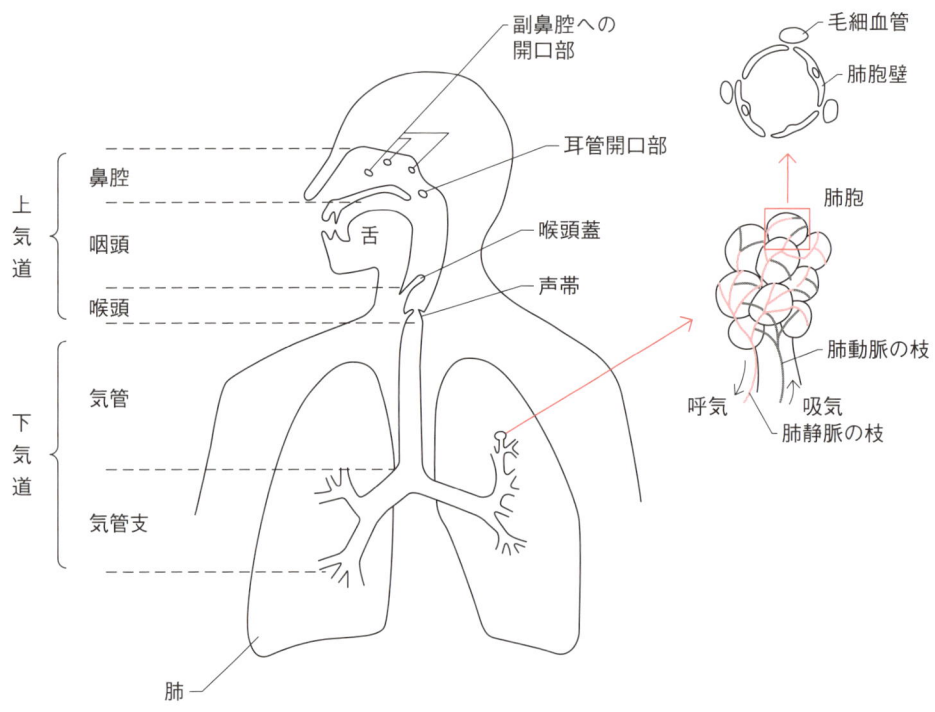

図 2-10　呼吸器系の構造

1. 気　道
a. 気道の構造
気道は上気道（鼻腔，咽頭，喉頭）と下気道（気管，気管支）に分けられる。

1) 上気道

　上気道の構造は複雑で，鼻腔は空洞である副鼻腔，咽頭は耳管を介して中耳腔と通じている。咽頭には扁桃（咽頭扁桃，口蓋扁桃，舌扁桃）が存在する。咽頭は口腔や食道とも接し，消化管を兼ねている。喉頭の上端には喉頭蓋，側壁には声帯がある。

2) 下気道

　喉頭から続く気管は食道の前方を10 cmほど下行し，左右に分かれて気管支となり肺へ至る。右気管支は左気管支より太くて短いため，異物は右気管支に入りやすい。気管や気管支の粘膜は，粘液を分泌し線毛をもつ[*4]。

b．気道の働き

　気道は大量の空気を取り込むため，空気中の有害物質に対する防御機能を備えている。鼻毛はフィルター作用によりほこりを除去し，扁桃は免疫反応により病原菌を阻止し，喉頭蓋は蓋の開閉により異物の流入を防ぎ，気管・気管支は咳や痰により病原菌や異物を排出する。また，鼻腔は空気に適度な湿度や温度を与え，声帯は振るえて声を出す。

2．肺

a．肺の構造

　右肺は3葉，左肺は2葉に分かれ，右肺の方がやや大きい。左右の気管支は次々に分かれて細くなり，その先端は肺胞（直径0.1～0.2 mm，総数2～8億）とよばれるやわらかい袋状の構造となる。肺胞の壁は非常に薄い一層の上皮細胞からなり，その内部は気道を通じて外気と直結し，周囲は毛細血管が取り巻いている。

b．肺の働き

1) ガス交換

　肺胞では肺胞内の酸素が毛細血管内の血液中へ，血液中の二酸化炭素が肺胞内へ移動（拡散）し，効率よくガス交換が行われる。

2) 呼吸運動

　肺自体には呼吸運動をする能力はなく，延髄にある呼吸中枢が神経を介して横隔膜や肋間筋を動かし，肺を膨らませたり縮ませたりしている[*5]。その結果，1回の呼吸で350 ml程度の空気が肺胞を出入りする。

---

*4　異物は粘液によってからめられ痰となり，線毛の波状の動きにより気管から咽頭へ運ばれる。

*5　横隔膜や肋間筋の収縮により肺の外側（胸腔内）の圧が下がり，受動的に肺が膨らむ。膨らんだ肺は自らの弾性力により自動的に縮む。

3）呼吸の調節

安静時の呼吸数は毎分12～15回で，そのリズムは呼吸中枢が自発的につくり出している。しかし，呼吸は意識的に止めたり速めたりすることも可能で，この点は心臓と大きく異なる。さらに，呼吸は血液中の酸素や二酸化炭素の濃度によっても影響を受ける。

C. 消化器系（図2-11, 12）

消化器系は栄養素を効率よく体内に取り込むために働いている。消化器は，食べ物の通る道である消化管（口腔，咽頭，食道，胃，小腸，大腸，肛門）と，消化液を分泌する消化腺（唾液腺，肝臓，膵臓など）から構成される。食べ物は，消化管の中を進みながら細かく砕かれ（機械的消化），さらに消化液などによって分解される（化学的消化[*6]）。

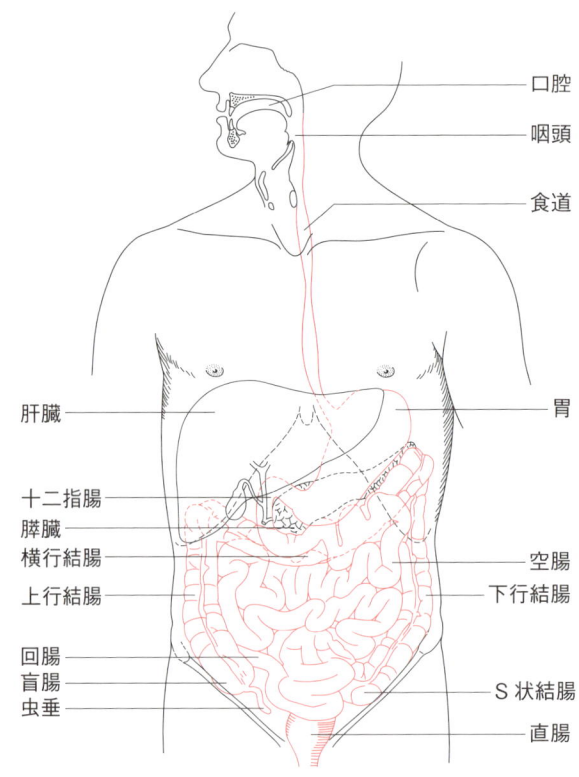

図2-11 消化器系の構造[1]

[*6] 糖質，タンパク質，脂質といった栄養素は，消化液酵素などの働きによりそれぞれ吸収しやすい形に分解される。

18

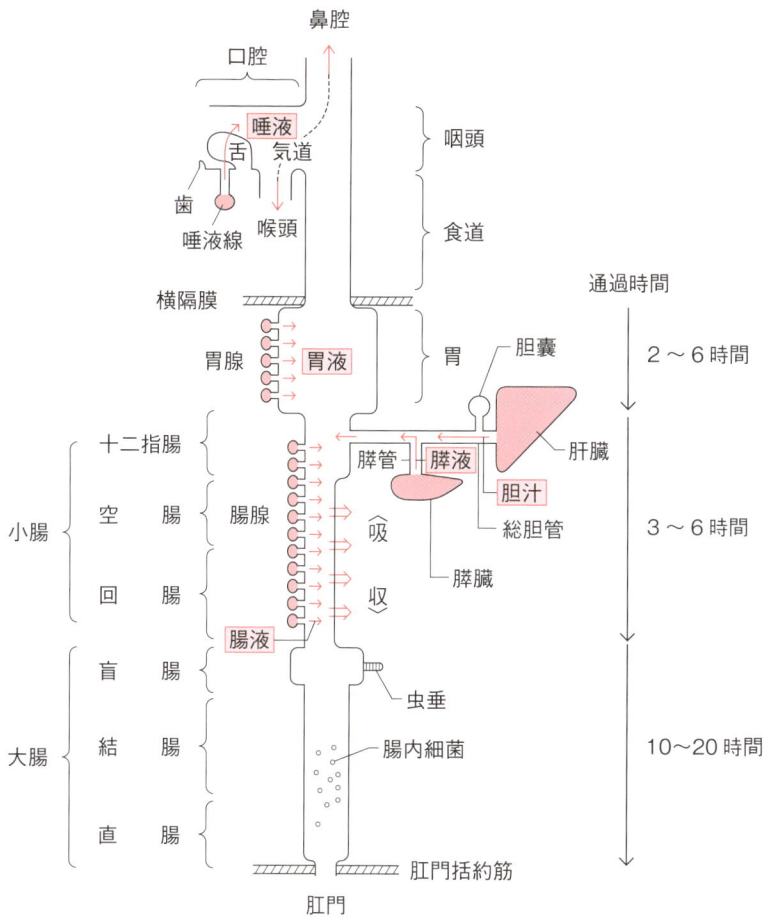

図 2-12 消化器系の模式図

消化により細かくされた栄養素は主に小腸から吸収される。

1. 口　腔
a. 口腔の構造
　口腔は消化管の始まりで，入り口には唇，前方には歯，底部には舌があり，後方は咽頭に通じている。上方の前方 2/3 は硬口蓋，後方 1/3 は軟口蓋とよばれ，軟口蓋の中央部には口蓋垂が下がっている。口腔には 3 つの唾液腺（耳下腺，顎下腺，舌下腺）が開口している。

b. 口腔の働き
　食べ物は歯によって噛み砕かれ（咀嚼），唾液と混ぜられて胃へ運ばれる（嚥下）。唾液は 1 日に 1〜1.5 L 分泌され，その内に含まれるアミラーゼによりデンプンを消化するとともに，食べ物を軟らかくし，口腔内を清潔に保つ働きがある。

2. 咽　　頭

　咽頭は鼻腔，喉頭とも通じており，消化管と気道の交差点である。食べ物が咽頭に触れると反射的に嚥下運動が起こるが，その際，咽頭と鼻腔，咽頭と喉頭の交通が閉ざされ食べ物が気道に入らないようにしている。

3. 食　　道

　食道は気管の後を走る長さ約25cmの管で，横隔膜を貫いて胃に連なる。食道の波のような収縮（蠕動）運動により，食べ物の塊は順次下方へ押し出され胃へと運ばれる。

4. 胃

a. 胃の構造

　胃は上腹部のやや左に位置し，消化管の中で最も膨らんだ部分である。食道との境を噴門，小腸への出口を幽門とよび，上から胃底部，胃体部，幽門部に分けられる。胃の粘膜は多数のヒダをつくり，胃腺が開口し胃液が分泌される。

b. 胃の働き

　食道から送られてきた食べ物は胃に2〜6時間留まる。その間，幽門は閉じ，食べ物は胃の蠕動運動により胃液とよく混じり合って粥状となる。胃液は1日に1〜3L分泌され，粘膜を保護する粘液，タンパク質を消化するペプシン，ペプシンの働きを助ける塩酸などが含まれる。

5. 小　　腸

a. 小腸の構造

　小腸は全長約6mの長い管で，十二指腸，空腸，回腸に分けられる。十二指腸は胃の幽門から続く長さ約25cmのC字型に湾曲した部分で，膵臓からの膵管，肝臓・胆嚢からの総胆管が開いている[*7]。空腸と回腸の境目ははっきりしないが，始めの2/5を空腸，残りの3/5を回腸とよんでいる。小腸の内面には輪状ヒダ，さらにその表面には絨毛[*8]が存在し，小腸粘膜の面積を広げている。

b. 小腸の働き

　胃から送られてきた粥状の内容物は，3〜6時間かけて小腸で消化，吸収され，残りは大腸へ運ばれる。

　1）小腸における消化（8. 肝臓，胆嚢，9. 膵臓を参照）

　十二指腸では，膵臓から出る膵液，肝臓から出る胆汁，十二指腸粘膜から分泌

---

* 7　膵管と総胆管が合流して十二指腸に開口する場合が多い。
* 8　1mm^{2}に約40個あり，粘膜の表面積を5倍程度拡大している。

される粘液の働きにより，活発な消化が行われる。空腸，回腸の粘膜からも種々の粘液と，エンテロキナーゼ，マルターゼ，ラクターゼ，シュークラーゼ，アミノペプチダーゼ，ジペプチダーゼ，腸リパーゼなど，消化液を含む腸液が1日1.5～3L分泌され，消化の最終段階を迎える。

2）小腸における吸収

消化により細かくなった栄養素の大部分は，小腸粘膜の絨毛から取り込まれ，毛細血管に吸収されるが，脂肪の一部はリンパ管にも吸収される。また，水分の90％は小腸から吸収される。

6. 大　腸

a. 大腸の構造

大腸は全長約1.6m，太さ約7cmの太い管で，盲腸，結腸，直腸からなる。盲腸は回腸から続く袋状の部分で，その下にリンパ節を含む長さ約6cmの虫垂が突き出ている。結腸は大腸の大部分を占め，上行結腸，横行結腸，下行結腸，S状結腸に区分される。直腸は長さ約15cmで，まっすぐ下行し肛門に達する。

b. 大腸の働き

大腸粘膜からは大腸液が分泌されるが，粘液のみで消化液は含まない。小腸から送られた粥状の内容物は10～20時間かけて大腸を移動し，その間に水分が吸収され固形状の便となる。腸内には多くの腸内細菌[*9]が生息し，小腸で吸収されなかったものを分解する。

7. 肛　門

肛門は消化管の出口で，内・外肛門括約筋にて排便を調節している。

8. 肝臓，胆囊

a. 肝臓，胆囊の構造

肝臓の重さは約1,200gで，横隔膜の直下やや右寄りに位置している。大きい右葉と小さい左葉，さらに下面にある小型の尾状葉，方形葉の4つの部分に分けられる。肝臓に入る血管は，酸素を供給する固有肝動脈と，消化管で吸収された栄養分を運ぶ門脈の2種類がある。肝臓から出る血管は下大静脈となり心臓へ戻る。

胆囊は肝臓の下面にあるナスビ形の袋で，肝臓から出る肝管と合流して総胆管になり，さらに膵臓から出ている膵管と合流して十二指腸に開口する。

[*9] 大腸菌，ビフィズス菌など100種類以上の細菌が常在する。

b. 肝臓，胆囊の働き

　肝臓でつくられる胆汁は総胆管から1日 0.5〜0.8 L 流れ出し，主に脂肪の消化，吸収をたすけている。肝臓はその他にも，門脈から入ってくる血液中の栄養素の分解，合成，貯蔵や，有害物質の解毒，血液凝固因子の産生など多くの機能をもっている。胆囊は胆汁を貯え，約 5〜10 倍に濃縮し，必要に応じて十二指腸へ分泌する。

9. 膵　　臓

　膵臓は胃の後に横たわる長さ約 15 cm の細長い臓器である。膵臓でつくられた膵液は膵管に集められ，総胆管と合流し十二指腸に注ぐ。膵液は 1 日に 0.5〜2 L 分泌され，タンパク質を分解するトリプシン，脂肪を分解するリパーゼ，炭水化物を分解するアミラーゼを含む。膵臓は消化液を分泌する外分泌腺のみならず，ホルモンを分泌する内分泌腺としても働いている（内分泌系を参照）。

表 2-3　消化酵素

消化酵素名	分解される栄養成分
胃 　ペプシン	タンパク質
十二指腸（膵）液 　トリプシン 　リパーゼ 　アミラーゼ	タンパク質 脂肪 糖質
十二指腸・胆汁（肝臓由来） 　胆汁酸	脂肪をミセル化

D. 内分泌系（図 2-13）

　血液を介して目的とする器官に微量で作用する物質をホルモンとよび，ホルモンを分泌する器官を内分泌腺[*10]という。ここでは主要な内分泌腺である副腎，膵臓，甲状腺，副甲状腺，下垂体について述べるが（性腺については生殖器系を参照），それ以外にもホルモンを分泌する細胞は全身各所に存在する。ホルモンの働きは，血圧，心拍数，体液量，体温の維持，エネルギー代謝，発生や成長，性行動のコントロールなど多種多様である。

---

　*10　外分泌腺とは分泌液を体外（消化管，気道，皮膚など）に放出する器官である。

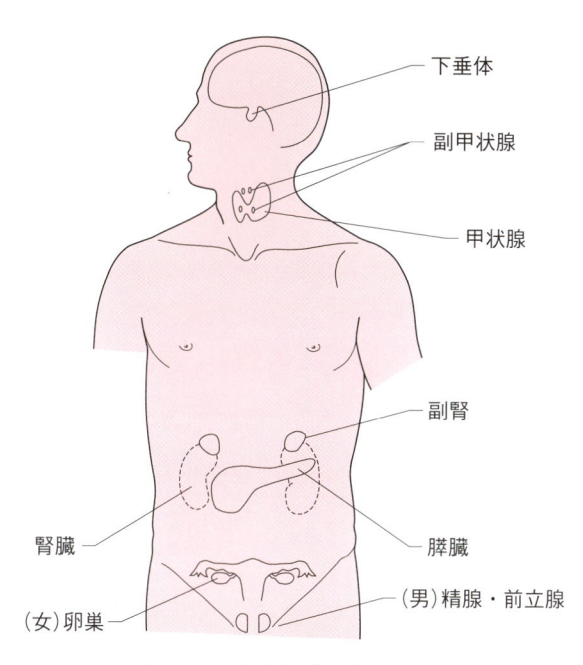

図 2-13 内分泌腺の位置

表 2-4 ホルモン

臓　器	分泌されるホルモン
甲状腺	甲状腺ホルモン
副甲状腺	副甲状腺ホルモン
膵	インスリン，グルカゴン
下垂体	前葉：成長ホルモン，甲状腺刺激ホルモン，LH，FSH，プロラクチン，性腺刺激ホルモン。後葉：抗利尿ホルモン，オキシトシン
副　腎	皮質：副腎皮質ホルモン（糖質コルチコイド・電解質コルチコイド），髄質：アドレナリン
性　腺	女性：エストロゲン，プロゲステロン。男性：テストステロン

1. 副　腎

　副腎は左右の腎臓の上にのっている小さな器官で，外側の皮質と内側の髄質からなる。皮質から分泌されるホルモンを副腎皮質ホルモンとよび，性ホルモンや糖代謝，電解質代謝に関係している。髄質からは主にアドレナリン[11]が分泌され，心拍数や心筋収縮力を増加させる作用，血糖値を上昇させる作用などがある。

---

　*11　アドレナリンは交感神経末端から放出されるノルアドレナリンと効果がよく似ており，総称してカテコールアミンとよばれる。

2. 膵　臓

　膵臓は消化液である膵液を分泌する外分泌腺であるが，点在するランゲルハンス島とよばれる細胞集団から数種類のホルモンも分泌する。そのなかでもインスリンは，糖質，タンパク質，脂質すべての代謝に関係する重要なホルモンである。

3. 甲状腺

　甲状腺は気管上部の前面にある蝶の形をした器官で，甲状腺ホルモンを分泌する。甲状腺ホルモンには基礎代謝の亢進，心拍数や心筋収縮力の増加，成長の促進作用などがあり，「元気ホルモン」とよばれる所以である。

4. 副甲状腺

　副甲状腺は上皮小体ともよばれ，甲状腺の後面に左右2個ずつあり，副甲状腺ホルモンを分泌する。副甲状腺ホルモンはカルシウムの代謝に重要な役割を果たしている。

5. 下垂体

　下垂体は脳の下面にぶら下がっているそら豆大の器官で，前葉と後葉に分けられる。下垂体前葉ホルモンは成長ホルモンと副腎，甲状腺，性腺を刺激・抑制するホルモンを分泌し，その上に位置する視床下部の分泌するホルモンにより調整を受けている。

　下垂体後葉ホルモンは視床下部で産生されており，体内に水分を保持する（抗利尿）ホルモンと乳汁放出を促すホルモンを分泌している。

E. 泌尿器系（図 2-14, 15）

　泌尿器系は尿として血液中の不要な物質を体外に排泄するために働き，尿を生成する腎臓と，尿を体外へ導く尿路（尿管，膀胱，尿道）から構成される。

1. 腎　臓

a. 腎臓の構造

　　腎臓は消化管の後方，腰の高さに左右に1対あり，握りこぶし大でそら豆のような形をしている。内側の腎門部から腎動脈，腎静脈，尿管が出入りし，外側の皮質と内側の髄質に分けられる。

b. 腎臓の働き

　　腎臓に入った動脈は皮質で糸球体とよばれる毛細血管のかたまりとなり，そこで血液がろ過されて原尿がつくられる。原尿は糸球体を囲むボウマン囊から髄質を走

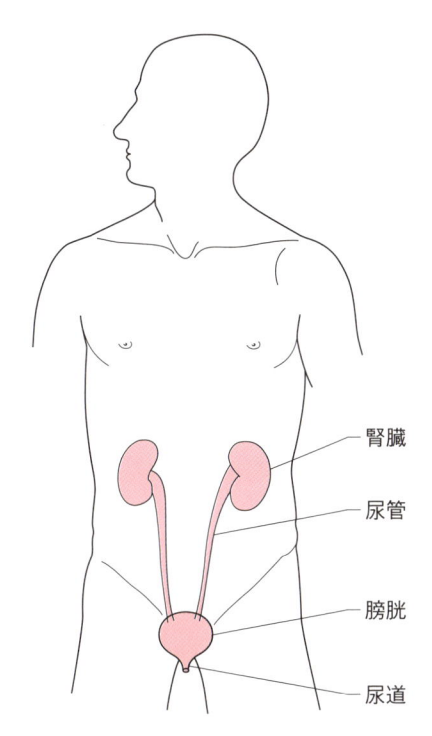

図 2-14　泌尿器の位置

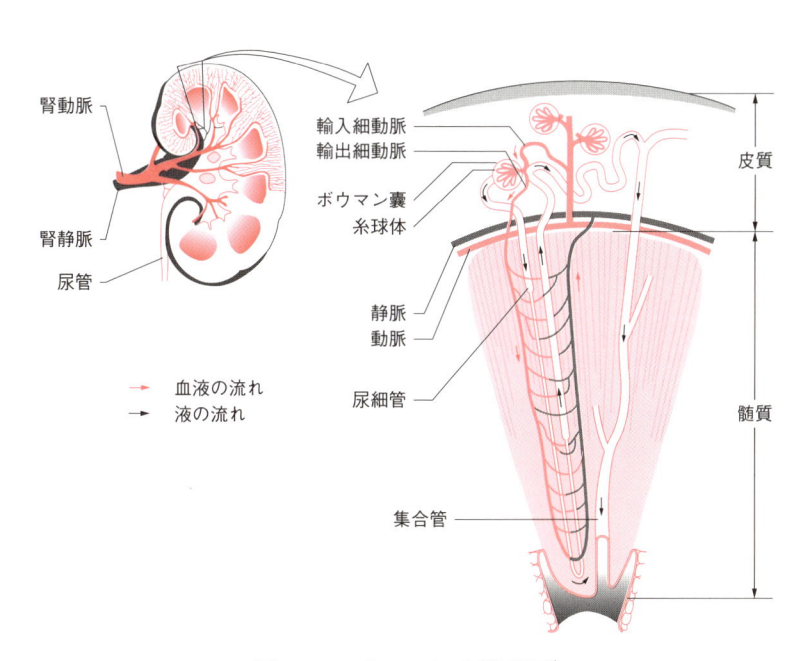

図 2-15　ネフロンの模式図[2]

行する長い尿細管内を流れ，その間に 99 % 以上が血管内に再吸収される。そのため，1 日に原尿は約 160 L つくられるが，尿量は 1 〜 1.5 L 程度である。1 個の糸球

体，ボウマン囊，尿細管をネフロンとよび，1つの腎臓に約100万個ある。尿細管は集合管に集まり，さらに合流して尿管となって腎臓から出ていく。腎臓は尿を生成する過程で，体内の水分量，電解質，pHなどを一定に保つように働いている。

2．尿路

腎臓でつくられた尿は左右の尿管によって膀胱に集められ，尿道から体外に排泄される。男性の尿道は生殖路と共通で，陰茎の中を通って外尿道口に開く。女性の尿道と生殖路は別であり，外尿道口は腟の前方に開く。膀胱に尿が150～300 mlたまると尿意を感じ，意識的に尿道を閉じることによって排尿を我慢することができるが，600～800 mlたまると痛みを感じる。

F．生殖器系（図2-16）

生殖器系は子どもを生むために必要な生殖活動を行うために働き，その構造や機能は性別により大きく異なる。生殖器は，生殖細胞（卵子や精子）と性ホルモンをつくる性腺（卵巣と精巣），生殖細胞を運び出す生殖路，分泌物を出す付属生殖腺，性的結合のために働く外性器から構成される。

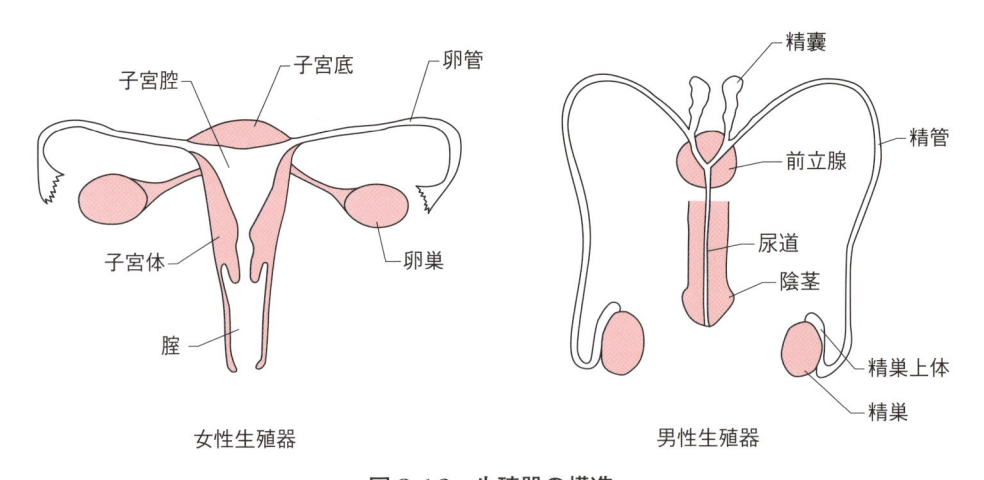

図2-16　生殖器の構造

1．女性生殖器

卵巣，卵管，子宮，腟などからなる女性生殖器は骨盤内におさまっている。卵巣は左右1対あり，卵子をつくり，女性ホルモンを分泌する。卵子は約1カ月毎に腹腔内に放出され（排卵），ただちに卵管に吸い込まれ子宮へ運ばれる。途中，卵管内で精子と合体して受精が成立すると受精卵は子宮で胎盤を形成し，約40週間かけて胎児

へと育っていく。分娩は子宮の収縮により始まり，腟を通って胎児が出産する。

2．男性生殖器

男性生殖器は精巣（睾丸），精巣上体（副睾丸），精管，精囊，前立腺，尿道などからなる。このうち精巣と精巣上体は，腹腔から出て陰囊内におさまっている。精巣は左右1対あり，精子をつくり，男性ホルモンを分泌する。精子は精巣上体から精管を通って腹腔内へ入り，途中，精嚢や前立腺からの分泌液が加わって，尿路と合流し陰茎先端から射出される。

文献
1) 越智淳三訳：解剖学アトラス，p.300，1982，文光堂
2) 坂井達雄，他編：人体の構造と機能（1）解剖生理学（7版），p.209，2005，医学書院

第 3 章

年齢別にみた人の身体の異常症（病気）

A. 乳幼児期に注意すべき疾患

1. 乳幼児期にみられる主な病気

突発性発疹（3日熱，1歳までに発症），麻疹（はしか），風疹（3日はしか），流行性耳下腺炎（おたふくかぜ），水痘（水ぼうそう），帯状疱疹，リンゴ（ホッペ）病，手足口病，プール熱などが代表的である。いずれもウイルス性疾患である。

2. 赤ちゃんの言葉の発達が遅いときに考慮すべき異常症

言語発育は個人差があることから，多くの場合に医学的に問題となるケースはほとんどない。ただし，以下の表のような場合も考慮しておく必要があろう。

表 3-1 言語の発達が遅れる場合

異常	コミュニケーション障害	知的発達の遅れ	発語	備考
ダウン症	なし	あり	遅れる	特徴的顔貌，染色体異常（G群21トリソミー）。
自閉症 autism	あり	あり	遅れる	3歳までに表れる。知的障害を伴うことが多い。
高機能障害自閉症・アスペルガー症候群	あり	なし	遅れる	3歳までに表れる。知的障害を伴うことが多い。

3. 先天性心疾患

乳児期にみられる代表的不整脈は上室性頻拍である。下記の心疾患は医師・看護師の聴診結果や新生児のチアノーゼ症状が発見のきっかけになる。

a グループ：発生頻度が高いもの。

28

①自然閉鎖の可能性がある心室中隔欠損症
②多くの場合，手術が必要である心房中隔欠損症
③軽症でも手術が必要な動脈管開存症
④肺動脈狭窄症
⑤チアノーゼの強い Fallot 四徴症

など。

b グループ：心内膜床欠損症，大動脈狭窄症，大動脈縮窄症など比較的珍しいもの。
c グループ：総動脈管など非常に珍しいもの。

4．乳幼児の熱とけいれん

けいれん（ひきつけ）を起こすことがあり，熱性けいれんとよぶ。原因は明確ではない。発作は数分以内に自然におさまるので，慌てず衣服を緩め，身体を冷やして様子をみる。けいれんが5分以上続く場合には小児科を受診させる。

5．食物アレルギー

アトピー性素因のある乳児が食物抗原に感作されて1～2歳頃に高頻度に発症するもので，IgE がかかわる I 型アレルギーが多い。抗原となりやすい食品は，卵，牛乳，大豆，魚，エビ，カニ，チョコレート，ナッツ，そばなどである。

B．学童期に考慮すべき病気および学校検診

1．学童期に注意すべき病気

a．鼻出血

鼻腔前方内側壁キーゼルバッハ部位の血管網の発達が未熟なため，感染やアレルギーなどの刺激で容易に出血する。男子に多い。綿球に鼻粘膜の腫脹を取る薬を浸ませて小鼻を圧迫し，止血させる。

b．側彎症

重い通学かばんの使用，勉強時の姿勢の悪さが原因し脊柱が曲がり，矯正できなくなり，内臓異常症にまで進むことがある。

c．流行性下痢症

細菌性（カンピロバクター，サルモネラ，病原大腸菌），毒素性（ブドウ球菌，病原性大腸菌 VT），ウイルス性（ロタウイルス・ノロウイルス）。いずれも感冒性下痢症に含まれる。

2. 学校での学習に遅れが生じる場合

表 3-2　LD および ADHD

異　常	コミュニケーション障害	知的発達の遅れ	発語	備　考
LD（学習障害）	なし	一部にあり	遅れる	聞く・話す・読む・書く・計算するなどの習熟が困難
ADHD（注意欠陥多動性障害）	なし	一部にあり	遅れる	注意力欠如・衝動的多動。7歳までに表れる

- 出現比率は，
  　LD：ADHD：Autism（自閉症）＝ 4：2：1
  で，社会的関係形成の困難さを伴うことが多い。

[参考]
　不登校（病気でない欠席が1年間で30日以上）は，第Ⅰ期（心気症），Ⅱ期（攻撃的），Ⅲ期（自閉的）の経過を辿る。最近は女子に増加がみられ，中高校生などへ高年齢化している。成績優良児に多発し，NEET ないし引きこもり青年へと移行する傾向にある。

3. 学校検診

学校保健法（平成6年）で定める健康診断項目：身長・体重・座高・栄養状態・脊柱と胸郭の異常・視力・色覚・聴力・眼／耳鼻咽喉／皮膚／歯／口腔／結核／心臓異常の有無。

健診結果の判定：0（異常なし），1（要観察），2（要精検）
　視力：0.3・0.7・1.0 の指標を用いて行う。
　　A（＞0.1），B（1.0〜0.7），C（0.7〜0.3），D（＜0.3）。
　聴力：1000, 2000, 4000 Hz（ヘルツ）の閾値を dB（デシベル）で測定する。
　結核の場合の判定：生活面で A（要休養），B（要軽業），C（要注意）。

4. 学童検診でみつけられる主な異常症

尿タンパク陽性→腎炎・ネフローゼ，尿糖陽性→糖尿病，心音異常→心房／心室中隔壁欠損，不整脈，病的呼吸音→気管支喘息，結核，皮膚異常→アトピー性皮膚炎，歯→蝕歯。

[参考]
　最もよくみられる不整脈：心室性期外収縮であり，次いで上室性期外収縮である。運動負荷で症状が強くならない限り，特に治療や運動制限の必要はない。

5. 学校伝染病と出席停止期間

表 3-3　学校伝染病と出席停止期間

第 1 種	11 種。エボラ出血熱など重度の流行感染症。治癒するまで。
第 2 種	8 種類。インフルエンザ（治癒後 2 日），百日咳（特有熱消失まで），麻疹（解熱後 3 日），流行性耳下腺炎（耳下腺の腫れがとれるまで），風疹（発疹消失まで），水痘（全ての発疹が痂皮となるまで），咽頭結膜炎（主症状消失 2 日），結核（伝染の恐れがないと認めるまで）
第 3 種	腸管出血性大腸炎，流行性角結膜炎，急性出血性結膜炎，その他の伝染病（いずれも治癒するまで）

C. 中学・高校期に注意すべき疾患

性ホルモン分泌が亢進するが精神発育が伴わず，自己顕示的行動をとりやすい時期である。

①感染症：結核症が発生した場合，集団に伝播する可能性がある。
②よくみられる疾患
　・男子：外傷・骨折。
　・女子：外傷，生理に伴う異常症（生理痛，腹痛），貧血，甲状腺異常症。
③社会問題となっているもの：摂食障害，AIDS，薬物中毒，飲酒，喫煙，不安神経症，リストカット→不登校から犯罪。

D. 青年期に好発する疾患

身体的・性的にも完成されるが，精神的・社会的に脆弱な面をもつ時期であり，失恋・就職・進学・家庭問題などが原因となる。

①外傷・骨折，貧血（女性），甲状腺機能亢進症などがよくみられる。
②神経症，心身症，うつ（就職，恋愛，家庭や会社内問題，ひきこもりなどが原因となる）。
③男性では性行為感染症，女性では妊娠問題，偏食・拒食による体重過少や生理不順，ストレス過食による過体重などが多い。

［参考］
　熱中症：夏季での運動クラブ活動などで多発する。

表 3-4　熱 中 症

	原因・症状	応急処置
熱けいれん	発汗による低張性脱水。頻脈・発汗・脱力・腹痛・随意筋けいれん	冷所安静・生理食塩水
熱疲労	循環不全と塩分不足。頻脈・発汗・体温と血圧軽度上昇・意識もうろう	冷所安静・生理食塩水・スポーツドリンク・5％ブドウ糖液・酸素
熱射病（日射病）	うつ熱による高体温。けいれん・意識混濁・血圧低下・多臓器不全	冷所安静・気道確保・輸液・救急搬送

E. 成年期の主な病気

1．男性・女性

　胃炎，ストレス，VDT による眼精疲労，慢性疲労，腰痛，腱鞘炎などが職業関連疾患として増加の傾向にあり，労働安全対策が必要とされる。会社のために働きすぎてしまう「燃えつき症候群」とよばれる状態となるサラリーマンも少なくない。適応障害から心身症，さらに成年期うつへと移る場合も少なくない。

2．男　　性

　外傷が多い。心身の過労から胃潰瘍，不安狭心症を呈するようになる。付き合い酒が重なりアルコール性肝炎ないし肝機能障害になる人も多い。

3．女　　性

①不正性器出血がよくみられる。
②妊娠から中絶を選択する女性がある一方，不妊症で悩む女性が少なくない。
③昔は，出産時や産後の産褥熱での死亡率が高かったが，近年はその率は著しく下がっている。出産後の育児疲れと子どもを育てる自信のない母が増加の傾向にある。
④子どもが成長し親から離れた結果，家庭が空っぽになり寂しさに耐え切れなくなる「カラの巣症候群（empty nest syndrome）」で悩む女性がある。
⑤便秘，冷え性・低血圧，偏頭痛，膀胱炎，腰痛などを訴える女性が多い。中年層では子宮筋腫からの出血で貧血を呈する頻度が高い。
⑥中年以降の女性では膠原病・関節リウマチ・甲状腺腫が比較的多くみられる。

F. 高齢成年期の主な病気

1. 男性・女性
　生活習慣病（動脈硬化症・高血圧・糖尿病・慢性肝炎）が高率にみられる。刺激物による胃がん・慢性便秘から大腸がん・タバコによる肺がん・酒の飲みすぎから肝がんへと進展する。大腸のポリープや憩室から，がんへと移行することもある。

2. 男性
　脳出血・脳梗塞が多発する。前立腺肥大から前立腺がんへと移行する率が近年急上昇している。

3. 女性
　更年期障害により心身的に種々の変調をもたらす。骨粗鬆症が高率に発症し転倒骨折のリスクが高まる。子宮がん，乳がん，卵巣がんの発生する時期である。

G. 老年期（「老衰」の用語は，現在は医学的記述には使用されない。）

　身体は全体的に縮小する。記銘力が低下し，精神的に自己（感情）コントロールができなくなる傾向がある。

男性・女性

　血管性ないしアルツハイマー型の認知症と，パーキンソン病が多発する。いずれも進行すると寝たきり状態となり，それが重度になると，大小便を失禁し，褥創ができる。食物誤飲から肺炎，咳から気管支炎・肺炎へと移行する。身体水分量が少ないことから，軽度の下痢でも脱水から死へと移りやすい。
　筋力の低下や骨関節の変形から歩行が困難となり転倒・骨折事故が多い。心機能が低下しているため，炎症や打撲では浮腫が強く出現し，慢性心不全から死に至る結果を招きやすい。わずかな感染でも敗血症へと移りやすい。

第4章 部位別にみた人の身体の異常症；臓器別主要疾患

A. 頭頸部

1. 頭　部

　頭部外傷は，高齢者に比し若年者によくみられる。意識消失が一時的にみられるが脳に損傷が生じない場合が脳震盪，脳組織に損傷が生じる場合が脳挫傷である。

　脳出血は，若年層に好発するのがくも膜下出血，高齢者にみられるのが脳内出血である。脳梗塞は血管内に血栓が詰まり，その先の脳実質が変性をきたす状態，出血は血管が破れて脳実質に血が漏れだした状態，脳卒中とは出血ないし梗塞状態をさす。

　脳腫瘍は，脳の内ないしは外に腫瘤ができ脳実質を圧迫した状態である。

2. 眼　部

　近視は凹レンズで矯正し，遠視は凸レンズで矯正する。緑内障（あおそこひ）は眼の前房水のうっ滞から眼圧が上昇したもので（正常圧のこともある），白内障（しろそこひ）は水晶体（レンズ体）が白く混濁する変性疾患である。いずれも最近は手術でかなり改善する例が多い。眼の角膜が損傷されて視力障害に陥った場合には角膜移植で改善をみる。

　結膜炎はウイルス性炎症の場合が多く，結膜が充血した状態である。角膜は結膜に連結し目の中央部に突出した透明な部分であり，損傷や混濁することで視力が著しく低下する。その治療に角膜移植が実施される。眼は脳の一部であり，眼底網膜の血管の状態は脳の血管の変化を反映する。糖尿病や高血圧の患者には眼底検査で網膜の血管の動脈硬化度や眼底出血の状態を観察できる。眼瞼がうまく閉じられない場合には顔面神経麻痺，瞼がうまく開かない時（下垂）は筋無力症でみられる。

3. 耳　部

　子どもで多いのは細菌性の外耳炎ないし中耳炎である。前者は鼓膜の前の耳道が化膿し，後者では鼓膜の奥に膿が貯留する状態である。ヒトが聞こえる音の波長は20〜20,000 Hz，強さは10〜120 dBで，100 bB以上は異常な雑音と感じる。聴力の障害が難聴である。若年者や職業性難聴では，鼓膜の振動障害により低音が聞き取りにくくなり，伝音性難聴となる。

　それに対し，高齢者では聴神経障害のため耳鳴りが生じ，高音が聞き取りにくくなる（神経性難聴）。内耳障害では三半規管・蝸牛管に障害が生じて，めまい（眩うん）やむかつき（嘔気）・嘔吐，そして頭痛が発作的に生じる（メニエル症候群）もので，中年以降に多発する。

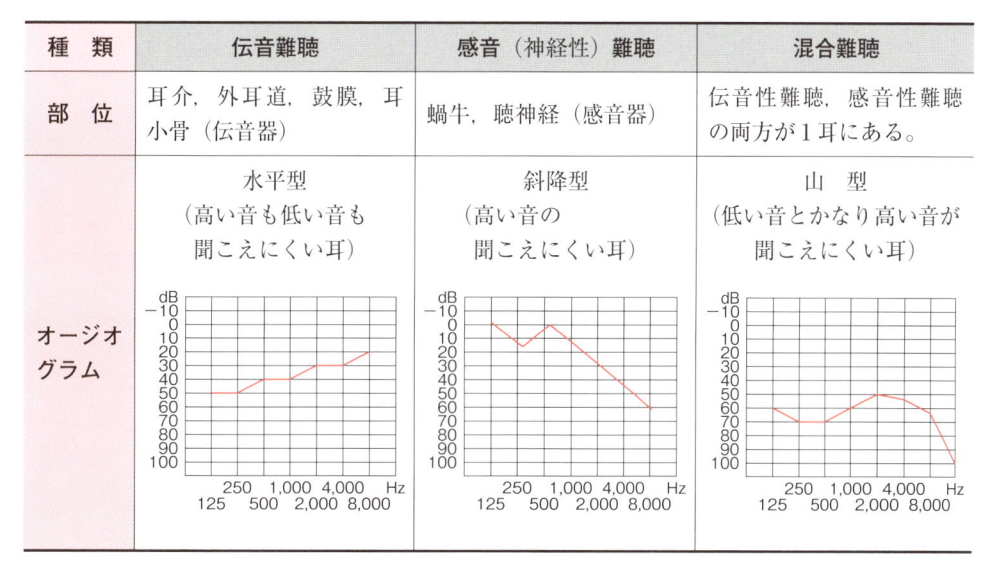

種　類	伝音難聴	感音（神経性）難聴	混合難聴
部　位	耳介，外耳道，鼓膜，耳小骨（伝音器）	蝸牛，聴神経（感音器）	伝音性難聴，感音性難聴の両方が1耳にある。
オージオグラム	水平型 （高い音も低い音も聞こえにくい耳）	斜降型 （高い音の聞こえにくい耳）	山　型 （低い音とかなり高い音が聞こえにくい耳）

図4-1　聴力検査（オージオグラム）

表4-1　難聴の判定

難聴程度区分	聴力レベル程度を知る方法	
	オージオメータの測定値	日常会話
正　常	30 dB未満	ささやき声まで聞きとれる。
軽度難聴	30〜50	小さな声がやっと聞きとれる。
中等度難聴	50〜70	普通の声がやっと聞きとれる。
高度難聴	70〜90	大きな声がやっと聞きとれる。
ろう（聾）	90 dB以上	耳もとで大声で話しても理解できない。

（巽　典之：ナースのための基準値ハンドブック，2004，南江堂）

4. 鼻　部

粘膜が炎症を起こして鼻汁が過剰にでたり鼻詰まりを起こしたりする。鼻と耳は鼻管でつながっているため，鼻詰まりから耳が詰まった感じになる。花粉症では鼻漏が強いアレルギー性鼻炎症状が強く発現される。粘膜が過度に肥厚したのが鼻ポリープ，副鼻腔に膿がたまるのが蓄膿症ないし化膿性副鼻腔炎である。鼻出血の多くは鼻孔から少し入ったキーゼルバッハ部の血管からの出血である。

5. 顔　面

顔面・胸部前面・上背部に青春期に好発するのは尋常性挫瘡（にきび）である。これは顔面皮膚脂漏性毛囊の慢性炎症であり，丘疹・膿疱が形成され，しばしば小瘢痕や色素沈着を残す。しみ（肝斑）は30歳以上の女性の頬骨や目の周囲に，左右対称に生じる多形の淡褐色の色素沈着であり，ビタミンCやエストラジオールなどが治療に利用されるが，自然に軽快することもある。そばかす（雀卵斑・夏日斑）は，顔面正中部・肩・腕・背中などの露出部に数mm程度以下の無数に出現する不整形小色素斑で，メラノサイト（色素細胞）活性化が生じたものであり，色の白い人によく出現するとされる。太陽光で増悪する。しわ（皺）は皮下にある弾力線維の老化変性に伴う断裂による結果である。

6. 口腔・咽頭部

口唇に急性ウイルス性に水疱ができるのは口唇ヘルペス，口腔粘膜に小円形の急性化膿性潰瘍ができたのがアフタ性口内炎である。咽頭部は外敵の攻撃を防ぐためのリンパ腺が豊富に集合した構造となっており，特に咽頭扁桃が肥大増殖したのをアデノイドと称する。アデノイドは小学校低学年頃に最大となり，呼吸が苦しかったりしばしば感染を繰りかえしたりするような場合には外科的に摘除される。

喉頭部は外からは観察できない。喉頭・声帯に炎症が生じると嗄れ声となる。声帯に生じる良性の腫瘤が声帯ポリープ，悪性のものが喉頭がんである。がんでは喉頭部の全摘出手術を行うため声帯を失う結果，発声機能がなくなる。通気管を用いての発声練習が必要となる。

舌は外傷を受けても比較的早く治癒する。悪性貧血やビタミンB_{12}欠乏では真っ赤に腫れる舌炎，鉄欠乏性貧血で円滑な表面をもつ舌炎となる。舌や口腔粘膜に小さい円形黄色の有痛性潰瘍ができるのをアフタ性口内炎とよぶ。歯の尖りや口内異物の反復刺激により舌縁部が腫瘍化したのが舌がんであり，疼痛が強い。

喉頭は声帯の開閉で吸気を気管に，食物を食道へと振り分ける。気管に異物が入ったときには強い喉頭反射で異物を排出するが，高齢者ではこの反射が弱くて異物が気管に入り（異物嚥下，誤嚥），窒息や肺炎を誘発する危険性がある。

[参考]

　睡眠時無呼吸症候群は，睡眠中に10秒以上の呼吸が停止するもので，1時間に10回以上の無呼吸がみられれば本症と診断される。中年以降の男性に多く，昼間の傾眠や活動低下，さらに脳血管障害を引き起こす危険性がある。他方，過呼吸（換気）症候群は20歳以下の女性によくみられる。心理的ないし中枢神経系の障害などが原因して過呼吸による血中 CO_2 分圧低下，血液 pH 上昇，呼吸性アルカローシス，呼吸困難，テタニー様けいれん，異常知覚を誘発する。

7．甲状腺・副甲状腺

第5章参照のこと。

B．胸　部

1．呼吸器系，気管〜気管支

　喉頭部から下の肺門までの間が気管・気管支であり，異物が気管に入ると反射的に咳を出すことで異物を強制的排出させる。気管支から肺胞の粘膜が刺激されると分泌液が多量に産生される。これが痰であり，これに白血球や膿が混入することで白色〜黄色の痰が形成される。

　気管支の急性炎症（気管支炎）の多くは細菌性であることから，その治療には消炎剤と抗生物質が使われる。ちなみに上気道から気管を侵すインフルエンザ（流行性感冒）の多くは，急性ウイルス性炎である。

2．呼吸器系，気管支〜肺

　右肺は3葉，左肺は2葉に分けられる。肺症状は呼吸困難・咳・痰などである。

　感冒症状を呈するのはRSウイルス，パラインフルエンザ・ウイルス，インフルエンザ・ウイルスなどがあり，中でもインフルエンザ・ウイルスは中等度の発熱があり，脳症を起こすこともある[*1]。新興感染症としてSARS（重症急性呼吸器症候群）やメタニューモウイルス，再興感染症として高病原性鳥インフルエンザなどが注目されている。インフルエンザ予防にはN95（3 μm の粒子を95％除去できる性能を有する）マスク使用が勧められる。

　肺炎とはその肺葉全体が急性炎症を起こした状態であり，その主たる原因は細菌で

[*1] インフルエンザ・ウイルスはヘモアグルチニン（H）抗血清で15型，ノイラミニダーゼ抗血清で9型に分類できる。

あることから，通常は抗生物質を用いて治療される。カビの一種であるトリコスポロンを反復吸入すると，夏型過敏性肺炎を引き起こす。喘息とは，気管支平滑筋が発作的にけいれんする即時型アレルギー炎であり，呼吸困難が強くて喘鳴が聞かれ，呼気が延長し起坐呼吸をする。発作が高度な場合，死に至ることもある。ハウスダスト，ダニなどが原因となることが多い。

喘息や慢性気管支炎，肺気腫を総称して COPD（慢性閉塞性肺疾患）とよばれ，不可逆的気流障害症である。呼吸機能検査では1秒率70％以下の閉塞性換気障害像をとり，40歳以上の日本人の 8.5 ％ が COPD に分類されるとの統計がある。慢性気管支炎はアレルギー性に咳が出るのに対し，肺気腫は高齢者に多く，肺胞が拡張した病態であり労作時呼吸困難が主症状である。COPD には，肺活量などを調べる呼吸機能検査が行われる。

肺結核は結核菌感染の結果であり，初期の浸潤巣から結核結節の形成，空洞形成へと進展する。小児では肺門結節型をとる。胸水が貯留するのが結核性胸膜炎（肋膜炎）である。結核菌は身体全体に細胞性免疫を刺激し，ツベルクリン反応が陽性化する。本反応陰性時には結核菌感染が成立していないとして，弱毒結核菌のワクチン（BCG）の接種が行われてきた。現在は生後6カ月までの子どもを対象に，ツベルクリン検査を省略し，BCG菌を接種する方法が採用されている。

肺の病変を知るために単純X線検査（正面像）が一般基本検査として利用される。結核を疑う場合には，抗酸菌染色法で結核菌の有無（ガフキー菌数）の検査，PCR法による結核菌遺伝子の検索，（小川培地や液状培地を用いる）培養検査法による結核菌増菌検査，薬剤感受性検査を，喀痰を用いて行う。痰に菌を検出した場合には入院治療が必要である。結核の活動性病変の有無に細胞性免疫検査であるツベルクリン反応が利用され，本反応陰性者には結核菌ワクチンであるBCGの1回注射が推奨される。

肺がんはヘビースモーカーにみられ，最近増加の傾向にあることは常識となっている。肺がんには原発性の場合だけでなく，腹部臓器がんからの転移の場合も少なくない。肺がんは肺門ないし肺中下部に円形陰影を示す浸潤像を形成することが多いが，肺尖部に形成され胸壁にまで浸潤することもある。肺がんは進行が早いこと，転移しやすいこと，がん化学療法に反応しない症例が多いことから，早期発見しても難治性である。がんを疑う場合には，喀痰の細胞診検査や気管支鏡検査（洗浄細胞診）などを行い，パパニコロウ分類で悪性細胞の有無が調べられる。

［参考］
タバコの害

タバコは，ナス科の植物である Nikochinia tabacum L の葉を発酵熟成させたもので，これに種々の添加料が加えられている。タバコ（シガレット）の煙は，

①フィルターの通過で粒子が少なくてpH 4.3～4.7の主煙流ガス
　②タバコの燃え口から立ち上る，pH 8.8～9.3で粒子が多い副煙流ガス
に大別される。主煙流の成分は4,000種を超え，二酸化炭素，一酸化炭素，酸化窒素，アセトン，シアン化水素，酢酸，フォルム酸，ベンゼンなどがガス分画に，雑粒子，ニコチン，カテコール，フェノール，ヒドロキノン，アニリン，ナフチラミン，アミノビフェニール，ベンツピレン，ベンツアントラセンなどが粒子画に含まれる。

　副煙流はベンゼン，ナフチラミン，アミノビフェニールなど発がん性の高いガス成分（タバコ特異的ニトロソアミン類）とアンモニアの比率が高くて粘膜刺激が強く，これが受動喫煙の害につながる。タバコ有害成分は，粒子層に多いニコチン類と発がん性の高いニトロソアミンやタールである。ニコチンは喫煙直後に交感・副交感神経を刺激し，その後に抑制作用を示し，心および末梢血管血流の低下，細気管支の部分的閉塞，脳の血流低下をきたす。慢性中毒として，集中力・記憶力・精神運動機能が低下し，快楽性が増す。

3．循環器系，心臓

　心臓は2心房2心室でできあがっており，大静脈から右心房，そして右心室は肺へ行く静脈血，左心房から左心室，そして大動脈の間には末梢組織へ拍出される動脈血が流れている。心臓弁として，右心に三尖弁（房室弁）と肺動脈弁，左心には僧房弁（房室弁）と大動脈弁が存在する。心臓に栄養を送るのが冠動脈である。

　心疾患で促脈（心悸亢進・動悸），遅脈，胸部不快感・圧迫感，胸痛，むくみ（浮腫），不整脈，チアノーゼ，顔面蒼白，血圧低下，ショックなどの症状が現れる。

　心臓の異常は全身所見，脈拍，胸部の聴打診を基本所見とし，単純X線（正面，側面，両斜位），心電図，心エコー，頚動脈血流検査，喀痰検査，MRI，CT，心臓アンジオグラフィなどが併用され，その結果を総合的に診断する。

　心臓は毎分60～80回規則正しく収縮するが，もっともよくみられる異常が不整脈であり，上室性不整脈と心室性不整脈とに大別される。不整脈は心電図パターンから期外収縮や心室細動・粗動，心房細動・粗動などを鑑別され，異常の原因にあわせて治療法が選択される。ちなみに自律神経緊張やコーヒー摂取は心拍を促進させる作用がある。急性心停止の際には，電気徐細動装置の利用が盛んになりつつある。

　新生児では小さな孔が心房ないし心室中隔に開存していることがあるが，その開存が小孔の場合には数カ月で自然に閉鎖する。閉鎖しない場合には手術が考慮される。幼児期に川崎病に罹患した履歴のある子どもは，過激な運動を行うと急死することがあることから，マラソンなどに参加しないような指導が必要である。

　成人以上で，高頻度でみられるのが狭心痛ないし狭心症発作である。これは一過性

の心臓動脈攣縮のために心筋虚血が生じて胸部痛が生じるもので，労作性，安静時性，無症状のものなどに分けられる。動脈硬化や糖尿病が本発作の基礎疾患であって，タバコのニコチンが発作を誘発する。

心筋梗塞は動脈硬化性の動脈アテローム変化により動脈狭窄があり，それに血栓の増大と血管攣縮が加わることで血管閉塞が生じ，それより末梢に当たる領域の心筋の壊死が生じるものであり，死に至るケースが少なくない。

大動脈は心臓の拡張圧と呼吸の吸引圧，そして下肢の筋収縮によるポンプ圧でもって静脈血をゆっくりと心臓に還流させている。長期臥床や同じ体位を長時間保持すると血流が滞り，深部静脈内に静脈血栓ができる（エコノミークラス症候群）。血栓が肺に流れ込み，肺塞栓を起こし死に至ることもある。長時間同じ体位を取る場合には適度な体動が必要である。心房細動は脳梗塞を起こす最大の原因となる。

4. 高血圧・低血圧

血圧には収縮期血圧（最高血圧・最大血圧）と拡張期血圧（最低血圧・最小血圧）に分けられ，健常者では前者が 140 mmHg 以下，後者が 80 mmHg 以下である。高血圧とは収縮期血圧が 140 mmHg 以上，ないし拡張期血圧 90 mmHg 以上の状態をさし，脳出血や脳梗塞を誘発しやすくなる。血圧には，心臓・血管・循環血液成分，そして腎臓・副腎ホルモンなどが関係する。他方，最高血圧が 100 mmHg 以下の場合を低血圧症とよぶ。本症では脳虚血が生じやすく，たちくらみ，めまいなどを訴える。自律神経失調ないし起立性血圧調節障害症状がみられる。

心臓・血管の異常には動脈硬化症が併発することが多い。その高血圧症の発症に高 LDL コレステロール血症や高中性脂肪血症，すなわち高脂血症が関係し，循環血液量の異常は，体内ナトリウム（塩分）量が特に強く関係する。このことから高血圧症では低コレステロール食，低塩分食の摂取を心がけることが必要である。

C. 消化管系

1. 食　道

喉頭部以下から胃の噴門までの間であり，代表する疾患は食道炎と食道がんである。前者は薬物や刺激物で食道に急性炎症を生じた状態であり，食物の通過時の痛みとして自覚できる。食道がんは食べ物の通過時につかえを感じることで発見されることが多い。最近注目されているのが逆流性食道炎で，ピロリ菌ないし胃酸過多症が原因し胸やけを訴える。いずれも食道鏡検査で検査される。肝硬変では食道下部静脈が拡張し食道静脈瘤が形成され，それが破裂し大出血を起こすことがある。

2. 胃・十二指腸

　胃上部からは胃酸を分泌し，下部からはガストリンやペプシンを分泌することで，食物を一定時間貯留する間に消化する作用を示す。痩身の人では，胃が臍部以下にまで下垂し胃もたれを生じることがある（胃下垂症）。胃粘膜が刺激性食物・アルコール・毒物・薬物などで炎症を起こした状態が急性胃炎であり，胃痛，むねやけ，嘔吐，胃酸吐出（げっぷ）などの症状を呈する。胃粘膜が萎縮し消化機能が衰え，胃もたれを生じる状態が慢性胃炎である。ストレス，薬物，胃酸過多，あるいはピロリ菌感染症で胃粘膜部に，小円形のびらんないし潰瘍が形成されるのが胃潰瘍である。胃酸過多の場合には制酸剤，ピロリ菌が検出された場合には抗菌剤でまず治療される。

　胃・十二指腸の検査には内視鏡検査が繁用されている。胃炎・胃潰瘍から胃がんへの進展過程にある状態を早期胃がんとよび胃角部に好発する。その鑑別診断にパパニコロウ細胞診ないし生検組織診断が実施される。硬性がん（スキルス）は症状や検査所見に異常を示し難く，発見が遅れることが多い。胃切除を受けた後数年間は，食後不快感や自律神経緊張症状を覚える（ダンピング症候群）ようになる。

　十二指腸のファーター乳頭部には，胆汁および膵液の分泌口が位置し，検査のための膵液採取ないし膵管撮影がこの口を通じて行うことができる。十二指腸に最も多くみられる病変は十二指腸潰瘍である。膵臓がんは膵臓頭部に好発し，胆汁管と乳頭部を圧迫し黄疸を発症する。

3. 小　　腸

　小腸は空腸と回腸部に分かれ，小腸液を分泌すると同時に食物の消化吸収の役割をつかさどる。この部の病変として多いのは細菌性小腸炎である。十二指腸より奥にあって，検査が行い難い部位である。

　クローン病（回腸末端炎）は，回腸端から大腸にかけて腸壁全体に原因不明で，非特異的に慢性炎症性病変が生じるもので，腹痛，下痢，発熱，体重減少などがみられる。ステロイド剤などで内科的治療されるが，無効な場合には外科的に切除される。

4. 大　　腸

　盲腸・虫垂，上行結腸，横行結腸，下行結腸，S状結腸と続く部位であり，食物消化残渣から水を抜き取って糞便をつくる部位であり，また病原性が低い大腸菌類が多量に存在する部位でもある。

　便秘症は大腸に糞便が長時間貯留して便が硬くなるもので腹部膨満，腹痛などを訴える。排便を自制し習慣性便秘に陥ることが女性でよくみられる。便秘症の改善には食物繊維の摂取や緩下剤の服用が勧められる。急性大腸炎は年齢を問わず最もよくみられるものであり，病原性大腸菌などが原因で発症し腹痛，水様ないし血性下痢など

の症状を呈する。

　盲腸端に連なる虫垂はリンパ節構造をとって腸管免疫に役立つとされる。この部位に細菌感染が生じたのが虫垂炎（盲腸炎とも称される）であり，ときに化膿性腹膜炎をひき起こす。抗菌剤投与の効果が得られないときは虫垂を外科的に摘除する。

　大腸粘膜に小さな陥凹が生じて袋状になったものが大腸憩室であり，多発性にみられることが多い。この部に糞便が貯留し炎症を起こした状態が憩室炎である。大腸粘膜の小隆起が大腸ポリープであり，多発する傾向がある。その経過中にがん化することがある。がん化した粘膜表面は出血しやすく，その出血を糞便潜血反応検査，大腸ファイバースコピーで粘膜性状を観察し，異常があれば生検して病理組織検査を実施し，大腸がんであるかどうかが判定される。直腸部にがんができた場合が直腸がんである。治療法は病巣の外科的切除である。

　痔とは，軟らかくて大きな隆起が生じる直腸肛門粘膜の炎症であって，「いぼ痔」と俗にいわれる。発生場所により内痔核と外痔核に分けられ，排便時に新鮮血出血がみられる。痔に類似したものに脱肛がある。これは分娩などがきっかけとなり，肛門粘膜が肛門より飛出するものであり，外科的処置が必要となる。他方，「切れ痔」といわれるのは，粘膜が排便時に亀裂・出血する痔裂をさす。

D. 肝胆膵腎系

1. 肝　臓

　肝臓の主たる機能は，①タンパク合成（アルブミン・凝固因子を含む），②解毒，③胆汁合成・排泄などである。

　肝臓は少々肝細胞が傷害されても，残りの細胞が機能を代償することから肝臓機能検査で異常と成り難い。したがって肝機能検査で異常と判定される状態では，かなりの肝細胞が傷んでいることになる。肝臓の異常は AST（GOT），ALT（GPT），γGTP，アルブミン（ALB），総タンパク量（TP），ビリルビン，ALP，LDH などを総合して判定される。

　急性肝炎の多くはウイルス性であり，むかつき・全身倦怠・発熱・黄疸が初発症状で，直接型ビリルビン上昇だけでなく，AST（GOT），ALT（GPT）も著しく上昇し，重度の場合には肝性昏睡から死に至る。ウイルス抗原量や抗体量の検査は，原因ウイルスの決定だけでなく治療法や予後の決定に必須である。日本でよくみられるのはB型およびC型肝炎である。豚レバーの生食などで一過性感染症としてのE型肝炎がみられ，妊婦が感染した場合には劇症化しやすいことで問題視されている。

　慢性肝炎はウイルス性肝炎から，またはアルコール性肝炎からの移行が主である。

表 4-2　肝臓の機能・検査法・異常症

機　能	検　査	異常症
タンパク合成 　アルブミン 　凝固因子 　CRP 　レチノール結合タンパク・ 　プレアルブミン・トランス 　フェリンなどの定量 　α-フェトプロテイン	総タンパク濃度 プロトロンビン時間 EIA EIA EIA	↓：低タンパク血症 延長；出血傾向 ↑：急性炎症 ↓：栄養評価（NST） ↑：肝がん
解　毒 　グルクロン酸・硫酸抱合	馬尿酸試験，γGTP	γGTP↑：肝細胞機能低下
胆汁排泄 　胆汁酸・ビリルビン合成 　胆汁排泄能（アルカリフォ 　スファターゼ・ALP）	ビリルビン（Bil）定量 ALP 定量	Bil↑：黄疸 ALP↑：胆汁鬱滞
肝細胞内酵素 　肝細胞機能円滑化	AST（GOT）・ALT（GPT）・ LDH	酵素の逸脱・AST/ALT↑： 肝細胞変性・壊死・酵素逸 脱（肝炎や肝硬変）

表 4-3　主な急性肝炎

種　類	A 型肝炎	B 型肝炎	C 型肝炎
原　因	A 型肝炎ウイルス	B 型肝炎ウイルス	C 型肝炎ウイルス
感染源	汚染飲料水	血液	血液
経　過	一過性	慢性化しやすい	劇症化ないし慢性化しやすい
治　療	────	肝庇護剤	インターフェロン
ワクチン	有り	有り	────

　最近は自己免疫性のものが増加の傾向にある。全身倦怠感，慢性疲労感がみられ，GOT（AST），GPT（ALT）の上昇が持続する。主として肝庇護療法が行われる。

　肝硬変は慢性肝炎から移行する。本症で肝臓の線維化が強く生じると同時に肝細胞再生が生じる結果，肝臓が硬くてごつごつした形となる。門脈血流障害のため門脈圧が亢進し，腹壁には「メデューサの頭」と称される静脈拡張像がみられるようになる。タンパク合成が低下し，アルブミン濃度低下による浮腫や腹水，凝固因子合成量低下により出血しやすくなり，ときには食道静脈瘤破裂を起こすこともある。治療に決定的な方法がないことから，最近は肝移植を試みることもある。

肝がんは，原発性肝がんと他の腹部臓器がんからの転移性肝がんに分けられる。原発性のものでは血中のがん胎児性タンパク（α-フェトプロテイン；AFP）濃度が高値となる。MRIやCT増強撮影などでがんの部位が決定され，部位が限局性であれば塞栓療法が施行され，高い延命率を得ることができる。

胆石症は，高ビリルビン血症や胆嚢症などが基礎疾患となり，次第に胆石が形成され，胆道に排泄（通過）する際に激痛を覚えたり，閉塞して黄疸を起こしたりする場合がある。ちなみに，急性腹症とは腹部に激痛発作をみる場合で，胆石症，急性膵炎，胃潰瘍穿孔が主たる原因であり，診断が困難な場合には試験的開腹術が行われる。

2. 膵　　臓

膵臓は，インスリン・グルカゴンを血中に出す内分泌器官としての機能と，消化酵素を膵液として，十二指腸に向けて外分泌する機能を有する重要な器官である。

表4-4　膵臓の主な機能

	分 泌 物	異 常 症
内分泌	インスリン	↓；1型糖尿病，↑；2型糖尿病
外分泌（膵液）	アミラーゼ* リパーゼ トリプシン	↑：急性・慢性膵炎 ↑：同上 ↑：同上

＊アミラーゼは唾液腺炎の時にも血中に分泌される

膵外分泌作用として膵液が出される。急性膵炎は膵液として出るべきアミラーゼ・トリプシン・リパーゼなどの消化酵素が組織内や血液中へ逆流して，急速に臓器の自己消化が生じるもので，強い腹痛を主症状とし，ショックや死に至ることが少なくない。他方慢性膵炎は，肥満や飲酒習慣や胆石症が基礎となり膵臓に線維化と，出血や脂肪壊死などが生じ，同時に消化酵素が血液に漏出する。中年以降の男性に多発する。

膵がんは十二指腸に接する膵頭部に腫瘤が形成され，膵管と胆管を圧迫し進行性に黄疸症状が出る。黄疸出現後にがんの進行が非常に早いという特徴がある。診断が難しく，複数の腫瘍マーカーの測定が有力な補助診断法となる。

膵内分泌作用でインスリンやグルカゴンが血中に遊出され，血糖濃度が調節される。中でもインスリンの不足が1型・インスリン依存性糖尿病（IDDM），インスリン感受性低下が2型・インスリン非依存性糖尿病（NIDDM）を引き起こす。

E. 腎・尿路系

　腎機能検査は，尿検査と血液検査によるクレアチニンとBUN測定に代表される。また，腎炎では血中アルブミン濃度の低下がみられる。腎臓病変の有無を調べる最も簡便な方法が尿中のタンパクと赤血球（潜血）の有無を試験紙で調べる方法である。

腎病変

　腎病変に伴う他覚的身体兆候としては，尿量減少，浮腫，血尿，タンパク尿，高血圧，血中ナトリウム・カリウム・カルシウム・リン濃度，貧血などの変化があげられる。急性腎炎，慢性腎炎，ネフローゼなどが代表的なものである。腎機能が高度に障害された状態が腎不全であり，慢性腎不全から尿毒症性昏睡を誘発する。尿毒症とは血中のBUN（尿素窒素）が異常高値となった病態をさす。

　急性（糸球体）腎炎は，溶連菌やぶどう球菌やウイルス感染による上気道炎に続き乏尿・血尿・浮腫・中等度タンパク尿・高血圧が数カ月ほどみられるもので急性期の安静と低タンパク食，ペニシリン投与などで軽快する。

　慢性（糸球体）腎炎は，局所性メサンギウム増殖性糸球体腎炎ともいわれ，潜在型と進行型に分けられる。IgA腎症や膜性腎症はその代表で，免疫異常機序が作用しているとされる。血尿，タンパク尿，腎濾過障害，貧血がみられる。適当な治療法がなく進行性であるとされる。ネフローゼ症候群（リポイドネフローゼ）は，局所的細胞免疫異常により生ずるとされ，強いタンパク尿，低タンパク血（低アルブミン血）症，高脂（高コレステロール）血症，浮腫を主たる症状とするものでリポタンパクの合成が亢進する。安静・無塩・低タンパク食と，ステロイド療法などが通常行われる。

　腎不全とは，機能する腎臓のネフォロンの数が減少し，窒素代謝産物の排泄が不十分になった状態をさし，BUN（血中尿素窒素）とクレアチニンが増加する病態をさす。急性腎不全はショックや心筋梗塞などの循環障害（腎前性），薬物・毒性物質により腎細胞障害（腎性）などが原因して，腎組織にうっ血と壊死が生じ，尿量が一日400ml以下となり，血圧上昇，高BUN・高クレアチニン血症，低Na血症，高K血症，代謝性アシドーシスが出現し，けいれんや意識消失が生じ，死に至る。

　腎機能が20％以下にまで低下すると，水・電解質・血液異常が原因する多臓器不全（MDF）状態が生じる。

　妊娠中毒症とは，妊娠24週以降に浮腫・タンパク尿・高血圧のうち，2つ以上の症状がみられる場合をさし，これにけいれんを伴うものを子癇とよぶ。急性腎不全に陥ることもある。原因は腎糸球体の腫大による毛細血管の閉塞である。

　腎がん（グラビッツ腫瘍）は60歳以上の男性に好発し，血尿・腎部痛・腹部腫瘤

で発見される。腎芽細胞腫（ウィルムス腫瘍）は腎芽細胞由来の胎児性腫瘍であり0〜3歳児に発症する。

腎盂腎炎は，グラム陰性桿菌が逆行性に膀胱から腎盂・腎杯に移動して感染が生じた場合であり，高熱，白血球尿，細菌尿が出現する。これに対し細菌性膀胱炎では，高熱のことは少なく下腹部不快感，微熱，排尿痛，扁平上皮細胞尿，細菌尿などがみられる。神経因性に膀胱炎症状が出ることもある。顕血尿がみられるのは，出血性膀胱炎，結石，腎・膀胱がんなどの場合である。腎・尿路結石はシュウ酸カルシウムないしリン酸カルシウム石であり，下腹部〜背部せん痛と血尿が発見のきっかけとなり，尿と共に石を排出することで痛みが消え去る。

男性では加齢による過形成で前立腺肥大が生じ，尿線が細くて尿が出にくくなる。近年，肥大から前立腺がんへと移行する例が増加しており，血中腫瘍マーカーであるPSA（PA，前立腺特異抗原）濃度の上昇が早期発見に役立つ。このがんに対しては，アンドロゲン抑制療法が有効である。

F. 生殖器系

1. 男　性

成人でみられる感染症としては，HIVや淋菌などの性行為感染症（STD）である。他方，幼児期にみられるのは鼠径部ヘルニア，陰嚢腫，流行性耳下腺炎に随伴する睾丸炎などである。

2. 女　性

若い女性には月経困難症が比較的よくみられる。卵巣には卵巣嚢腫や卵巣がんが発生する。子宮がんはHPV（ヒト・パピローマ・ウイルス）が関係するとされる。腟部には，腟炎ないしカンジダ症，腟部外傷などがよくみられる。

文献

1) 巽　典之：内科診断基準ハンドブック，2000，南江堂

第 5 章 内分泌・代謝異常・アレルギー疾患

A. 唾液腺疾患

唾液腺からは外分泌として唾液，内分泌としてアミラーゼが出される。代表的疾患はムンプス・ウイルスによる流行性耳下腺炎（おたふくかぜ）であり，幼児に多発する。ワクチン接種が一般化している。

B. 甲状腺・副甲状腺

甲状腺は前頚部にあって蝶形をしており，身体の代謝活性を刺激する作用を有する甲状腺ホルモン（T3, T4など）を合成し分泌する器官である。甲状腺が腫れた状態を甲状腺腫とよぶ。腺腫があって血中のホルモン量が正常な場合を単純性甲状腺腫，軟らかい腺腫と同時に甲状腺ホルモンが増加した場合がバセドー病，固い腺腫と同時に同ホルモンが減少している場合を橋本病とよぶ。バセドー病の場合には眼球突出，動悸，発汗などの症状が出るが，橋本病の場合には全身に浮腫が生じ倦怠感，低血圧などがみられる。いずれの病気も自己免疫疾患に分類される。

身体のカルシウム量の調節をつかさどるのは，副甲状腺ホルモン（PTH）とカルシトニンとビタミンDと腎機能である。PTHとカルシトニンは副甲状腺から分泌されるカルシウム調節ホルモンである。PTHは，骨吸収を促進し，血中のカルシウムとリン濃度を押し上げる。カルシトニンは骨吸収を促進し血中カルシウムとリンの濃度を低下させる。

C. 糖尿病

　糖尿病とは，インスリン作用不足（インスリン分泌低下やインスリン感受性低下による）の結果，慢性の高血糖状態を呈する症候群であり，脂肪，タンパク質代謝にまで異常をきたす代謝性疾患である。1型糖尿病と2型糖尿病に大別される。

　1型はインスリンを合成・分泌する膵臓のランゲルハンス島β細胞が破壊・消失し，インスリンの絶対量が不足して発症するものである。膵島細胞特異抗体によるβ細胞破壊やインスリンに対する自己抗体が原因であることが多いといわれている。遺伝性のことが多く，若年性に発症し血糖が高く，ケトン体が増加し症状が重い。治療には食事・運動療法と同時に，必ずインスリンが必要なインスリン依存性糖尿病（IDDM）である。わが国では糖尿病患者全体の1％程度がこの1型である。

　2型は，インスリンの絶対的不足はないものの，インスリン分泌低下やインスリン抵抗性をきたす，複数の遺伝因子に環境因子が加わり，インスリン作用不足を生じて発症する。環境因子とは，過食（特に高脂肪食）・運動不足などのストレス・加齢などであり，わが国の糖尿病患者の大部分はこの2型である。インスリン非依存性糖尿病（NIDDM）に分類され，中年以降に発症することが多い。血糖濃度はさまざまであって，ケトン体の増加例は少なく，症状の進行は緩慢である。食事・運動療法と経口薬療法が中心の治療が行われるが，インスリンが必要な例もある。

　糖尿病の症状は，高血糖が続くと口渇・多飲・多尿・倦怠感が自覚症状として出現する。またさらに，ブドウ糖や脂肪の利用が障害されると体重減少がみられる。

　「糖尿病合併症」として次のようなものがある。
　①糖尿病腎症：腎機能低下から，腎不全および透析へと進む（腎・人工透析療法）
　②糖尿病神経障害：四肢のしびれ・異常感覚・歩行障害・勃起障害（ED）など
　③糖尿病網膜症：網膜症から失明まで起こり得る
　④動脈硬化症：狭心症，心筋梗塞，脳梗塞，下肢血管閉塞・下腿潰瘍・壊疽

　診断は，検査ではまず空腹時血糖値であるが，原則は75g経口ブドウ糖負荷試験やHbA1c（ブドウ糖が結合したヘモグロビン）を測定して確定診断する。空腹時血糖が126 mg/dl以上または負荷試験2時間後ないし随時血糖が200 mg/dl以上であれば糖尿病型，空腹時110～125 mg/dlおよび負荷試験2時間後血糖が140～200 mg/dlである場合を境界型と診断される。また，HbA1cが6.5％以上の場合も糖尿病と診断できる。口渇，多飲，多尿などの糖尿病の典型症状も診断に役立つ。

　治療の原則は食事療法と運動療法である。食事療法は次のとおりである。
　①適正なエネルギー量の決定（性・年齢・肥満度・身体活動量・血糖値を考慮）。
　　エネルギー摂取量＝標準体重×身体活動量（軽労作20～30 kcal/kg，中労作30

〜35 kcal/kg）。男性で 1400〜1800kcal，女性で 1200〜1600 kcal になる。

②バランスのとれた食品構成で糖分 50〜60 %・タンパク 1〜1.5 g/kg（1 日 50〜80 g）とする。一日 3 回を均等に割り，食物繊維（25〜30g/日）・塩分・ビタミン・ミネラルなどを考慮する。ただし腎症のある人にはタンパクを 0.8 g/kg 程度に下げる。

③エネルギー量 80 kcal を 1 単位とし，栄養交換表を参照して適正配分する（糖＝炭水化物 61 %，タンパク 18 %，脂肪 21 % 程度となる）。ちなみに，エネルギー変換係数は糖 4 kcal/g，タンパク 4 kcal/g，脂肪 9 kcal/g である。

運動療法は最大酸素摂取量の 50 % 程度で，心拍が 120/分以下程度の強さの運動とする。たとえば歩行では，15〜30 分程度（60 kg の人で約 100 kcal に相当）を 1 日 2 回・計 1 万歩程度が適当である。運動療法はインスリン抵抗性の改善効果がある。

薬物療法として，

①スルフォニル尿素（膵からのインスリン分泌促進）
②ビグアナイド（肝での糖産生の抑制）
③α グルコシダーゼ阻害薬（小腸での糖の消化吸収抑制）
④チアゾール（インスリン抵抗性改善）
⑤インスリン製剤

などが使用される。薬物治療中に冷汗・脱力・動悸・ふるえ・顔面蒼白・けいれんなどが起こった場合には，ブドウ糖ないしショ糖溶液を飲むことが必要となる（低血糖発作）。

糖尿病コントロール指標は，BMI（Body Mass Index ＝体重（kg）/身長（m）^{2}）が 22 以下，収縮期血圧 130 mmHg・拡張期血圧 80 mmHg 以下，総コレステロール 200 mg/dl・LDL コレステロール 120 mg/dl・中性脂肪 150 mg/dl 以下，HDL コレステロール 40 mg/dl 以上，腹囲が男性 85 cm・女性 90 cm 未満とされる。検査所見上，空腹時血糖 130 mg/dl 未満，食後 2 時間で血糖 200 mg/dl 未満，HbA1c 6.5 % 未満なら良好なコントロール状態と判断される。ただし妊娠糖尿病では空腹時 100 mg/dl 以下，食後 2 時間 120 mg/dl 以下，HbA1c 5.8 % 以下を目標とする。

D. 副　腎

副腎は腎臓上部にあって，副腎皮質からは電解質（ミネラル）コルチコイド，糖質コルチコステロイド，男性ホルモンが分泌され，身体のナトリウム，カリウム濃度の調節，糖濃度の調節，ショックに対処する機能などを備えている。分泌が亢進する疾患として，クッシング症候群とコン症候群（アルドステロン症）があり，分泌不全に

なるとアジソン病がある。
　一方，副腎髄質にはアドレナリン（エピネフィリン）分泌細胞とノルアドレナリン分泌細胞が存在し，血圧の維持調節に役立っている。分泌が亢進する疾患として褐色細胞腫が知られている。

E. 痛風と高尿酸血症

　細胞核内の核酸の構成成分であるプリン・ヌクレオチド（アデニンやグアニン）が消化・代謝されると，尿酸が生成され尿中に排泄される。プリン体を多く含む食品を摂取したり，体内での尿酸合成が増加したり，尿中への尿酸排泄が低下すると，高尿酸血症となる。この尿酸が関節部に沈着し，その尿酸の結晶を処理するために白血球が集まり，炎症症状を呈するのが痛風である。他方，多量の尿酸が腎臓に排泄され，それが腎盂で酸性条件のときに結晶化したのが尿路結石症である。
　痛風は，激しい痛みと腫脹を伴う足指関節炎であることが多く，成人男性に好発する。痛風治療の原則は，プリン体を多く含む食品（ビール，イワシの油脂，レバー，カニみそ，サバ，ベーコン，きな粉など）を避ける食事療法を続行することと，血中の尿酸濃度を下げる薬剤を服用することである。

F. 骨の代謝（骨粗鬆症）

　骨は，骨組織を破壊する破骨細胞と，骨組織をつくり出す骨芽細胞の作用のバランスにより，骨成長や骨折再生，骨粗鬆症発生などが決まってくる。骨の代謝には，副甲状腺ホルモン（PTH）や小腸からのカルシウム吸収，腎臓からのカルシウム排泄が関係し，さらに骨量の増減を作用するホルモンとして女性ではエストロゲン，男性ではテストステロンがあげられる。女性の閉経後にはエストロゲン分泌量の減少のために骨量が減少し，骨粗鬆症が生じ，大腿骨，橈骨，上腕骨の骨折が多発する。骨の生成にかかわる主な因子として，栄養素ではカルシウム，マグネシウム，ビタミンD，ビタミンK，タンパクであり，肥満，運動不足やアルコール過飲やタバコ常用は骨粗鬆症の危険因子となる。カルシウムを多く含む食品として牛乳，チーズ，ヨーグルト，小魚類があり，ビタミンDの多い食品にはサンマ，イワシ，サケ，サバ，椎茸などがある。豆類に多量に含まれるイソフラボンはエストロゲン作用を有し，細胞内カルシウムの量を増加させ，骨組織からのカルシウムの吸収を抑制する。

G. 感染とアレルギー

1. 感　染

　病原性微生物が生体内に侵入し，定着，増殖して感染が成立する。このとき生体内の防衛能が働いて発病に至らないことがある。これを不顕性感染という。微生物が防衛能を突破すると，感染症が発症し，潜伏期，発病期から極期へと進むが，種々の防衛反応が起こり病原体を排除して回復期へ向かう。

　発病期には発熱，白血球数増加（12000〜15000/μl 程度まで），炎症タンパクであるCRPや炎症サイトカインの増加がみられる。感染防衛機能には，自然免疫といわれる非特異的防衛機構として，皮膚（バリアや遊離脂肪酸），粘膜（粘液，正常〈常在〉細菌叢），食細胞，NK細胞，補体，インターフェロン，サイトカインなどが，獲得免疫といわれる特異的防衛機構として抗原特異的な抗体（免疫グロブリン）やTリンパ球の活性化が知られている。

2. アレルギー

a. 免疫とアレルギー

　免疫とは高等動物が有する「疫病（流行病）を免れるための感染防御反応」である。換言すれば，免疫とは，self と not-self を識別し，not-self を排除することによって生体を守ろうとする機構であり，高等動物が有する感染防御反応の主体をなす。病原（抗原）が体内に侵入すれば，病原（抗原）を組織マクロファージが取り込み，抗原特異的なTリンパ球やBリンパ球を活性化させることによって，抗原に特異的な細胞傷害性T細胞（キラーT細胞）や抗体を産生し，病原を殺したり病原性をなくしたりしている。また抗原を中和し，無毒化するためのガンマグロブリンを産生するようにBリンパ球（骨髄リンパ球）を変化させる。

　ある抗原に対して感作されると，特定の抗体がつくられる（免疫反応）。免疫の成立免疫機構は本来，微生物などの外来抗原から生体を守るための機構であるが，免疫反応の結果，かえって生体に傷害をもたらす場合がある。これをアレルギーという（表5-1）。

主なアレルギー症
a）花粉症

　　スギ，ヒノキ，ブタクサなどの植物花粉が抗原となり，結膜・鼻粘膜に付着した花粉内成分が溶出してアレルギー反応を起こし，涙・鼻水・咳・くしゃみが出る。Ⅰ型アレルギーである。

表 5-1　アレルギーの 4 型

型	特徴・反応機構	抗体のクラス	主な病名
I	即時型，肥満細胞・好塩基球に結合した IgE が抗原と結合しメディエーターを放出する	IgE	じん麻疹，アナフィラキシーショック，喘息，花粉症，
II	細胞傷害型，細胞表面抗原に抗体が結合し細胞を傷害する	IgG, IgM	自己免疫性溶血性貧血，自己免疫性血小板減少症，グッドパスチャー症候群
III	アルサス型，免疫複合体が組織に沈着する	IgG, IgM	血清病，SLE，リウマチ性関節炎，慢性糸球体腎炎，間質性肺炎
IV	細胞性免疫型，遅延型，抗原と感作 T 細胞の反応により，サイトカインが放出される	感作 T 細胞（抗体の関与なし）	甲状腺炎，接触性皮膚炎，臓器移植拒絶反応，結核

b）アトピー性皮膚炎と喘息

　幼児からの連続的な異物刺激でアレルギー病態ができ，症状が皮膚に出るとアトピー性皮膚炎，気管粘膜のけいれんとして出ると喘息である。ハウスダストやダニなどが抗原となる。I 型アレルギーに属するが，最近では IV 型アレルギーも関与すると考えられている。

b. 自己免疫疾患

　免疫は，本来 not‐self（非自己）を排除する機構であるが，種々の原因で self（自己）に対する抗体をつくってしまい，自己を傷害する場合がある。これが自己免疫疾患であり，アレルギー II 型，あるいは III 型に属することが多い。自己の細胞核（DNA）を抗原として抗体をつくる疾患が全身性エリテマトーデス（SLE）であり，同様に IgG に対する抗体ならリウマチ性関節炎，甲状腺組織成分に対する抗体なら慢性甲状腺炎（橋本病）である。

文献

1) Roitt I, et al（多田富雄監訳）：免疫学イラストレイテッド，1995，南江堂

第 6 章

造血器疾患と止血凝固の機序

循環血液量は体重のほぼ 1/13 である。血液は血球成分と血漿成分に分けられる。前者は全血の約 45％，後者は約 55％を占める。

A. 血球成分（表6-1）

血球は骨髄で産生され，脾臓で破壊される。血球成分は赤血球，白血球，血小板に大別できる。赤血球は含鉄血色素であるヘモグロビンを含む直径約 8 μm の円盤状であり，肺呼吸で取り込んだ酸素を末梢組織へ運搬する役割を担っている。白血球はほぼ 8〜15 μm の大きさがあり，表 6-2 に示すような 5 種の白血球分画に分けられる。好中球は細菌の貪食・殺菌に，リンパ球や単球はウイルスや抗原に対する抗体産生にかかわっており，T（胸腺）リンパ球と B（骨髄）リンパ球に大別される。好酸球や好塩基球は抗原抗体反応，アレルギーの発現にかかわっている。血小板は止血に役立つ。

表 6-1 血球成分

血球種	赤血球	白血球	血小板
役割	酸素を運搬する	殺菌と免疫の作用	出血を止める
基準値	380〜550 万/μl	4000〜8000/μl	15〜35 万/μl
病態	減少：貧血	増加：細菌感染症，白血病	減少：特発性ないし薬剤性血小板減少性紫斑症

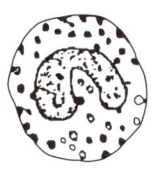

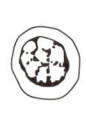

第6章 造血器疾患と止血凝固の機序

表 6-2 白血球分画

血球種	好中球	リンパ球*	単球	好酸球	好塩基球
役割	細菌を殺す	免疫反応	免疫反応	アレルギー反応	アレルギー反応
含有率	50〜75 %	25〜35 %	5〜8 %	3〜6 %	1 % 以下
病態	増加：細菌感染	増加：ウイルス感染	増加：免疫刺激	増加：アレルギー症	増加：アレルギー症

*リンパ球は細胞性免疫をつかさどるT細胞，液性免疫をつかさどるB細胞，細胞障害作用を示すNK細胞に分けられる。

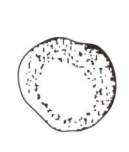

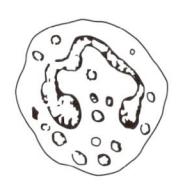

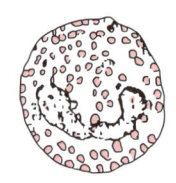

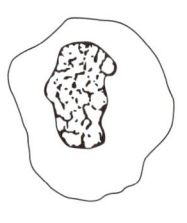

図 6-1 主な血球細胞図

左から，赤血球，好中球，好酸球，好塩基球，リンパ球，単球。それ以外に直径3μmくらいの核のない血小板が血液中にある。（巽　典之：検査値診断ハンドブック，2001，マインド）

B. 血漿成分[*1]（表 6-3）

全血の液体部分が血漿であり，そのpHは 7.35〜7.45，浸透圧は 285 mOsmol/L（0.9 % 生理食塩水の濃度）である。主成分はアルブミンとグロブリンである。

表 6-3 血漿成分

成分	血漿成分	アルブミン	グロブリン
含有濃度	血液の 40〜45 %，6〜8 g/dl	3.7〜5.2 g/dl	アルブミン／グロブリン比 1.5〜1.7
役割	（アルブミン＋グロブリン）として	栄養分として	（免疫成分＋凝固因子成分）として
病態	低下：低栄養	低下：低栄養	増加：肝硬変，リウマチ

*1 血液の液性成分は，ヘパリンやEDTAなどの抗凝固剤の存在下で遠心分離して得られる上清が血漿であり，抗凝固剤なしの凝固した血液を遠心分離して得られる上清が血清とよばれる。血漿には凝固因子が溶在しているのに対し，血清では凝固因子とカルシウム・イオンが消費されている。

C. 止血凝固機序

　血漿成分として最も多いのが前述のアルブミン，グロブリンであり，そのほかフィブリノゲンなどの凝固因子が多種含まれる。血管損傷や血管外出血の際に，血管壁の破綻部を覆うことで出血を止めたり，血管内の小血栓をつくったりする作用を示すのが血小板である。これに対し，血管外に出た血液を凝固させるのがフィブリノゲンなどの凝固因子である。

　遺伝性血友病では，血管外に出た血液が先天的な凝固因子欠乏で固まりにくくなっているため，外傷や手術で大出血をきたすことになる。通常は血管内で流動している血液は血管内凝固はしない。しかしながら敗血症や大手術では DIC（播種性血管内血液凝固症候群）を併発して出血死に至ることが少なくない。

[参考]
血栓と塞栓

　血栓は血管内に血液凝塊が形成されて血管腔が狭窄をきたす状態をさし，血小板血栓とフィブリン血栓に大別される。前者は高コレステロール血症および血管壁の

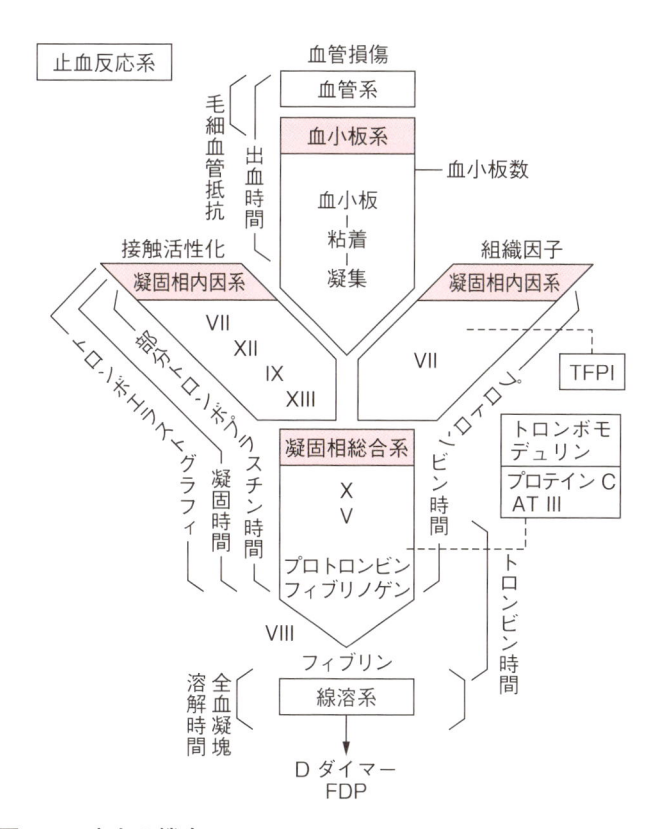

図 6-2　止血の機序（巽　典之：検査値診断ハンドブック，2001，マインド）

損傷に伴って形成されるものであり，後者は脂肪，血液凝固塊，組織断片などが血管に栓をしたような状態をさす。

脳出血と脳血栓

　脳血管が動脈硬化に伴うアテローム形成，ないしは血小板が集積することで血管不完全狭窄を生じる。その近位部に高血圧負荷がかかる結果，動脈硬化した血管が圧に耐えきれず破裂する。同様に，脳動脈小瘤に過度の血圧負荷がかかると破裂し出血する（脳出血）。出血した血液は脳内で凝固塊となり脳を圧迫する。この凝塊は数時間以内に線溶現象により溶解し始め，数日でかなり縮小し吸収される。

　他方，脳血管内で血小板血栓が急速に増大したり，心臓弁膜片が脳に流れてきて塞栓を形成し，血管を完全閉塞したりすると，詰まった部位から遠位部の血管が支配する脳領域が，急性壊死に陥る（脳血栓および脳塞栓）。この壊死巣は血栓溶解による再開通ないし副血行形成でそのサイズが急速に縮小する。

　出血・血栓・塞栓で脳圧迫が大きいと意識消失と片麻痺が生じる。圧迫部位の縮小につれて意識が回復し麻痺も改善するが，永久的片麻痺が後遺症として残る場合が少なくない。

第 7 章 運動器官の疾患

　運動器官系は骨格と骨格筋で構成され，人の生活において，大変重要な機能をもった器官系であり，この器官系の損傷はその人の一生を左右することとなろう。その損傷により，介護を余儀なくされる。

A. 骨の疾患

　骨の疾患としては，骨粗鬆症，骨折，骨軟化症，化膿性骨髄炎，骨カリエスなどが考えられる。なかでも加齢とともに増加する骨粗鬆症は，日常生活のなかで必然性の高い疾患であるために，生活環境の改善などにより予防できる可能性の高い疾患である。

　骨粗鬆症は骨の老化により，骨の成分が減少し，骨の中がスカスカになった状態で，特に脊柱や大腿骨に起こりやすく，目の粗い軽石のような小さな孔が無数にあいて折れやすくなる。

　月経停止後の50歳以上の女性は骨粗鬆症になりやすく，その原因は特に卵胞ホルモンであるエストロゲンの分泌低下が大きな要因だといわれる。また，ビタミンD・カルシウム・動物性タンパク質の摂取不足や運動不足などが，骨の老化を促進する。

B. 関節の疾患

　関節の障害は，関節を構成する骨頭，軟骨そして靭帯の個々の障害や総合的障害によりひき起こされることが多く，特に加齢に伴う筋力の低下や骨の脆弱化がそれに加わる。特に，肩，腰，そして膝の関節が3大障害部位といわれている。最近最も多いのは変形性関節炎，ついで難病の一つとされる関節リウマチ，さらに活動時の突発的

第7章　運動器官の疾患

過剰衝撃から生ずる脱臼や捻挫やスポーツ肘，肩などがあげられる．

1．変形性膝関節症

　加齢に伴う退行性変性による関節を構成する軟骨が擦り切れて，疼痛・腫脹・関節可動域の減少などを引き起こしたのが本症である．競技スポーツなどで過激ストレスを長期にわたり加えられたスポーツマンに変形性関節症が多い．患者は，疼痛（長時間歩行時や階段昇降時），歩行困難，腫脹，大腿四頭筋萎縮，可動域制限をみる．減量と機能の改善努力が機能の低下を予防するために不可欠である．

2．関節リウマチ

　関節リウマチは，全身の関節に起こる慢性の炎症性疾患であるが，原因はわかっていない．患者数は約70万人から100万人といわれており，男女の割合は5対1で圧倒的に女性が多い．30歳代から50歳代に多い．関節リウマチの症状は，1）朝のこわばり，2）関節痛，関節の腫れ，3）関節の可動域の制限，4）関節の変形であり，ひどい場合はほとんど関節が動かなくなる．ある程度炎症が減って疼痛が緩和されれば，リハビリを兼ねて，身体に適したスポーツを試みることが必要である．

文献

1) 横地千仭，他編：カラーアトラス　人体解剖と機能（3版），p. 9, 1993, 医学書院
2) 健康科学委員会編：健康科学大系，pp. 8, 249–262, 1988, テクノ出版

第 8 章

生活習慣病と健康日本21

A. 生活習慣病

1. 生活習慣病の定義と範囲

　平成8年公衆衛生審議会は，生活習慣病とは「食習慣，運動習慣，休養，喫煙，飲酒等の生活習慣が，その発症・進展に関与する疾患群」と定義している（表8-1）[1]。

表8-1　主な生活習慣病

関連する生活習慣	疾　　病
食習慣	インスリン非依存型糖尿病，肥満，高脂血症（家族性のものを除く），高尿酸血症，循環器病（先天性のものを除く），大腸がん（家族性のものを除く），歯周病，など
運動習慣	インスリン非依存型糖尿病，肥満，高脂血症（家族性のものを除く），高血圧症，など
喫　煙	肺扁平上皮がん，循環器病（先天性のものを除く），慢性気管支炎，肺気腫，歯周病，など
飲　酒	アルコール性肝疾患，など

2. 成人病から生活習慣病へ

　「成人病」という言葉は，昭和32年に開催された「第1回成人病予防対策協議連絡会」で初めて公に使われた行政用語で，「主として脳卒中，がん，心臓病などの40歳前後から急に死亡率が高くなり，しかも全死因の中でも上位を占め，40～60歳くらいの働き盛りに多い疾患」として提唱された。つまり，「成人病」とは，加齢に伴って罹患率や死亡率が高くなることに着目した疾患群で，後に上記の疾患に加え，糖尿病や腎臓病，肝臓病なども含められた[1]。

　一般に，疾病の発生と予後には遺伝子の異常や加齢を含めた「遺伝要因」，病原体

59

第8章 生活習慣病と健康日本21

や有害物質などの「外部環境要因」，食習慣，運動習慣，休養のとり方，喫煙・飲酒習慣をはじめとする「生活習慣要因」など，さまざまな要因が複雑に関連し合っている（図8-1）[1,2]。「遺伝要因」と「外部環境要因」は個人で対処することが困難であるのに対し，「生活習慣要因」は個人での対応が可能なものであると認識される。

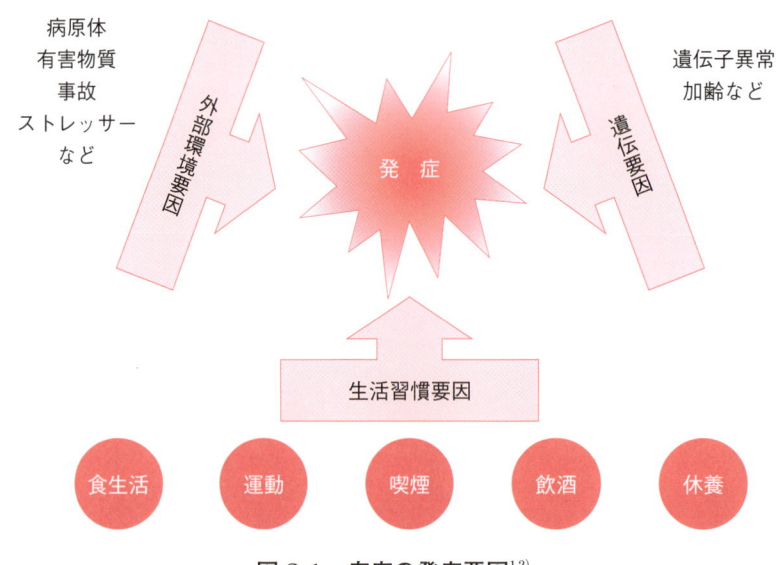

図 8-1　疾病の発症要因[1,2]

英国では「成人病」が以前から「lifestyle-related diseases」，つまり「生活のスタイルと関連した疾患」とよばれており，また米国カリフォルニア州で行われた大規模疫学調査によると，7つの健康習慣[*1]の実施数が多いものほどその後の疾病罹患リスクが低く，かつ寿命も長いという報告があることから[3]，「幼少期からの適正な生活習慣の保持と青年期・中高年期における不適正な生活習慣の是正」が疾病発生の予防に重要であることが認識された。

厚生省（現厚生労働省）が用いてきた「成人病」という概念は，加齢に着目したものであるだけに，年をとったらやむを得ない，中高年になって検診によって発見されてから対処すればよい，と考えられてしまう傾向にある。

肥満や糖尿病をはじめ，食生活の欧米化や身体活動量の低下など，生活習慣が密接

---

*1　**ブレスローの7つの健康習慣**（図8-2）[3]：カリフォルニア大学のブレスロー教授は，1965年にカリフォルニア州アラメダ郡在住の成人男女6928名を対象に健康習慣の実施状況について調査を始め，その後の健康状態や寿命との関連を研究した。その結果，特に男性で，7つの健康習慣の実施数が多いほど，9.5年後の年齢調整死亡率が顕著に低いことが明らかとなった。また健康習慣の実施数が多いものほど循環器疾患やがんの罹患率も低いことが報告された。

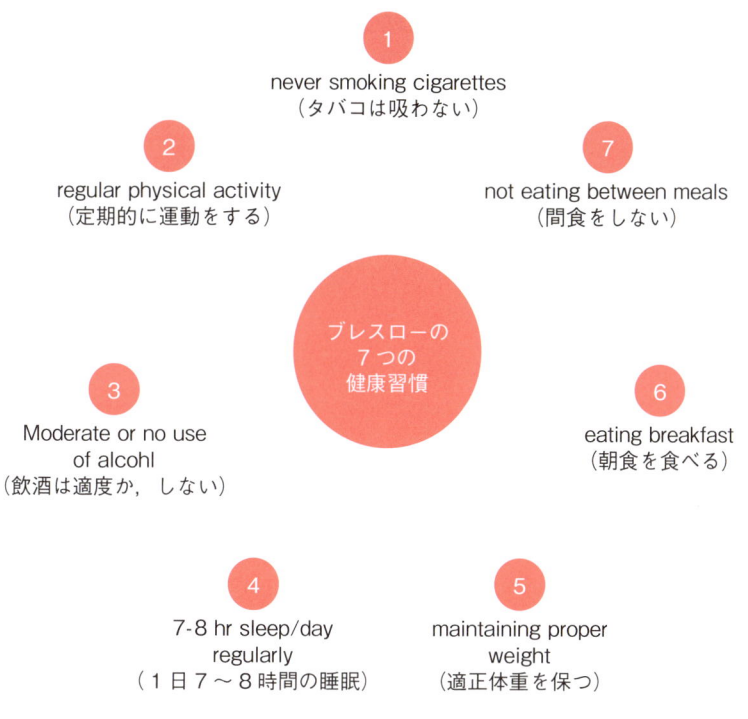

図 8-2　ブレスローの 7 つの健康習慣[2,3]

1. never smoking cigarettes（タバコは吸わない）
2. regular physical activity（定期的に運動をする）
3. Moderate or no use of alcohl（飲酒は適度か，しない）
4. 7-8 hr sleep/day regularly（1日7〜8時間の睡眠）
5. maintaining proper weight（適正体重を保つ）
6. eating breakfast（朝食を食べる）
7. not eating between meals（間食をしない）

に関与する疾患の増加と若年化が顕著になり始めた日本の状況を鑑み，各自が健康管理の重要性に気づき，疾病予防に主体的に取り組むことを目指して，平成 8 年厚生省公衆衛生審議会において，成人病から「生活習慣病」という名称に変更することが決定された。これを機に，病気の早期発見・早期治療の「二次予防」[*2]から，病気を発症しないように注意する「一次予防」[*2]の時代に移行したともいえる[4]。

3. 生活習慣病の動向
a. 主要死因別死亡数の割合と年次推移

平成 17 年の死亡数を死因順位別にみると，第 1 位はがん（悪性新生物）で 32 万 5885 人，死亡率（人口 10 万対）258.2，第 2 位は心臓病（心疾患）17 万 3026 人，

---

*2　**疾病予防の考え方**[1,4,5]：疾病の予防対策は，一次予防から三次予防までの 3 つの段階に分類される。「一次予防」は健康を増進し疾病を予防することが目的で，禁煙，減塩，定期的な運動など，一人ひとりが健康的な生活習慣を自分で確立することが基本となり，さらには予防接種，上下水道の整備・ゴミ処理等の生活環境の改善が含まれる。「二次予防」は，疾病の早期発見・早期治療を目的としたもので，種々の検診・健康診断が相当する。「三次予防」はすでに疾病に罹患してしまった者（患者）が対象で，適切な治療と管理指導による疾病悪化防止と合併症の予防である。また障害による生体機能の損失と生活の質（quality of life; QOL）の低下を最小限に防止し，社会復帰をはかるものである。

137.1, 第3位は脳卒中（脳血管疾患）13万2799人，105.2となっている[6]。全死亡者に占める割合は，がんで30.1％，心臓病16.0％，脳卒中12.3％であり，3大死因の占める割合は58.3％に達している（図8-3）。

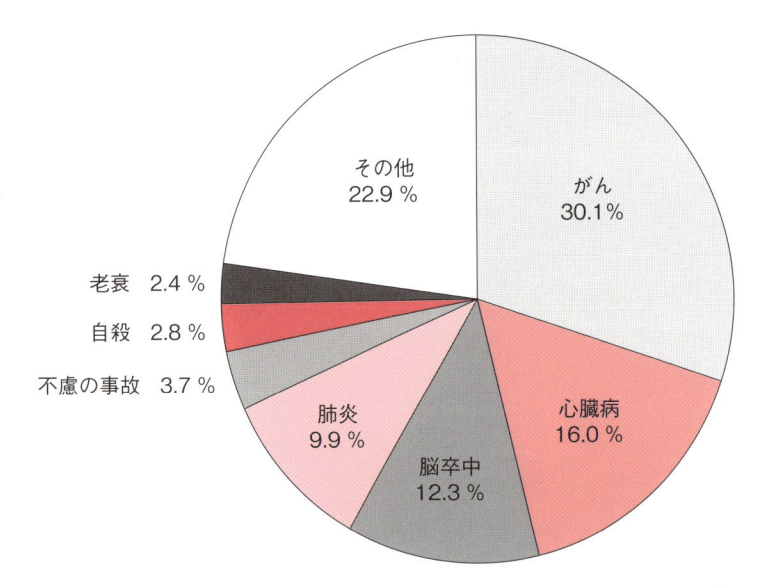

図8-3 主な死因別死亡率の割合（平成17年）[6]

主な死因の年次推移をみると，がんは昭和56年以降，死因順位第1位となり，一貫して上昇を続けている。心臓病は昭和60年に脳卒中に替わり第2位となり，その後も死亡数・死亡率とも上昇傾向を示している。

脳卒中は昭和26年に結核に替わって第1位となったが，45年をピークに低下し始め，56年にはがんに替わり第2位に，さらに，60年には心臓病に替わり第3位となり，その後も死亡数・死亡率とも低下傾向にある。

b. 生活習慣病の総患者数と一般診療医療費

生活習慣病は，死因順位の上位を占めるばかりでなく，有病者の数も多い。平成14年の厚生労働省患者調査によると，生活習慣病が原因で医療機関を受診した総患者数は，高血圧症699万人，糖尿病228万人，脳卒中137万人，がん128万人，高脂血症139万人，虚血性心疾患91万人，肝疾患35万人であった（図8-4）[2]。

このため，国民医療費のうち，生活習慣病が大きな割合を占めている。平成15年の厚生労働省統計調査によると傷病別医療費は，がん2兆4813億円，高血圧症1兆9114億円，脳卒中1兆7182億円，糖尿病1兆1465億円，虚血性心疾患6954億円となっており，一般診療医療費の33％を占めていることが明らかとなっている（図8-5）[2]。

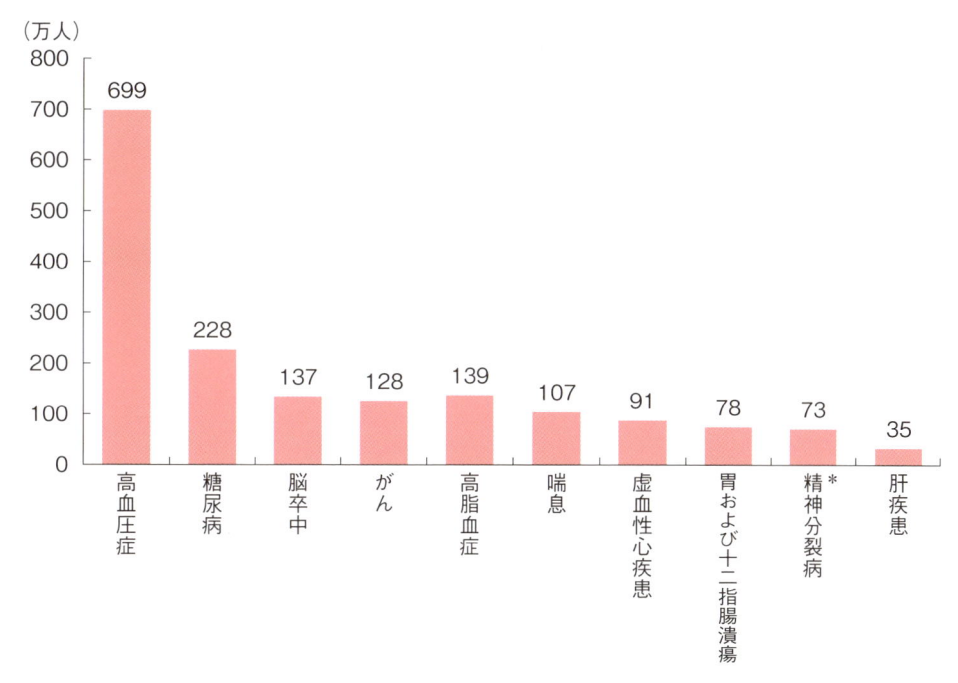

図 8-4　主要疾患の総患者数（平成 14 年）[2]
＊現在は統合失調症

図 8-5　一般医療費の構成割合（平成 15 年）[2]

4. 生活習慣病の疫学特性

a. 肥満者の年次推移

　肥満は万病の元といわれるように，糖尿病，高血圧症，高脂血症，心臓病など生活習慣病の発症に大きくかかわっている．また腰痛や膝関節障害，脂肪肝など

の消化器疾患，睡眠時無呼吸症候群などをひき起こす要因ともなる。近年，肥満は"地球規模の流行病"とも称され，先進国のみならず，発展途上国においても重要な健康課題として広く認識されている。

わが国における肥満（BMI[*3] 25以上）の問題は深刻化しており，平成15年度の厚生労働省国民健康・栄養調査[2]）によると，男性の肥満者の割合は，30～69歳で約30％となり，調査対象となったすべての年齢層において，20年前の約1.5倍に増加していることが認められた（図8-6）。

一方，女性では，20歳代と30歳代で低体重（痩せ）の割合が顕著に上昇しており，20年前と比較するとその割合が約2倍に増加しているが，60歳以上では肥満者の割合が多く約30％を占めている。またBMIと腹囲計測の結果から，30～60代男性の約30％に上半身肥満[*4]が疑われた。

表8-2は日本肥満学会とWHO（世界保健機関）による肥満の診断基準を示している[7]。WHOの診断基準ではBMIが30以上を肥満と判定し，25以上30未満であればpreobese（過体重または肥満前状態）と判定され，肥満とはみなされていない。

一方，わが国の調査では，BMIが25以上になると，糖尿病や高血圧症などの合併症が明らかに増加するので，BMI 25以上を肥満と判定する。またわが国における肥満度と疾病との関連をみると，多数の集団を対象にした調査結果では，BMI 22で肥満に伴う合併症の有病率が最も低いことが明らかとなっており（図8-7），BMI 22に相当する体重，つまり身長（m）×身長（m）×22（kg）を標準体重としている。

[*3] **Body Mass Index**（BMI）：筋肉が発達したスポーツ選手や妊婦のような例外を除いて，一般に，身長に対する体重の比率は脂肪の蓄積量に関係すると考えられている。現在，"肥満"や"痩せ"を測る物差しとして，世界で最も広く利用されているのがBMI（Body Mass Index）という体格指数で，下記の式から計算する。
　　BMI＝体重（kg）÷身長（m）÷身長（m）

[*4] **体脂肪の蓄積部位による肥満の判定**[2,7]（図8-8）：体のどの部分に脂肪が蓄積しているのかによって，肥満の形態を上半身肥満と下半身肥満に分類することができる。上半身肥満とは，主として，お腹から上に脂肪のたまるもので，その体型から「りんご型肥満」ともよばれる。下半身肥満は，お腹から下半身にかけて脂肪のたまるタイプで，「洋ナシ型肥満」ともよばれる。

〔上半身肥満の判定〕
　日本人ではBMIが25以上で，ウエスト周囲径（臍周囲径）が男子で85 cm以上，女子で90 cm以上のものを上半身肥満の疑いとする。

〔内臓脂肪型肥満の判定〕
　上半身肥満の疑いと判定された例に対し，臍の高さの腹部CTスキャン検査を行い，画面上で腹腔内内臓脂肪の面積が100 cm^{2}以上であれば内臓脂肪型肥満と判定する。内臓脂肪型肥満は，皮下脂肪型肥満より，高血圧や高脂血症，糖尿病，心臓病などの生活習慣病を合併しやすいことが報告されている。

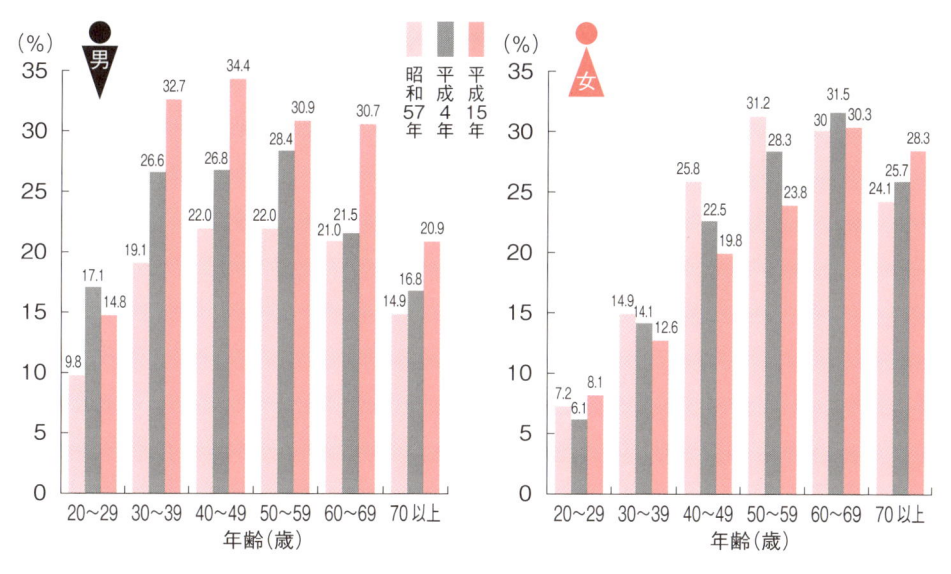

図 8-6 年齢階級別肥満者の割合[2]

表 8-2 肥満の診断基準[7]

BMI	日本肥満学会基準	WHO 基準
< 18.5	低体重	Underweight
18.5 ≦ ～ < 25	普通体重	Normal range
25 ≦ ～ < 30	肥満（1度）	Preobese
30 ≦ ～ < 35	肥満（2度）	Obese class I
35 ≦ ～ < 40	肥満（3度）	Obese class II
40 ≦	肥満（4度）	Obese class III

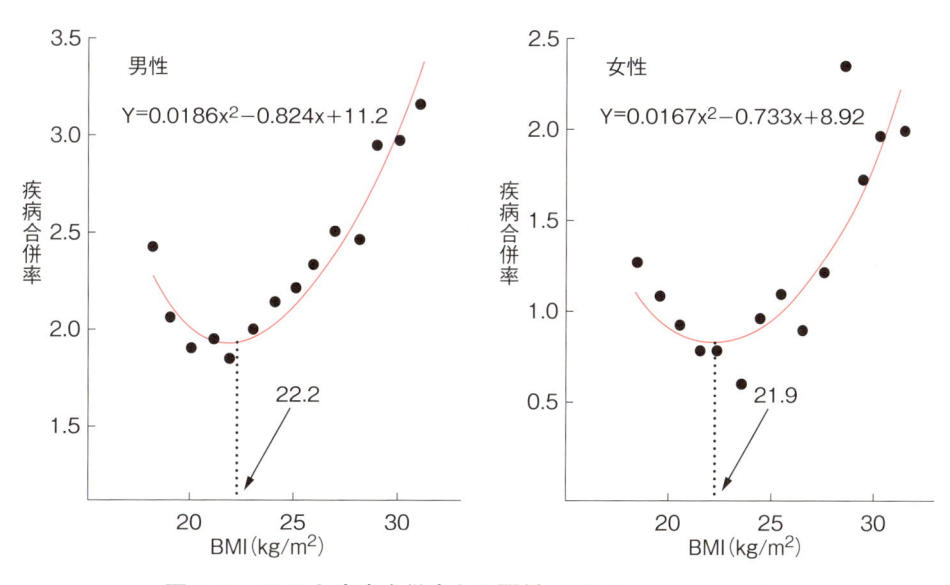

男性
$Y = 0.0186x^2 - 0.824x + 11.2$

女性
$Y = 0.0167x^2 - 0.733x + 8.92$

図 8-7 BMI と疾病合併率との関係（肥満研究 6：18-27, 2000）

第8章 生活習慣病と健康日本21

BMI 25 以上
＋
ウエスト周囲径
男性 85 cm 以上　女性 90 cm 以上
↓
上半身肥満の疑い
↓
腹部 CT 検査
内臓脂肪面積 100 cm²
↓
内臓脂肪型肥満

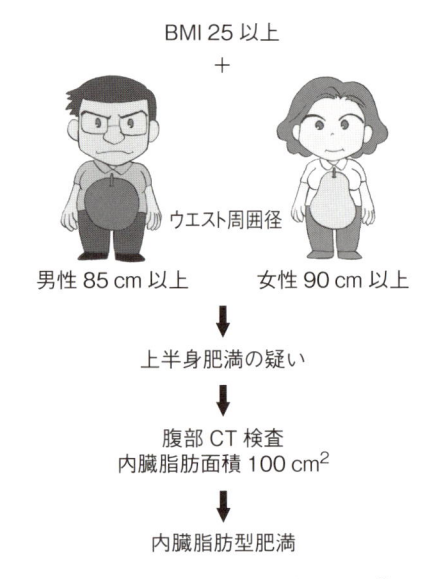

図 8-8　内臓脂肪型肥満の判定[7]

b．メタボリックシンドローム

　生活習慣病は，最終的には動脈硬化の進展と密接に関係するものが多い。生活習慣病で恐ろしいことは silent killer（サイレントキラー）ともいわれるように，初期にはほとんど自覚症状がなく，また知らない間にどんどん動脈硬化が進行していくことである。症状が出たときには取り返しがつかないほど悪化していることも珍しくない。

　最近の研究結果によると，内臓脂肪がたまると血糖や血圧，中性脂肪などが正常

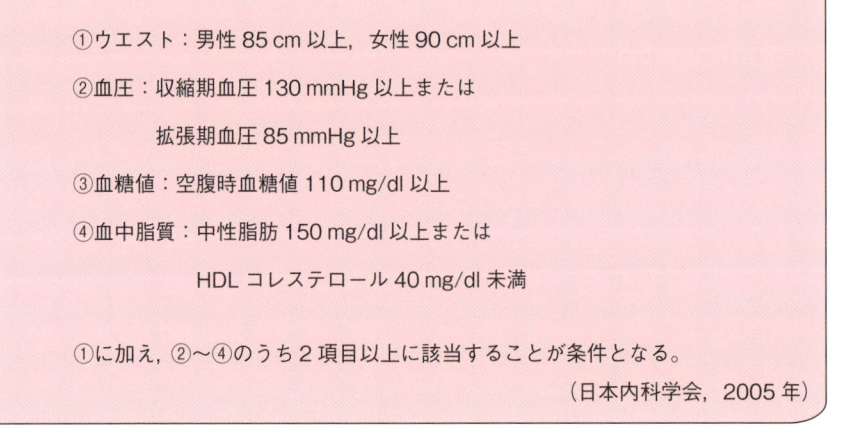

①ウエスト：男性 85 cm 以上，女性 90 cm 以上
②血圧：収縮期血圧 130 mmHg 以上または
　　　　拡張期血圧 85 mmHg 以上
③血糖値：空腹時血糖値 110 mg/dl 以上
④血中脂質：中性脂肪 150 mg/dl 以上または
　　　　　　HDL コレステロール 40 mg/dl 未満

①に加え，②〜④のうち2項目以上に該当することが条件となる。

（日本内科学会，2005 年）

図 8-9　メタボリックシンドロームの診断基準[7]

より高めになり，糖尿病や高血圧と診断されるほどでなくても，これらの症状が複数重なると，動脈硬化が進行し心筋梗塞につながることが明らかになっている。この状態をメタボリックシンドローム（内臓脂肪症候群）とよび，平成17（2005）年4月に日本独自の診断基準が作成された[7]。具体的には，上半身肥満（内臓脂肪の蓄積）に加えて，高脂血症，高血圧，高血糖のうち，2つ以上が重なった状態を指す（図8-9）。

B. 健康日本21

1. 「健康日本21」の背景と目的

「21世紀における国民健康づくり運動（健康日本21）」は，厚生労働省が中心となって平成12（2000）年3月から始まった国民健康運動である[1,8]。これは，昭和53（1978）年から健康づくりの3要素（栄養・運動・休養）について健康増進事業を推進してきた第一次国民健康づくり対策，昭和63（1988）年からの運動習慣の普及に重点を置いた第二次国民健康づくり対策「アクティブヘルス80」に続く，第三次国民健康づくり運動という位置づけで実施されている。運動の期間は2000年度から2010年までとし，運動の評価は2005年度を目途に中間評価を行うとともに2010年度に最終評価を行うとした。

「健康日本21」の目的は，「すべての国民が健やかで心豊かに生活できる活力ある社会の実現のために，壮年期死亡の減少，健康寿命の延伸及び健康に関する生活の質の向上を目指し，一人一人が自己の選択に基づいて健康を増進する。そして，その個人の活動を社会全体が支援していく」こととされる[1,8,9]。具体的には，「栄養・食生活」「身体活動・運動」「休養・こころの健康づくり」という従来からの"健康づくり"の3つの柱に，「たばこ」「アルコール」という嗜好的な習慣，「糖尿病」「循環器疾患」「がん」といった生活習慣病，さらに「歯の健康」を加えた9領域について，合計70項目の目標値を設定した[1,8]。さらに2002（平成14）年8月には，「健康日本21」を推進するための法的基盤として，「健康増進法」が公布され，2003（平成15）年5月より施行された。

2. 「健康日本21」の基本方針[8]

a. 一次予防の重視

従来の疾病対策の中心であった健診による早期発見，または治療にとどまることなく，健康を増進し，疾病の発病を予防する「一次予防」に一層の重点を置いた対策を推進する。

b. 健康づくり支援のための環境整備

生活習慣を改善し，健康づくりに取り組もうとする個人に対して，行政機関，医療保険者，保健医療機関，教育関係機関，マスメディア，企業，ボランティア団体などの健康にかかわるさまざまな関係者が連携することにより，社会全体が支援していく環境を整備する。

c. 目標等の設定と評価

保健医療上の重要な課題を選択し，科学的根拠に基づいて，取り組むべき具体的な目標を設定する。そして，目標到達のための具体的な諸活動の成果を適切に評価して，その後の健康づくり運動に反映できるようにする。

d. 多様な実施主体による連携のとれた効果的な運動の推進

個人が主体的に行う生活習慣の改善を支援するために，マスメディアなどの情報伝達手段や保健事業を活用した個別健康教育などの多様な経路により，きめ細かな情報提供を推進する。また，現在実施されている老人保健事業と医療保険者などによる保健事業の有機的な連携をはかる。

文献

1) 大野良之，他編：生活習慣病予防マニュアル（4版），2005，南山堂
2) 生活習慣病予防研究会編：2005生活習慣病のしおり，2005，社会保険出版社
3) Breslow L, et al: Persistence of health habits and their relationship to mortality, Prev Med 9 (4):469–483, 1980
4) 日野原重明監修：総合健診ハンドブック，2005，中外医学社
5) 巽　典之編：知的エリートのための生活習慣病と検査—健康日本21と健康増進，2003，宇宙堂八木書店
6) 厚生労働省：平成17年人口動態統計月報年計（概数）の概況，2007年1月現在
　〈http://www.mhlw.go.jp/toukei/saikin/hw/jinkou/geppo/nengai05/index.html〉
7) 日本肥満学会：肥満症治療ガイドライン2006，肥満研究第12巻臨時増刊号，2006
8) 健康日本21のホームページ，2007年1月現在
　〈http://www.kenkounippon21.gr.jp/index.html〉
9) 小林廉毅：健康日本21 – 21世紀の健康づくり施策，OTジャーナル38(8): 800–804, 2004

2008年4月から、40〜74歳の医療保険加入者を対象に、糖尿病等の生活習慣病に関する健康診査（特定健診）および特定健診の結果により健康の保持に努める必要があるものに対する保健指導（特定保健指導）の実施が義務付けられることになった。
　参考：厚生労働省　http://www.mhlw.go.jp/bunya/shakaihosho/iryouseido01/info02a.html

第9章

良性腫瘍と悪性腫瘍（がん）

　腫瘍とは臓器内の細胞が①異常化し，②増殖して腫大した場合をさす。そして，その増殖が有限である場合が"良性"であり，ポリープや嚢胞などの形となる。これに対し増殖が無限に大きくなり，他の臓器にまで"転移"することもあり，癌（癌腫）や肉腫とよばれる形となるのが"悪性腫瘍（がん）"であり，臓器に固定されて発育するものは固形腫瘍とよばれる。白血病は悪性細胞（芽球）が流血中を流れている状態のがんである。

　ヒトのDNAは糸状の鎖として細胞核に含まれる。細胞分裂時にそのDNAがX型およびY型の形態をとる染色体に変化する。通常の体細胞は染色体2倍体（2N）であり，倍数のまま分裂を繰り返す。ここででき上がる細胞の染色体は，常染色体22対・性染色体（XおよびY染色体）1対で，でき上がった細胞は，男性では46,XY，女性では46,XXとなる。これに対し卵巣や精巣内での性細胞分裂は1倍体（1N）の形で（減数分裂），精子は23,Xあるいは23,Y，卵子は23,Xの染色体型を示す。

　悪性腫瘍の発生は，ウイルスや発がん性物質などによるDNA損傷が原因となると考えられているが，定かではない。DNA鎖が傷つくと遺伝子の一部に転位・逆位・欠失などが生じたり，遺伝子同士の融合が生じたりする結果，がんや奇形を発生させる。異常遺伝子を有する細胞は，免疫機能が健常なときは排除されるが，高齢化し免疫機能が低下しているときには排除されずに増殖していく。

　がんの診断は，医師の診察による身体所見，X線写真・CT・MRI・PET検査，エコー検査，内視鏡検査，血液中の腫瘍マーカー検査，分泌液の細胞診検査，腫瘍組織の生検切片の病理組織学的検査などを総合して決定される。がんの小さい時期を"早期がん"とよび，これを健診で早期に発見し，早期に治療することで進行を防ぐことが可能とされる。代表的ながんとしては，肺がん，胃がん，食道がん，大腸がん，肝臓がん，子宮がん，乳がん，前立腺がん，甲状腺がん，喉頭がん，皮膚がんなどがある。

　良性腫瘍は発育が遅く，外科的に切除することで治癒させうることから，予後は良

好である。悪性腫瘍の場合，その進行が早く，全身を次第に衰弱させる。これに対しては外科的療法のほか，放射線療法や抗がん剤を複数種用いるがん化学療法が行われるものの，一般的に予後が悪いことが多い。

抗がん剤による治療は，がんの種類や治療時期や薬剤種により有効性が異なる。また，消化器障害，肝機能障害，脱毛，月経停止，皮膚の色素沈着，白血球数減少，血小板数減少などの強い副作用を伴うことが多い。しかし近年はがんの治療法が改善され，平均生存期間が次第に延長されつつある。がんはリンパ節から肺，脳，骨などに転移する場合があり，その範囲の大きい場合にはがん治療に対して抵抗性を示すことが多い。

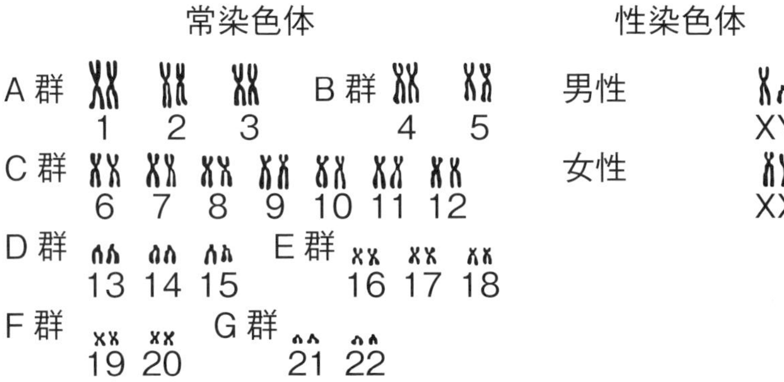

図9-1 ヒトの染色体

第10章

生殖と発達・成長

A. 受精から妊娠

　女性は中枢からのゴナドトロピンの作用により，卵巣において卵子がつくられ周期的に排卵が生じる。卵巣からの性ホルモンにより，子宮が周期的な形態変化を示し月経を発来させる。卵子と精子の接合で受精する。妊娠の判定は尿を用いてヒト絨毛性ゴナドトロピン量を試験紙で測定する妊娠診断法が簡便である。

　受精卵は卵割をつづけながら子宮に向かい，子宮壁に着床する（妊娠）。妊娠4から7週末までは中枢神経・心臓・消化器・四肢ができ上がって行く時期であり，5週目頃に未分化性腺が発育して卵巣・精嚢となる。ミュラー管が子宮腟管になり，ウォルフ管が精巣上体・性嚢腺・射精管へ分化する。

　妊娠8週までを胎芽，それ以降を胎児とよんでいる。妊娠8から15週までは，胎

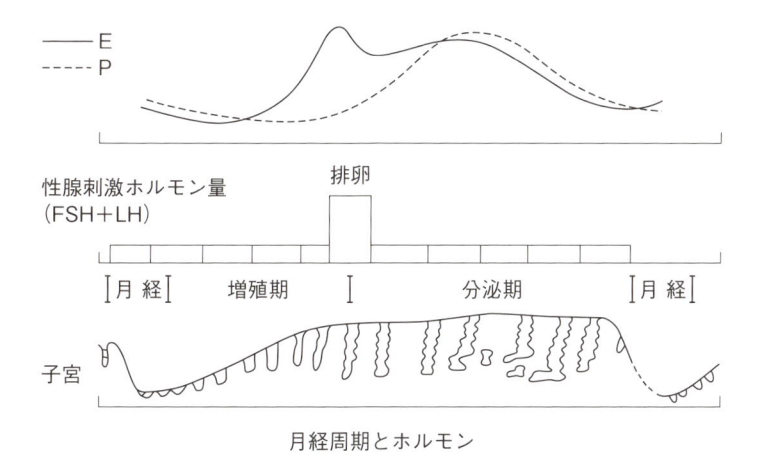

月経周期とホルモン
E：エストロゲン，P：プロゲステロン
FSH：卵胞刺激ホルモン，LH：黄体化ホルモン

図10-1　月経周期のホルモン変化および子宮粘膜の変化

児に性器を除くほぼすべての器官が完成され，16週から分娩（40週）までの時期に口唇閉鎖がみられ，運動機能が完成に向かう。精巣は32週目頃までに陰嚢に下降し収まる。16週以降は薬物の胎児への影響があまりない。

ダウン症候群：染色体不分離の結果としてのG群21トリソミー（47, XX, ＋21 or 47, XY, ＋21）。高齢出産で多発する。頭が小さくて舌が大きいなどの特徴がみられる。

思春期になると女性では月経が始まる。排卵後の卵子が受精も着床もしなかった場合，黄体は退化する。そして不要となった子宮内膜の細胞層は剥がれ落ち，排出されるが，これを月経とよんでいる。

[参考]

妊娠の判定：尿を用いてヒト絨毛性ゴナドトロピン量を試験紙で測定する妊娠診断法が簡便である。

分娩予定日の計算法（最終月経第1日より計算する方法）：分娩予定日は最終月経第1日より280日目である。最終月経の月数より3を引き，日数に7を足す。ただし3より小さな月数には9を加える。7を加えた日数がその月の日数を越えるときには，翌月の日とする。

（例）最終月経6月12日→予定日3月19日。最終月経2月28日→予定日12月5日。

避妊法：家族計画法として避妊は重要である。①性交中絶法，②体外射精法，③性

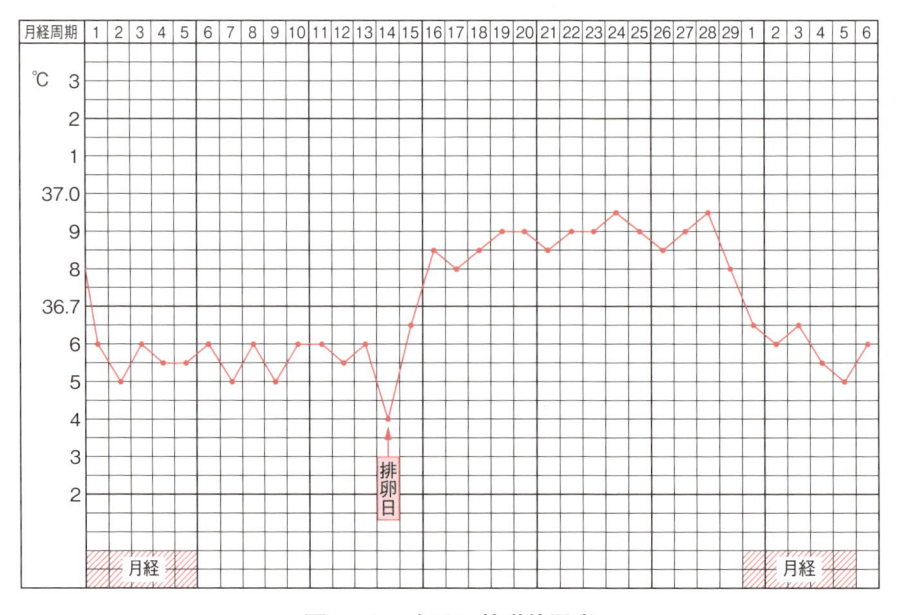

図10-2　女子の基礎体温表

交後洗浄法（ビデなど），④産褥期長期授乳法，⑤コンドーム法，⑥ペッサリーないし子宮内避妊具（IUD：リング）法，⑦殺精子ゼリー利用，⑧経口避妊剤の利用，⑨精管結索法，⑩荻野式性周期計算法（婦人体温計で体温を測定することで低温相から高温相へと転換する排卵日の周期を定めておき，その予定日をはさむ5日の性交を慎む方法）。

B. 新生児から幼児へ

成長とは，個体や組織細胞の形態の増加を指し，発育とは，組織器官の機能的な分化と完成を意味する。小児の発育は，新生児期（出生〜4週），乳児期（1カ月〜1歳），幼児期（1〜6歳），学童期（6〜12歳），思春期（13〜18歳）に分けられる。

乳児期の発育は，表10-1のように観察される。

表10-1 新生児の行動の変化

月齢	形態変化	行動や身体的な特徴
0	臍帯脱落，新生児黄疸	吸乳
1	頭囲＞胸囲	笑う
2		話し始める
3〜4	体重が2倍	頭，次いで手をかなり自由に動かす
5〜6	寝返りから坐る	下乳歯が生え始める
7〜8	這う，つかむ	
9〜10	叩く，伝い歩き	上乳歯が生え始める
11〜12	一人立ち，一人歩き	身長が1.5倍，体重3倍に

新生児の視力は0.02〜0.04，3〜4歳で1.0くらいになる。

1. 歯の発育（表10-2）

表10-2 乳歯と永久歯の数

	内切歯	外切歯	犬歯	第1小臼歯	第2小臼歯	第1大臼歯	第2大臼歯	第3大臼歯，智歯	総計
乳歯	1×4	1×4	1×4	1×4	1×4	—	—	—	20本
成人歯*	1×4	1×4	1×4	1×4	1×4	1×4	1×4	1×4	32本

＊6歳ごろまでは乳歯は20本であるが，7歳ごろには第1大臼歯が生え，次いで乳歯が順次生え変わり，合計32本の永久歯が完成する。

2. 心拍・呼吸数・睡眠時間の変化（表10-3）

表10-3 成長に伴う心拍数・呼吸数・睡眠時間・必要熱量の変化

	新生児	乳児	幼児	学童	成人
心拍数	120～140	110～130	100～110	80～90	60～80/分
呼吸数	35～50	30～40	20～30	20	16～18/分
睡眠時間	18～20	14～18	12～13	10～12	6～9時間
必要熱量	110～120	100～110	80～100	60～80	35～50 Cal/kg

3. 乳幼児発育曲線（図10-3）

a. 乳児身体発育曲線（94％の乳児が域内に分布する）

b. 幼児身体発育曲線（94％の幼児が域内に分布する）

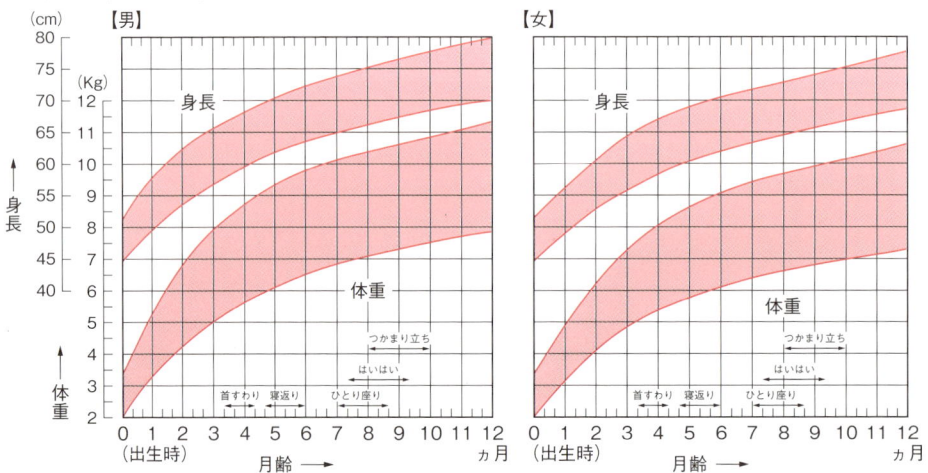

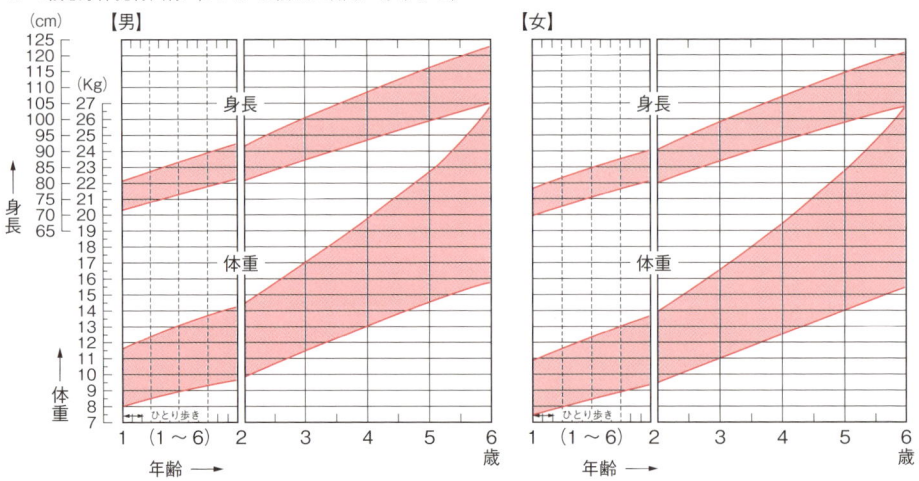

図10-3　身体発育曲線（巽 典之：ナースのための基準値ハンドブック，2004，南江堂）

第11章 精神の異常

精神の異常

1. 精神の異常の実際

　私たちは，いつも明るく正しく爽快に勉学にいそしみ，仕事をこなしている訳ではない。些細ではあるが，何がしかの小さな悩みやトラブルに毎日のように遭遇している。図11-1にあるように，家庭の不和，学校のつまらなさ，社会的ルールの逸脱，社会的ルールの無視など，軽いものもあるだろうが，これらを精神の不健康とよび，精神保健からみると重要なサインである。この精神の不健康は持続すると精神障害に繋がることもある。

　精神障害には，精神病とまではいえない神経症性障害や人格障害，あるいは思春期によくみられる摂食障害などがふくまれる。これらを非精神病性精神障害という。一方，統合失調症，薬物中毒，アルコール性精神病，てんかん，認知症などは精神病性精神障害という。

a. 精神病性精神障害

　精神病性精神障害とは「いわゆる精神病」のことである。「自我障害」を伴う精神障害といってもよい。自我とは，「自分は自分以外の何者でもなく，自分の行動や感情はすべて自分のものである」という確信である。自我障害下では，この確信が揺らぎ不安定になる。法律的には，自我障害下での行為は，障害者が行った行為というよりも，病気が行わせた行為と考える。精神病者は自分の行動に責任が取れない状態，すなわち犯罪行為であれば「免責」となり，無罪になる場合がある。

1) 統合失調症

　統合失調症は精神病性精神障害の中心的（診断的にも，治療的にも）な病気である。この疾患の克服が精神医学の最も大きな課題の一つである。それは，この疾患の原因がいまだに不明であること，決定的な治療法がみつかっていないこと，

第11章　精神の異常

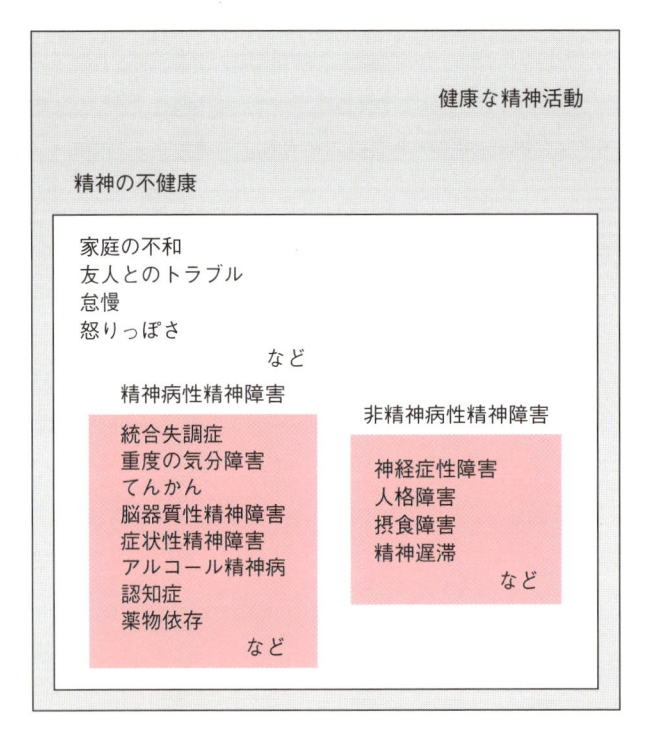

図11-1　精神（こころ）の異常を階層的に分類する

慢性化し社会的能力が低下する場合があるからである。思春期〜青年期に好発し，生涯，症状が続く場合もある。生涯有病率はおよそ100人に1人である。

本症の原因として，脳の中の神経伝達物質，なかでもドパミン機能の不調和が指摘されており，その不調和が思春期〜青年期に，目覚まし時計のように顕在化すると考えられている。本疾患の精神症状の基本は本人と外界との不調和である。その結果，幻覚，妄想，対人接触障害などが現れ，生活能力のすべてに低下がみられる。

本疾患は大きく4つの類型，解体型，緊張型，妄想型，単純型に分けられる。解体型が最も若くで発病し，妄想型が最も遅く発病する。

最近では，治療薬の進歩，さまざまな心理社会的プログラム（生活療法や精神科リハビリテーション）の考案などにより，改善率は上昇し，入院から通院へと地域でのリハビリや生活が行えるまでになってきた。本症は難治性の精神病ではあるが，諦めることなく治療を続けることが必要である。

2）気分障害（感情障害，あるいは躁うつ病）

本疾患は統合失調症と並ぶ精神病性精神障害の代表であるが，一般内科でも治療ができるほど軽症例も数多くみられる。特に米国の影響で，気分障害あるいは感情障害という軽い命名に変わってきた。

本症は，自殺例が多くみられること，家庭や仕事に大きな負担を負わせること，数十年間，毎年決まった時期に発病するケースがあることなどより，簡単な治療ではすまない場合も多い。生涯有病率は15％前後である。わが国では，およそ500万人前後の患者がいると推定され，患者数の最も多い精神病性精神障害といえる。

　発症年齢は，20歳代から60歳代と幅広い。特殊なものに，更年期（男性の場合は退行期）うつ病，老年期うつ病などがある。気分障害は，①うつ病だけを繰り返すタイプ，②躁病だけを繰り返すタイプ，③うつ病と躁病を交互にきたすタイプの3つに分けられる。患者数でいえばうつ病だけを繰り返すタイプが最も多い。患者は執着気質（あるいはメランコリー親和型性格）という几帳面な性格傾向である場合が多い。

　うつ病症状には不安，抑うつ気分，思考抑制などの精神運動抑制症状，自らの価値は取るに足らぬものと思い込む微小妄想（貧困妄想や罪業妄想），不眠，食欲低下，体重減少などの自律神経症状などがある。これらの症状は，朝悪く夕方改善するという日内変動を示す。自殺したいという希死念慮が抵抗しがたく沸き起こるのもこの疾患の特徴である。

　原因にはさまざまなことが推定されている。本人の性格傾向，大切なものや大切な事柄を失ったために起こる喪失体験，脳内での脳内物質（ドパミン，ノルアドレナリン，セロトニンなど）の消長などである。精神分析的には，うつ病は「こころの秩序」が乱れたときに起こるとされ，喪失体験を別の視点から述べたものである。

　治療としては抗うつ薬が最も効果的である。最近の新しい抗うつ薬として，副作用が少なく自然な回復気分をもたらすSSRIやSNRIがある。非薬物的にはストレスから遠ざかり，少しでも緊張を解くことである。周囲も決して励ましてはいけない。励ましは相手の不完全さを指摘する行為だからである。予防としては，日頃からストレスと上手に付き合う技術，すなわちストレスコーピングを磨いておくことが重要である。

　一方，躁病の特徴は，多弁・多動，怒りっぽさ，自我拡大傾向による高揚気分，誇大傾向，観念奔逸である。不眠，不食傾向があり体重は減少する。生活場面では，浪費傾向，大盤振る舞いなどもみられる。治療としては薬物投与が最も有効であり，炭酸リチウムやカルバマゼピンなどの抗躁薬が使われる。

3）てんかん

　てんかんは，てんかん発作を主症状とする脳の病気である。てんかん発作は，けいれんや意識の変化を伴い，小児期〜思春期に好発する。専門医のもとで抗てんかん薬を正しく服用すれば，発作は比較的容易にコントロールでき，成人まで

に治癒することも稀ではない。しかし，発作を放置しておくと，転倒，熱傷，交通事故，窒息などをひきおこすこともある。

てんかん患者には独特な性格傾向，粘着的，宗教的，沢山の文字を書く傾向などが指摘されている。

4）脳器質性精神障害

脳が障害を受けた後，出現する精神病のことである。原因となる障害は脳血管障害，脳腫瘍，脳外傷，脳炎などである。高齢期の認知症も若年性認知症もこのカテゴリーに入る。高次脳機能障害や人格変化もみられる。

5）症状性精神病

全身性身体疾患に随伴する精神病をさす。たとえば肺炎，腸チフスなどの急性期に起こるせん妄，あるいは全身性エリテマトーデス（SLE）の慢性期に起こる妄想，躁うつ状態などである。身体的基礎疾患を治すことが重要である。

6）アルコール関連精神障害

飲酒によって起こる下記のような状態をアルコール関連精神障害という。

a）異常酩酊

大量の飲酒後に起こりやすい。複雑酩酊，病的酩酊があり，健忘，意識の変容，暴力行為などがみられる。

b）アルコール依存症

生活のすべてが飲酒のために使い果たされ，仕事を失い，友を失い，家族を失う。本人の治療意欲とともに，家族の協力が不可欠である。

c）アルコール離脱症候群

飲酒を交通事故，入院，留置，外国旅行などで中断されたときに起こる不安，興奮，せん妄，幻覚・妄想などで，幻覚は小人や小動物が攻撃してくる幻視が多い。

d）アルコール幻覚症

大量飲酒中に幻聴や幻覚が突然出現する点で，離脱症候群と区別される。早急な治療が不可欠。

e）コルサコフ症候群

アルコール性認知症ともいいうる。記銘力障害，作話，失見当識から成り立っている健忘症状群である。大量飲酒による脳の死ともいえ，放置すれば早晩死亡する。

7）薬物依存

合法的な向精神薬，非合法薬剤である覚せい剤，麻薬の乱用に基づく精神障害。

a）睡眠薬，抗不安薬依存

医師の処方によらない乱用が原因の場合が多い。薬剤の量は増え続け，薬剤

なしでは日常生活を送れなくなる。専門医の治療が必要である。

b）覚せい剤中毒

気分高揚感を求めて依存症から中毒となる。幻覚（主として幻聴）や妄想（主として被害妄想）が出現し，統合失調症様状態となる。覚せい剤を完全にやめても，何年間も服用感覚がよみがえるフラッシュバック現象に悩まされる。

c）麻薬中毒

主としてモルヒネ中毒であり，多幸感を追い求めて中毒となる。離脱症状は耐えられないほど激しく，「自律神経の嵐」とよばれ，閉鎖病棟での治療が必要となる。

b. 非精神病性精神障害

非精神病性精神障害においては，自我障害はないか，あっても小さい。そのため，仮に精神障害中に犯罪を犯したとしても免責されることは少ない。

1）神経症性障害

神経症の特徴は，幻覚・妄想がないこと，不安が主たるテーマであること，本人の性格傾向が関係していること，現実との接触が続いていること（人格が変わっていないこと），病識があることなどである。治療においても，精神病と違い，薬物は従属的な手段であり，精神療法，行動療法が主たる治療法となる。下記にさまざまな神経症の類型を述べる。

a）不安状態（不安神経症）

不安が強く，日常生活に支障をきたす。動悸，頻尿など身体症状もみられる。現実的なストレスと関係している。治療薬には抗不安薬がある。パニック障害もこのカテゴリー入るが，症状はさらに激烈で死の恐怖を感じ，救急車を呼ぶことが多い。パニック障害では抗うつ薬が有効なことがある。

b）抑うつ神経症

抑うつ感情が強く，日常生活に支障をきたす。うつ病に似ているが，うつ病のように時が来て改善することはない。日内変動も少ない。自殺はうつ病ほど多くない。

c）恐怖状態

広場恐怖，高所恐怖，先端恐怖，閉所恐怖，不潔恐怖，社会恐怖などがある。恐怖は不安と違い，対象が明確に限定できる。

2）人格障害

人格障害とは，人格に正常範囲を超えた歪みがあり，その歪みが本人も周囲も共に苦しめている病態をさし，次のような類型がある。どのタイプも周囲とのトラブルが頻発するため，リーダーシップをとって社会的活動をするケースは少ない。人格障害者の人格には未熟なものが多い。

a）妄想性人格障害

周囲の人の気持ちを妄想的に解釈し，喧嘩，トラブル，裁判沙汰などが絶えない。

b）統合失調症型人格障害

人付き合いが悪く，ポツリと孤立していることが多く，変わり者としてしか認知されない。

c）演技性人格障害

わざとらしい大げさな振る舞いをして，人の気を引こうとする。

d）自己愛性人格障害

自分のために平気で他者を利用する。常に自分が集団の中心でないと気がすまない。

e）境界性人格障害

他者に愛されていると思いたいため，狂おしい努力をする。見捨てられ体験に耐えられず，頻回に自殺企図を行う。

3）摂食障害

摂食障害には過食，拒食，その混在の3つのタイプがある。拒食を主症状とする神経性食欲不振症は痩せが標準体重の20％以下であり，その痩せが3カ月以上続いており，発症年齢が30歳以下であり，無月経であることなどがその診断基準となっている。

こころの病といわれてはいるが，放置すれば死に至る場合もあり，積極的な対応が必要である。過食も拒食も共に満たされないこころの不満が，食事という場に出現した病気である。こころが現実を受け入れて，再出発するまで，摂食障害は根治したことにはならない。

2．精神障害の新しい国際的分類方法について

a．ICD-10（国際疾病分類第10版，WHO）という分類方法

精神障害だけでなく，内科，外科，小児科などのあらゆる科のすべての疾病を，世界中のどの国においても，共通の疾患名で伝達し合うために，網羅的につくられた疾病命名集である。

精神障害は大きく10のカテゴリーに分けられて説明されている。児童の精神障害，発達障害にも十分配慮されている。

b．DSM-IV-TR という分類方法

アメリカ精神医学会が，ICDとは独立して作成した，精神障害だけを対象にした国際的な精神障害命名集の第4版改訂版である。DSMのユニークで優れた点は，疾患の詳しい命名だけではない。精神障害に苦しんでいる患者一人ひとりの状態を，

臨床疾患名（第1軸），人格障害や精神遅滞の有無（第2軸），合併する身体疾患（第3軸），社会的，環境的背景（第4軸），最後に現時点での社会的能力の5つの視点から立体的に評価するようになっている点である。

[ICD-10とDSM-IV-TRの関係]

ICD-10とDSM-IV-TRとの関係は，互いに緊密に影響し合っている．ICDが過去の分類方法を残しながら温和に進歩している分類であるのに対し，DSMはより先鋭的でドラスチックな分類といえる．

文献
1) 西丸四方，他：やさしい精神医学，pp. 1-190，2002，南山堂
2) アメリカ精神医学会編（高橋三郎訳）：DSM-IV 精神疾患の分類と診断の手引，pp. 1-250，2001，医学書院
3) 世界保健機関編（融 道男監訳）：ICD-10 精神および行動の障害—臨床記述と診断ガイドライン—，2000，医学書院
4) ベンジャミン・J・サドック，他編（融 道男監訳）：カプラン臨床精神医学ハンドブック—DSM-IV-TR診断基準による診療の手引（2版），2003，メディカル・サイエンス・インターナショナル

第12章 神経の異常

　神経は大きく分けると中枢神経と末梢神経に分かれる。中枢神経は大脳，小脳，脳幹そして脊髄である。末梢神経は12対の脳神経と31対の脊髄神経からなる。神経の異常とは，これらの神経のすべてに，またはどこかの部分に起こる病気を指す。

A. 中枢神経の異常

1. 高次脳機能障害

　大脳の局在部位の機能異常に伴う，失語，失行，失認，その他特徴的な異常行動を指す。

高次脳機能障害の代表的なもの

1）失語

　失語とは言葉というシンボルの操作障害により，意思伝達が正しくできなくなった状態をいう。左半球のブロカ領野が障害されると，会話がうまくしゃべれなくなるという運動失語をきたす。左半球のウェルニッケ領野が障害されると，相手の会話が理解できなくなるという感覚失語をきたす。障害が広範囲になると，会話も理解も共に障害される全失語という深刻な意志伝達障害となる。

2）失行

　指示通りに行為ができない状態をいう。観念運動失行，観念失行，肢節運動失行などで，原因部位は左半球頭頂葉が多い。着衣がうまくできない着衣失行などもある。

3）失認

　眼の前の物やでき事は表面的にはわかっている。すなわち，写生はできるが，その真の意味がわからない状態である。手の中のリンゴの意味がわからず，まるでボールのように，相手に投げ返すなどである。感覚様態によって，視覚失認，聴覚失

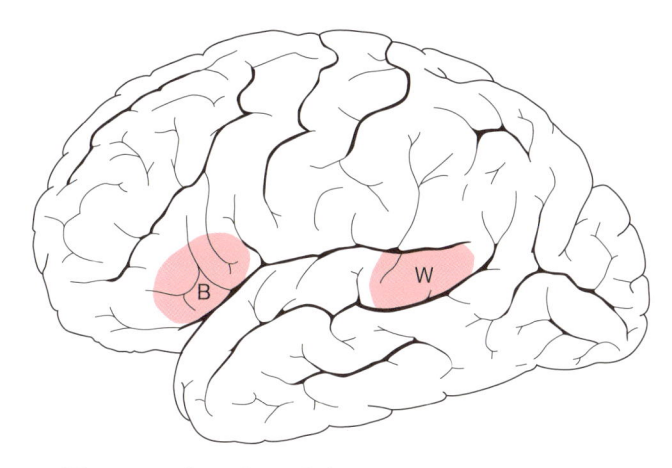

図 12-1　ブロカ領野（B）とウェルニッケ領野（W）
両領野とも左半球にある。ブロカ領野は前頭葉下部に位置し，ウェルニッケ領野は側頭葉上部に位置している。共に同じ動脈に支配されており，それぞれの領野は弓状束という神経線維でつながっている。（Essentials of Clinical Neuroanatomy and Neurophysiology edition 6, p. 185）

認，触覚失認などがある。

4）その他の高次脳機能障害

脳のある部位の障害で，驚くような不思議な異常行動がみられる。脳外傷後の性格変化や脳炎の後の性格変化もこの障害に入る。認知症もここに入る。

参考のため，いくつかの稀な高次脳機能障害の実例をあげておく。

a）他人の手症候群：左右の手が，別々の行為をし，互いが喧嘩をしたりする病態。左手が自分の首を締め，それを右手が払いのけるなど。

b）半側無視症候群：左半分の空間に注意を向けることができない。カレーライスを食べると，皿に半分だけ残ってしまうような病態。

c）アントン症候群：全盲なのに，本人には周りが生き生きと見える一種の妄想状態。

d）激しい性格変化：大変怒りっぽい，反社会的行動をしやすいなど。

2．パーキンソン病

パーキンソン病は高齢期疾患の代表の一つであり，脳に原因をもつ神経疾患の一つである。そのため，介護保険上の特定疾患でもあり，医療上の特定疾病（難病）でもある。有病率は10万人あたりに約100人である。男性にやや多く，中高年に好発する。診断確定のためには振戦（主に静止時），固縮，寡動，姿勢反射異常の4つの症状が必須である。脳内の深部に位置する黒質のドパミンの減少が原因とみなされている。

治療薬としては，Lドーパやドパミン拮抗薬が使われている。

83

3. 脊髄小脳変性症

　この疾患は比較的珍しく，遺伝性症例があり，独特の症状をもつ。主要な症状は運動失調である。原因は不明。脊髄や小脳だけでなく，脳幹や大脳基底核も障害を受ける。日常場面では，足を踏み外す，よろける，箸で豆を摘めないなどの症状がみられる。治療薬としては，対症的に抗てんかん薬やLドーパやTRHなどが有効である。

4. 進行性核上性麻痺

　原因不明の脳の疾患である。パーキンソン病によく似ているが，パーキンソン病よりも発病例は少ない。Lドーパが無効で特効薬はない。男性にやや多い。転倒しやすく，眼球をうまく動かせず，嚥下や発話が拙劣となり，認知症，寝たきり状態が出現する。

5. 他の不随意運動疾患

a. ハンチントン病

　常染色体優性遺伝疾患。異常遺伝子が確定している。民謡を踊るような手足の不随意運動や，うつ病を主とした気分障害，認知症にまで至る知能の低下，自殺率の高さなどをみる。治療はすべて対症的であり特効薬はない。子どもを出産してから発症するため，遺伝病カウンセリングが必要な疾患である。

b. ジスキネジア

　ジスキネジアとは筋肉の異常な動きをいう。筋肉がいつもムズムズ動き，常同運動を繰り返す病態である。有名なものに口部ジスキネジアがある。ウサギがもぐもぐと何かを食べているように見える。主要な原因に，長期にわたる抗精神病薬の服用がある。したがって，慢性の統合失調症者によくみられる。治りにくい。

c. ジストニア

　ジストニアとは筋肉の緊張の異常をいい，ゆっくり身体をねじるような異常運動を続けたり，後ろに反り返ったり，片側だけに傾き起立できなかったりする。原因は上記のジスキネジアと同様，抗精神病薬の長期服用もあることから，慢性統合失調症者によくみられる。

6. シャイ-ドレーガー症候群と自律神経障害

　シャイ-ドレーガー症候群は，大脳にある自律神経の核がなんらかの原因で障害を受けて出現する稀な病気である。代表的な症状は重度の低血圧発作（立ちくらみ）である。特効薬はない。介護保険上の特定疾病である。

7. 脳血管障害
第6章参照。

B. 末梢神経の異常

1. さまざまな神経麻痺
a. 顔面神経麻痺
多くは原因不明で突然顔面の半分近くが麻痺する。たとえば，寒気にいきなり顔面をさらすと起こることがある。眼瞼が閉じず，口が半分閉じず，食物がこぼれ出る。治療にはステロイドホルモンを使用するが，完全回復には3カ月ぐらいかかる。

b. 動眼神経麻痺
動眼神経は外眼筋を支配する主要な神経の一つであり，本麻痺では麻痺側の眼瞼が下垂し，片目を塞いでしまう。同時に眼球は上転する。動眼神経麻痺はさまざまな原因で起こるが，最も重要な原因は糖尿病である。

c. 四肢麻痺
家族性の四肢麻痺や周期性の四肢麻痺がある。原因ははっきりしていないが，血中のカリウムやナトリウムの異常が指摘されている。背景に内分泌疾患や代謝疾患があるため，診断には電解質の異常と糖尿病には特に注意を要する。

2. さまざまな神経痛
a. 三叉神経痛
三叉神経は名のとおり脳から出た後，ミツマタ状に3本に分かれる。顔面の上部を支配する第1枝，顔面の中部を支配する第2枝，顔面の下部を支配する第3枝である。

三叉神経痛は，突然，発作性に出現する。顔面全体に広がる歯痛の重度のものと考えればよい。治療法には，脳外科的根治手術や三叉神経ブロックやカルバマゼピン内服などがある。

b. 坐骨神経痛
典型例では，腰から膝の裏を電撃的な痛みが走る。主な原因は腰椎の椎間板ヘルニアや脊柱管狭窄症である。手術ないし理学療法や神経ブロックが行われる。

c. 肋間神経痛
肋間に走る突然の電撃的な痛みで，原因としては帯状ヘルペス，外傷，手術の後遺症，胸部内疾患（たとえば気胸など），脊柱疾患などである。鎮痛薬で対応するだけでなく，背景疾患を探ることが重要である。

d. ファントムペイン

幻肢痛，幻影痛などともいう。たとえば，交通事故などで不幸にも左下肢を失った患者のなかには，夜中に左の足先が痒い，あるいはズキズキ痛むと，欠損している部位からの感覚を訴える場合などがある。脳の痛みの記憶が本現象を起こすといわれている。

3. 重症筋無力症

重症筋無力症は，神経筋接合部（神経の先端が筋肉に命令を伝える部位）において起こる自己免疫疾患である。神経筋接合部のアセチルコリン受容体が障害されて，神経の命令が筋肉に伝わらず，筋肉の収縮が起こらなくなる。

同じメカニズムで筋肉が収縮しなくなり，死に至る病態がサリン中毒である。症状としては，眼瞼下垂，複視，嚥下障害，かすれ声，物がもてない，物を落とすなどで，これらの症状は特に夕方に目立つ。進行すると呼吸筋の麻痺が始まり死に至る。特効薬はステロイドホルモンである。

4. 筋萎縮性側索硬化症（ALS）

略してアミトロともよばれるこの難病は，原因不明の進行性の神経変性疾患である。神経の一部である運動ニューロンが障害されて起こる。中高年に始まることが多い。主病変は筋肉の萎縮と筋力低下である。主症状は，体重の急速な低下，筋力の低下，歩けなくなる，立てなくなる，呼吸がうまくできなくなる，寝たきりになるなどである。最後に機能が残る筋肉は外眼筋である。したがって，人工呼吸器下にありながら，眼球運動のみで意思伝達を行い，稀には俳句や和歌で表現される事例もある。

5. 自律神経障害（交感神経，副交感神経）

自律神経失調ともいわれている。自律神経は自分の意志とは無関係に，寝ているときも起きているときも活動し，生命維持をつかさどっている。自律神経は一つの臓器を交感神経と副交感神経でもって二重に支配している。

この二つは，おおむね相反する作用をもっている。たとえば，交感神経は脈を早くするが，副交感神経は脈を遅くする。腸を動かしたり鎮めたりする。この二重の神経支配のバランスが崩れると，さまざまな不調が身体に起こり，それを自律神経失調症という。立ちくらみ，発汗過多，過換気，顔の紅潮，性的不調などである。

6. 多発ニューロパチー

多発性神経炎ともいう。代表的の原因として，糖尿病，甲状腺疾患，尿毒症，低栄養，アルコール症，ある種の薬剤（抗結核剤のINHなど）がある。日常生活での症状は，

手足のそれぞれの先端の痺れや不快感や痛みであるが，筋力低下により生活障害も出てくる．根本的治療は基礎疾患を治すことであるが，対症的にはビタミン B_{12} などがよく投与される．最も重篤な病型にギラン・バレー症候群がある．原因はウイルスといわれており，放置しておくと呼吸筋が動かなくなり呼吸不全で死に至る．

7．頚椎症（胸椎症，腰椎症）

加齢に伴い，頚椎の椎間板が変性し突出し，いわゆるヘルニア状態となる．突出した椎間板が，周囲の神経根，脊髄そのもの，あるいは周辺血管を圧迫する．症状としては，左右上肢のしびれ，筋力低下，両下肢のしびれや脱力がみられる．治療は，重症例では手術を行う．同じ病態が，頚椎だけでなく，胸椎，腰椎にも起こる．

文献

1) Gilman S, et al: Essentials of Clinical Neuroanatomy and Neurophysiology (6th ed), pp. 185–186, 1982, F. A. Davis Company
2) 水野美邦：ベッドサイドの神経の診かた，pp. 38–78, 2002, 南山堂
3) 水野美邦，他編：標準神経病学，2000, 医学書院
4) Gilman S, et al: Essentials of Clinical Neuroanatomy and Neurophysiology edition 6, pp. 185–186, 1982, F. A. Davis Company
5) 島田　馨編：内科学書（5版），1999, 中山書店

第13章 知的障害とその周辺

　医学的な障害とは，身体機能の障害，すなわち肢体不自由や，視覚・聴覚・腎機能・心機能・精神機能が障害された状態であり，社会福祉学的な障害者とは，社会的自己確立（自立）の機能としての，身体または精神の機能の一部に障害がある人のことをさす。わが国の障害者対策は第二次世界大戦後のことであり，1947年児童福祉法，1949年身体障害者福祉法，1950年精神衛生法，1960年精神薄弱者福祉法（現行は知的障害者福祉法）および身体障害者雇用促進法が成立，1970年心身障害者対策基本法，1979年養護学校設置の義務化，1990年福祉八法の改正，1994年高齢者・身体障害者等が円滑に利用できる特定建築物の建築の促進に関する法律（ハートビル法），2000年高齢者・身体障害者等の公共交通機関を利用した移動の円滑化の促進に関する法律（バリアフリー法），2006年には障害者自立支援法が施行された。全障害者数約360万人のうち，最も多いのは身体障害児・者300万人，次いで知的障害者約30万人である。

A. 知的障害

　知的障害には，厳密にいえば認知症もカテゴリーに入れる視点もあるが，米国精神遅滞学会（AAMR）の定義によれば，「知的障害とは知的機能と実践的適応スキルなどで表現される適応行動の著しい制約によって特徴づけられる障害であり，18歳以前に始まる」とされている。このような視点からみれば，知的障害は知的発達障害，あるいは単に発達障害といえる。

発達障害
 a. **精神遅滞**（狭義の知的障害）
　　精神遅滞は精神の発達障害によって起こり，その結果，認知機能，言語機能，運

動機能および社会的能力などの高次脳機能の障害が，発達途上に明確になってくるものである。精神遅滞はその重症度により3つの段階に分けられる（表13-1）。

1）軽度精神遅滞

小学校高学年程度の能力である。身のまわりのこと（摂食，着衣，排泄など）や家庭内の作業はきちんとできるが，学校に行くと皆について行くのがむずかしい。特に読み書きが苦手である。

2）中度（中等度）精神遅滞

小学校低学年程度の能力である。人付き合いやコミュニケーションはなんとかできるが，成人になっても完全に自立した生活は送れない。

3）重度精神遅滞

幼稚園程度の能力で，知能だけでなく，運動能力に欠陥がみられることが多い。

4）最重度精神遅滞

幼稚園以下の能力である。ほとんどのケースは自ら動けない。ジェスチャーなどでさえ理解できず意思伝達ができない。生命維持のため全面的な介護が必要となる。

表 13-1 精神遅滞の程度による分類[2]

	軽　度	中程度	重　度	最重度
IQ*	50〜55から70	35〜40＜	20〜25＜	20〜25≧
割合（%）	85	10	4	1
成人期の学業水準	小学校高学年	小学校低学年	幼稚園	幼稚園以下

＊知能指数

b. 広汎性発達障害

広汎性発達障害とは特殊な発達障害であり，「対人関係がとりにくいこと」「行動や興味が狭く限定されていること，反復性や常同性が目立つこと」が特徴である。

1）自閉性障害（小児自閉症）

普通の人間関係が結べない，意思伝達能力がない，ある行動を常同的に反復的に，際限なく続ける（たとえば，木を指差してチッチッチと舌打ちを続ける）などの特徴がある。男児のほうが女児より3〜4倍多い。4分の3の例で精神遅滞がみられる。

2）アスペルガー性障害

基本的には自閉性障害に類似しているが，言語機能が高い点が異なっている。その特徴は，友人をつくらず一人でポツリと居る，視線を合わさない，狭く独特の関心事，不器用，社会的常識に従えないなどである。

3）レット症候群

女児にのみ。2歳までに発症する原因不明の病態。手を揉む常同運動が目立ち，手先の技能や言葉が消失する。最終的には重度の発達遅滞となり，しばしばてんかんを合併する。

4）小児崩壊性障害

レット症候群に似ている。やはり生後2年ごろより，言語機能，社会機能の消失が進行性に進む。最終的には重度精神遅滞となる。脳症を伴う場合もある。

c. 特異的発達障害

ある部分的な機能が全体の知能レベルに比べて，ガクンと低い場合の発達障害をいう。正しい診断のためには，全体機能と部分機能の明らかなギャップの証明が必要である。おおむね，女児より男児に多くみられる。

1）学習障害

精神遅滞ではないが，ある特定の能力のみ著しく遅れている状態をさす。たとえば，読字障害，書字障害，計算障害など。行動療法が有効なことがある。

2）発達性意思伝達機能（会話など）障害

成人の失語症と基本的には同じ病態であるが，発達上の障害である点がちがう。言葉というシンボルの操作障害。精神遅滞や広汎性発達障害とちがい，対人関係は悪くない。

3）運動能力障害

協調運動の重篤な発達障害。日常生活ではその不器用さが目立つ。原因は粗大な運動だけでなく，微細な運動も障害されているからである。

d. 行動障害としての注意欠陥／多動性障害

行動障害とは

行動障害の中核的症状は破壊的行動である。DSM-IV-TR によれば，行動障害には，注意欠陥／多動性障害，反抗挑戦性障害，行為障害の3つがある。ここでは，注意欠陥／多動性障害だけを説明する。

注意欠陥／多動性障害とは

年齢に比して注意力の障害，衝動性，多動性が際立つ。男児に多い。遺伝的要因も推定され，心因性というより脳に何らかの原因があると考えられている。3タイプある。注意力障害と多動性障害が均等に存在する混合型，不注意優勢型，多動優勢型である。

B. 脳性麻痺

　発達途上の脳に傷害が加わったために起こる，後遺症としての永続的な中枢性の運動異常および姿勢異常の総称である。この状態は満2歳までに発現する。原因には出産前の母親の風疹，母親の栄養失調，過剰な放射線照射などがある。また周産期に胎児の脳が出血を起こしたり，核黄疸に見舞われたりすることにもよる。

［症状］

　出産時には全身の筋緊張低下によりフロッピーインファント（グニャグニャ赤ちゃん）である。1～3年で痙直型，アテトーゼ型，混合型，失調型に進行する。痙直型はリットル病ともいい，四肢が硬くて動きにくい。アテトーゼ型は踊るような不自然な不随意運動が特徴的である。失調型では，小脳失調が主症状で身体のバランスがうまくとれない。小奇形，たとえば，口蓋裂，脳奇形，てんかん，斜視，視聴覚障害などがあり，また四肢発育不全などもある。

［予後］

　障害の程度は発生の一瞬で決まり，その後進行することはほとんどない。むしろ，発生後は，できるだけ早期にリハビリを行うことが望ましい。精神遅滞を伴う場合と伴わない場合がある。

C. 重度心身障害

　重度心身障害とは，重度の肢体不自由に重度の知的障害が重複した状態である。脳性麻痺が並存している場合もある。重症者は施設でのケアが多いが，最近では，呼吸管理をするようなケースでさえも在宅でケアすることが増えてきている。重篤で多重な疾患をもつ障害児を「超重症児」あるいは「準超重症児」とよぶ。

［重度心身障害児にみられるさまざまな症状］

①精神の領域：常同行為や自傷行為（自分の手を噛みつづけるなど）。
②神経の領域：筋緊張の亢進（体位交換やオムツ交換が困難である）。てんかん発作など。
③呼吸器領域：無呼吸発作，呼吸困難，喘鳴の発現など。
④消化器領域：嘔吐，吐血，便秘，腸閉塞（イレウス）など。
⑤泌尿器科領域：尿路結石，水腎症など。
⑥皮膚領域：化膿しやすい皮膚，褥瘡の発現，接触性皮膚炎など。
⑦骨・筋肉領域：骨折のしやすさ，側彎，骨の変形のしやすさなど。

第13章　知的障害とその周辺

⑧突然死：施設入所後，まもなく死亡するケースである。原因疾患が分からないことが多い。

文献

1) 上島国利，他監：精神障害の臨床，pp. 196–237，2004，日本医師会
2) 古荘純一：小児精神神経学，pp. 1–67，2004，日本小児医事出版社
3) 橋本俊顕，他：小児科診療　65：927–947，2002
4) 杉山登志郎：そだちの科学　3：9–100，2005
5) 飯田順三：臨床心理学　2：605–625，2002
6) 細川　徹：小児科診療　65：885–917，2002
7) ベンジャミン・J・サドック，他編（融　道男監訳）：カプラン臨床精神医学ハンドブック―DSM-IV-TR 診断基準による診療の手引（2版），2003，メディカル・サイエンス・インターナショナル

第14章 認知症

A. 認知症の三重構造

　認知症は脳の機能障害を基盤にして出現している点からは神経疾患であり，精神症状を前景に進行していく点と，強い人格の変化を伴う自我障害がある点からは精神病であり，さらに治療の中心がケアである点からは障害でもある（図14-1）。認知症は高齢者独自の疾患と思われがちであるが，成人後で，たとえ20歳であっても，認知症は起こりうる（交通事故など頭部外傷の後）。

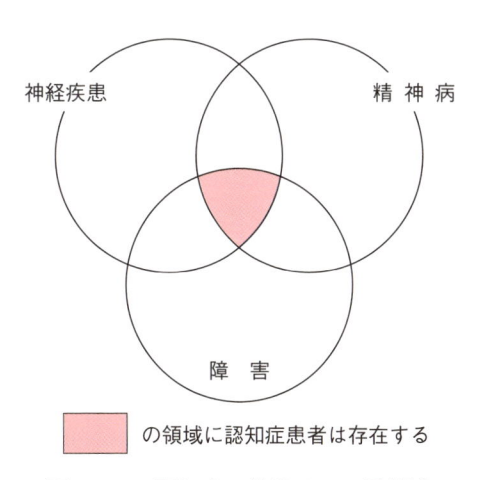

図 14-1　認知症の枠組み－三重構造

B. 認知症の症状

　どのような原因であれ（アルツハイマー型認知症であれ，脳血管性認知症であれ）認知症になれば，下記の6つの症状がみられる。逆にこの6つの症状が揃えば，その

時点で目の前の患者は認知症と診断できる。これを認知症の中核症状という。本書では，カミングスとベンソンが提唱する「認知症五大症状」に「失見当識」を加え，認知症の中核症状を6症状とする。具体的症状を下記に提示する（表14-1）。

表14-1　認知症の中核症状

1) 記憶機能の低下
2) 思考力（計算，判断など）の低下
3) 意思伝達機能の低下
4) 視空間機能の低下
5) 人格機能の低下
6) 失見当識

1～5）カミングスとベンソン　1980
6）長谷川和夫ら　2005

C. 認知症の中核症状

1．記憶機能の低下

ほとんどの認知症疾患は記憶機能の低下で始まる。例外としては，前頭側頭型認知症であり，この疾患の初発症状は反社会的異常行動のことが多く，精神障害とまちがわれる。一般に，最後まで残る言語的記憶は自分の名前である。名前をよばれて振り返らなくなれば，ほとんどの記憶は消えたことになる。

2．思考力（判断力，計算力）の低下

記憶機能に続いて思考力が低下する。計算の繰上げ，繰下げができなくなる。暑い夏にセーターを着込む。裸足で歩くなどである。危険の意味がわからず，事故に遭遇しやすくなる。

3．意思伝達機能の低下

自発性の低下や，うつだけで起こるのではない。基本的には言語というシンボル操作が困難になるためである。失語症と同じ機序で成り立っている。傾向として，脳血管性認知症では運動性失語に近い言語活動が，アルツハイマー型認知症では感覚性失語に近い言語活動がみられる。だからこそ，非言語的な接触，つまり，ジェスチャー，歌，絵画，造詣あるいは適度なスキンシップが大切である。

4．視空間機能の低下

視空間機能（脳の中のナビゲーションシステム）とは物の配置（構成能力），奥行

き，動きなどの認知機能や地理的な機能をさす。本機能の低下が迷子や徘徊につながる。

5．人格機能の低下

人格機能とは，いつも変わらない一定の行動パターン，感情，ものの考え方，すなわち人柄をさす。認知症ではこの人格が大きく変わる。一般的には，幼児化し子どもっぽくなる。これを，人格退行現象という。

6．失見当識

時，人，場所が混乱し，識別できなくなる。一時的には，せん妄などでも起こる。しかし，認知症では，永続的でしかも悪化していく。認知症が進行すると，自分の子どもの顔がわからなくなる。自分の年齢は若返り，たとえば，85歳の認知症高齢者が，「私はまだ学生よ，これからお母さんと買物に行くの」などという。

D．認知症の周辺症状

これまで，「問題行動」とよばれていたが，高齢者の尊厳を傷つけかねないため，周辺症状という用語に変えられた。同意語として，生活障害，不適応反応，非認知機能障害などともいう。中核症状が認知症においては避けられない症状であるなら，周辺症状は各個人によってその出方が異なる個別的な症状といえる（図14-2）。

1．周辺症状の実際

周辺症状には，ひきこもり，うつ状態，躁状態，幻覚・妄想状態，不穏，興奮，不安，焦燥，易怒性，暴力行為，弱者いじめ，大声・奇声，徘徊，異食，性的逸脱行為，人形現象，鏡現象などがある。

2．BPSDという考え方

周辺症状を，眼に見える行動上の症状（B）と，眼に見えない心の中の症状（P）とに分けて考える枠組みをBPSD（Behavioral and Psychological Symptoms of Dementia）という。周辺症状を整理して考える場合には有効である。

E. 認知症ケアにおける中核症状と周辺症状

「中核症状を動かせない事実として受け入れ，新たな医学の発展に待つ」，そして「周辺症状は個別ケアのなかで改善することができる障害であるため，ケアでその緩和に努める」と考え，ケアにあたるべきである。ちなみに，厚生労働省は，「現在のところ，アルツハイマー病の最も優れた治療は手厚いケアである」としている。

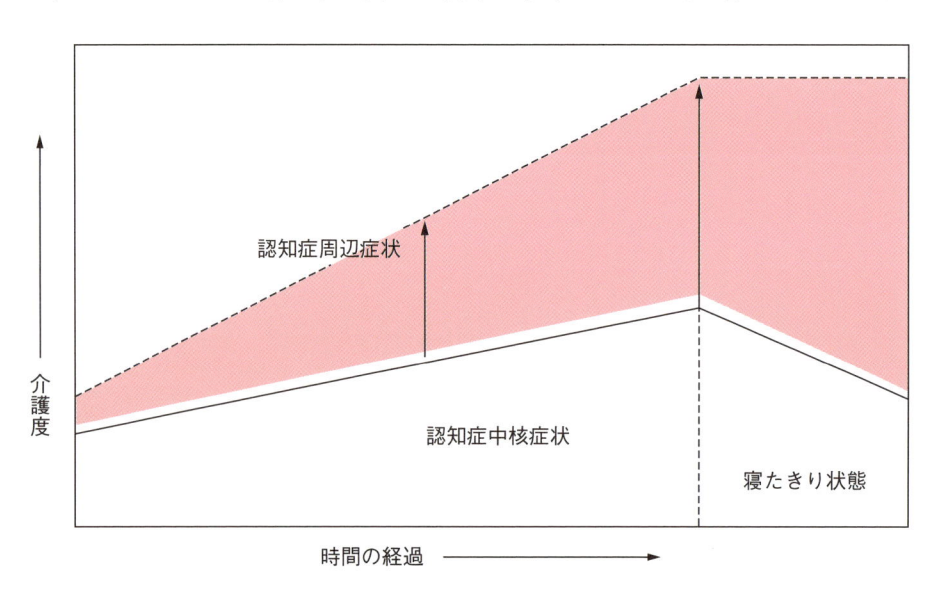

図14-2　フレミングの介護の概念—中核症状と周辺症状の捉え方
（リチャード・フレミング：モデルケア・プラン，2005）

F. 認知症をひき起こすさまざまな疾患

1. 主病変が脳にある認知症疾患群

a. アルツハイマー型認知症（アルツハイマー病も含む）

認知症をひき起こす代表的疾患である。65歳をはさんで，初老期に発症するものと老年期に発症するものがあるが，同じ疾患と考えられている。わが国も含めて，世界的にも最も数の多い認知症である。女性に多く，低教育歴であること，頭部外傷の既往があることなどがリスクとなっている。記憶機能の低下で始まり，10〜12年で寝たきりとなり，四肢屈曲位で死亡することが多い。

b. レビー小体病（レビー小体を伴う認知症）

中枢神経に多数のレビー小体が出現する認知症。便宜的にアルツハイマー病症状

とパーキンソン病症状が合体した認知症と考えるとわかりやすい。介護の現場では，大変転倒しやすいアルツハイマー病患者にみえ，転倒による骨折防止が重要なケアのポイントになる。さらに生き生きとした幻視も特徴の一つである。これらの症状が短時間に変動することも特徴的である。

c. 前頭側頭型認知症（前頭側頭葉変性症）

原因不明の進行性の変性性認知症という点では，アルツハイマー型認知症と同じである。記憶機能の低下が最初から目立たない点と，反社会的異常行動が多いという点でアルツハイマー型認知症と一線を画す。ピック病は本認知症グループの一疾患である。

d. 進行性核上性麻痺

40歳以降に発症し，原因不明の進行が緩やかな認知症である。皮質下性の神経症状が目立ち，眼球運動の異常，発話の困難さ，動きの鈍さなどを特徴とする。

e. ハンチントン病

遺伝疾患で，舞踏運動（民謡を踊るような手つき），性格変化，精神症状（うつ状態や自殺），認知症を呈する。頭部CTで，尾状核に萎縮がみられる。

f. 脳血管性認知症

わが国ではアルツハイマー病と並ぶ認知症の代表疾患である。脳血管障害により起こる認知症であるが，直接的原因である障害の部位や大きさはさまざまである。脳血管障害を事前に食い止めれば，この認知症は起こらないことから本認知症は予防可能である。

g. 正常圧水頭症

治療可能認知症の代表。脳脊髄液が過剰に貯留し，圧が高まり，周囲の脳組織を傷害して起こる認知症である。脳脊髄液を，チューブを通して心臓内腔あるいは腹腔に流し出せば，圧が低下し認知症は改善する。歩行障害が特徴的。

h. クロイツフェルド・ヤコブ病

ドイツの大学院生ヤコブが，クロイツフェルド教授の指導の下に発表した認知症である。プリオンという微小な感染物質（タンパク質）により人から人へ感染する。進行は速く，数カ月で死亡することもある。経過中，ミオクローヌスが出現し，独特の脳波所見もある。狂牛病はクロイツフェルド・ヤコブ病の一亜型である。

2. 認知症をひき起こす全身性の疾患

甲状腺機能低下症，ビタミンB_1，B_{12}欠乏症，低酸素脳症，アルコール症，全身性エリテマトーデスなどが原因する。認知症を疑った場合，まずこれらの疾患を除外することが重要である。

第14章 認知症

表14-2 認知症をきたす主な疾患

神経変性疾患	アルツハイマー病, ピック病, 脊髄小脳変性症, ハンチントン舞踏病, パーキンソン病
脳血管障害	脳梗塞, 脳出血
感染症・炎症	急性脳炎, (ウイルス・細菌・結核・真菌性) 髄膜炎, エイズ, プリオン病, 進行麻痺, 膠原病, 脱髄性病変
代謝・内分泌障害	肝疾患, 糖尿病, 腎臓病 (昏睡), 甲状腺機能低下 (粘液水腫), アジソン病, インスリノーマ
中毒性障害	アルコール (コルサコフ症候群), 農薬
ビタミン欠乏	チアミン欠乏 (B_1, ウェルニッケ脳症), ニコチン (ペラグラ), B_{12} (悪性貧血)
低酸素血症	一酸化炭素中毒
頭蓋内病変	脳腫瘍, 硬膜下出血, 正常圧水頭症
てんかん後遺症	発作反復により

3. 認知症をひき起こす薬剤ないしは化学物質

認知症をひき起こす, あるいは認知症を悪化させる薬剤は, 内科, 精神科に特に多い。不必要な保健薬は避けるべきである。有機溶媒も危険である。

G. 認知症の治療

現在わが国では, 対症的治療薬として唯一ドネペジルが使われている。その他, 多くの治療薬剤が現在, 治験中である。最も期待されている治療方法は, アミロイドベータ・ワクチンである。これは, 脳内に蓄積しているアミロイドを掃除し, 認知症を改善させるという治療薬であるが, まだ一般での使用には至っていない。

H. 認知症のケア

前述したように, 現在でも「手厚いケア」こそが最も有効な治療と考えられており, 多くのケアが工夫されている。たとえば, 回想法, バリデーション, 絵画療法, 音楽療法, 園芸療法, 環境からケアするPEAPなどである。最近では学習療法の有効性が認められてきた。学習療法とは, 簡単な読み書き計算により, 左右の前頭前野が刺激され全脳機能が賦活化され, 結果として認知症の改善を期待するものである。

文献

1) Cummingus JL, et al（長谷川和夫訳）：痴呆，pp. 1-150，1985，情報開発研究所
2) 博野信次：臨床痴呆学入門，pp. 1-138，2001，金芳堂
3) Benson DF（橋本篤孝監訳）：思考の神経心理学，pp. 55-107，1987，金芳堂
4) 認知症介護研究・研修東京センター：新しい認知症介護―実践リーダー編―，pp. 2-23，中央法規
5) Flemming R：モデル・ケアプラン，pp. 1-75，2005，ワールドプランニング社

第15章 公害・感染・感染予防・消毒法・ワクチン・感染症分類

A. 生活環境の汚れがつくる病気（公害）

　科学と産業の発展は新文明をもたらしたが，エンタルピーとしての産物が自然社会を蝕み，人の健康を害するようになった。汚染環境の一部は自然分解により修復されるが，多くは処理されないまま堆積して環境を破壊し，地球破壊へと進む（表15-1）。

［参考］
　　建築素材としてのアスベストによる悪性中皮腫：石綿粉末は超微細の針状結晶であり，空気中に浮遊しているものを吸引すると，気管から肺に入り胸膜に行き着き斑点状腫瘍（プラーク）を形成する。これが20～40年の経過で悪性中皮腫へと進展する。肺がんになる場合もある。

B. 感染病原体と感染防御

1. 病原体の種類

a. 細 菌

　グラム染色法で，第1液で濃紫色に染まる細菌をグラム陽性菌，第1液で染色されない菌をグラム陰性菌（第2液で赤く染まる），抗酸性染色で染まるものを抗酸菌とよぶ。それぞれ抗生物質の効果が異なっている。顕微鏡下の形態から球菌，桿菌，螺旋菌などに分ける（ブドウ球菌，連鎖球菌など）。

b. ウイルス（ろ過性病原体）

　インフルエンザ，肝炎，エイズ，天然痘，狂犬病などで知られる20～300nm大の微小病原体であり，DNAあるいはRNAを含んでおり，動植物細胞に寄生して増

表 15-1　環境汚染

原因物質	汚染の原因	汚染の結果
CO_2（二酸化炭素），CO（一酸化炭素）	CO_2：炭素化合物の完全燃焼で生じる，気温上昇 CO：炭素化合物の不完全燃焼で生じる	CO_2：窒息，地球温暖化 CO：筋麻痺，後遺脳症
排気ガス	窒素酸化物・亜硫酸ガス	喘息
騒音	航空機，車両，工場	難聴
酸性雨	pH 低下	森林の立ち枯れ，湖沼から魚がいなくなる
農薬	パラチオン，スミチオン	催奇形性，呼吸抑制，急性毒性
ダイオキシン類	除草剤，塩化ビニール・可塑剤・PCB など	除草剤：催奇形性 PCB：皮膚炎，カネミ油症，内分泌撹乱物質
微量金属・工業用化学物質	砒素，水銀，鉛，亜砒酸，メッキ用青酸カリ，シンナー，メタノール	メチル水銀：水俣病，カドミウム：イタイイタイ病，鉛：貧血症・鉛せん痛，シンナー：幻覚，メタノール：失明
薬剤	急性・慢性毒性，異物混入	薬害：サリドマイド，キノフォルム（スモン），AIDS
洗剤など	界面活性剤・ラテックスなど	接触性皮膚炎
薬物散布	栽培漁業（aquaculture）	ホルマリン散布で魚貝死滅
塗料・防腐剤	船舶用染料による汚染	奇形魚，雌雄比率の変化
放射性物質	放射性物質や放射活性残留物質の漏れ	貧血，白血病，奇形児，チェルノブイリ事件
産業廃棄物	廃材や製造時廃物，金属・プラスチック・強酸・強アルカリ・有毒物質（砒素・水銀・銅・合成非分解性物質）	環境汚染，井戸水汚染，下水汚染，異臭・刺激臭
医療産業廃棄物	注射器・針，病原体汚染ガーゼ	未知や既知病原体の潜在化，下水浄化能の範囲外
工業廃棄物・廃液・家庭排水	湖沼，海の富栄養化や腐敗進行	洗剤，腐敗や毒性物質により下水汚染。赤潮やアオコの発生
事業所・家庭ゴミ焼却	排煙による大気汚染（CO_2・ダイオキシン発生など）	酸性雨の発生，異臭，人体刺激物質飛散，日照率低下

殖する。

c. 真　菌
　　かび・きのこ・酵母の総称であり，真菌類に変形菌を加えて菌類とよぶこともある。糸状に成長，増殖し，胞子を形成しやすい。白癬菌（水虫菌）やカンジダなど病原体となるものや，酒麹など食品製造に利用されたりするものがある。

d. 原虫・寄生虫
　　単細胞の下等動物が原虫であり，マラリア原虫など多くの病原体が存在する。他方，多細胞性で動物に寄生するものを寄生虫とよび，鞭虫，条虫，吸虫（寄生性蠕虫），ノミ，シラミなどがある。

2. 感染ルート
　①空気感染（飛沫核感染），②飛沫感染，③接触感染，④経口感染，⑤動物や昆虫を介した感染，など。
　空気感染とは，病原体が5μm以下の水滴（ミスト）に付着したものによる感染，飛沫感染はそれより大きな水滴に付着した病原体が，くしゃみなどで飛散したものによる感染（通常，その範囲は数メートル以内）をさす。

3. 主な細菌・真菌・原虫感染症（表15-2）
- **日和見感染症**：がんや老齢で体力・免疫能が弱ったときに，通常では問題とならないような菌の感染により発病する場合。
- **敗血症**：菌が血液内で増殖し，各臓器に伝播していく場合。
- **MRSA**：メチシリン耐性黄色ブドウ球菌。ペニシリンなどの各種抗菌薬に対して耐性となった黄色ブドウ球菌のこと。
- **性行為感染症**（STD）：梅毒，HIV／エイズ，性器クラミジア，性器ヘルペス，尖圭コンジローマ，淋病，急性B型肝炎など。

4. 感染症分類（表15-3）
　平成19年度より感染症法が改定された。医師には，「保健所に届け出ること，予防に努めること，良質適切な治療を提供すること」などの義務がある。

5. 感染の予防方法（滅菌・消毒法）
a. 感染予防方法
　　最高の予防方法は「正しい手洗い」である。「清潔と不潔の観念」を自己で確立しておかねばならない。空気ないし飛沫感染では，マスクの利用が大きな予防効果を示す。

表 15-2 主な感染性病原体

病原体	疾病および症状
ブドウ球菌	化膿症，タンポン熱，MRSA 感染症，食中毒
連鎖球菌	化膿症，弁膜症，リウマチ熱
ジフテリア菌	咽頭炎，心筋症
破傷風菌	土泥などで汚れた釘などによる傷から感染。けいれん
病原大腸菌	下痢（出血性を含む），発熱，食中毒
変形菌	日和見感染症
緑膿菌	日和見感染症
レジオネラ菌	老人ホームでは注意が必要・温泉肺炎などが発生
インフルエンザウイルス	インフルエンザ肺炎
インフルエンザ菌	肺炎，気管支炎
セラチア菌	敗血症，医療器具などからの感染もある
カンピロバクター	下痢症，食中毒
サルモネラ菌	下痢症，食中毒
ノロウイルス	嘔吐下痢症
腸球菌	下痢症
白癬菌	水虫，爪白癬，陰部白癬症，アスリート足
カンジダ菌	腟炎
マラリア原虫	周期性発熱，悪寒，振戦
デング熱ウイルス	（ウイルス性）高熱，出血熱

[参考]

N95 マスク

0.3 μm 以上の空気中の微粒子を，95％以上除去する性能をもつ医療用マスク（respirator）のことである。細菌のサイズは 0.4 μm 以上であるのに対し，インフルエンザ・ウイルスは 0.1 μm と小さいが水滴に付着し浮遊することから，本マスクで除去できる。

b. 滅菌・殺菌法（表 15-4）

ほとんどの生物は強い熱と乾燥状態におくと死滅する。ただし，芽胞に包まれた細菌や真菌類は通常の煮沸温度では死滅しないので，高圧・高温で処理しなければならない。完全な殺菌・殺ウイルスの方法は焼却である。耐熱性で消毒剤の効果がない狂牛病病原体プリオンに対しては，罹患牛の焼却処分が施される。

表 15-3 感染症分類

分類	疾患	説明
一類[*1]	エボラ出血熱，クリミア・コンゴ出血熱，痘瘡，南米出血熱，ペスト，マールブルグ熱，ラッサ熱	伝染のおそれがあり，国民の生命と健康に重大な影響を与えるおそれのあるもの。特定・第1種または第2種感染症指定医療機関に入院。
二類[*2]	急性灰白髄炎（ポリオ），結核，ジフテリア，重症急性呼吸器症候群（SARS）	伝染のおそれがあり，国民の生命と健康に影響を与えるおそれのあるもの。特定・第1種または第2種感染症指定医療機関で，結核は結核指定医療機関に入院。
三類	コレラ，細菌性赤痢，腸管出血性大腸菌感染症，腸チフス，パラチフス	伝染のおそれがあり，国民の生命と健康に影響を与えるおそれのあるもの。
四類	E型肝炎，A型肝炎，黄熱，Q熱，狂犬病，トリインフルエンザ，マラリア	動物またはその死体・飲食物・衣類・寝具などを介し感染し，国民の健康に影響を与えるおそれのあるもの。
五類[*3]	インフルエンザ（鳥インフルエンザを除く），ウイルス肝炎（E, Aを除く），クリプトスポリディウム，後天性免疫不全症候群，性器クラミジア感染症，梅毒，麻疹，メチシリン耐性黄色ブドウ球菌感染症	左記の感染症で国民の健康に影響を与えるもの。
指定感染症	既に知られている感染性疾病であり，就業制限・入院措置の全部又は一部重用すべきもの	既知の感染性の疾病で，就業制限・入院措置の準用しなければ国民の生命および健康に影響を与えるおそれのあるもの。
新感染症	――――	――――

[*1] 都道府県知事は健康診断受診・就業制限・入院勧告などを通知する。入院は特定・第1種または第2種感染症指定医療機関で，入院期間は72時間以内とする。入院期間延長が必要と認めた場合には，入院時から起算して10日以内の入院をさせることができる。

[*2] 結核予防法が感染法（二類）に包括されると共に，その診断法と管理法が大幅に変更となった。BCGは生後36カ月までに実施し，学校検診での胸部X線写真撮影は原則として入学時のみとし，ツベルクリン反応は非特異的であるとして行われなくなる。それに代わり結核を疑う際には，患者の血液をとり，その白血球にヒト型結核菌抗原の一部を用いたγインタフェロン産生能を調べて陽性であれば活動中の結核感染であると判定する方法がとられる。結核菌の有無は，液体培地利用と結核菌遺伝子をPCR法で検査する方向がとられ，旧来の抗酸菌染色や小川卵黄培地などの利用は減るものと思われる。排菌患者は14日の入院中に痰排泄と排菌を抑制させるように治療，後外来治療するようになる。

[*3] 性行為感染症，エイズなどは五類感染症に組み入れられている。
なお，感染症法は審議中であり，平成19年4月には上述のように改訂される予定である。

表 15-4 滅菌法

種類	使用滅菌法
高圧蒸気滅菌	オートクレーブ。120℃，30～60分。
乾熱滅菌	乾熱滅菌器。180℃，30～120分。
ガス滅菌	エチレンオキサイド（EO）ガス滅菌器利用。
放射線滅菌	γ線滅菌装置の利用。

6. 消毒剤の種類と選択（表 15-5）

消毒剤は対象に合ったものを選択すること。消毒効果は消毒剤の「濃度と時間」が関係するので，説明書にしたがって希釈し使用すること。

表 15-5 主な消毒剤

種　類	対　象	主な商品名
アルコール[*1]	創傷，皮膚，医療器具[*3]，イソジンの脱色，病室	エタノール，イソプロパノール
ハロゲン化合物	創傷，皮膚，病室，機材，器具[*3]	イソジン，ヨードチンキ，ヨードグリセリン
過酸化物	創傷，潰瘍，耳鼻科，口腔内	オキシドール，オキシフル
	器材[*3]，環境	次亜塩素酸ソーダ，ハイター
界面活性剤（塩化ベンゼトニウム，ベンザルコニウム）[*1]	器具[*3]（金属類にも使える），器材，手指，病室	テゴー，オスバン，ウエルパス，ハイアミン
クロルヘキシジン	手指，皮膚，粘膜，器具[*3]，病室	ヒビテン
フェノール	環境，排泄物	クレゾール，フェノール
アルデヒド[*2]	器具[*3]，排泄物	ホルマリン，ステリハイド，グルタルアルデヒド

[*1] 結核菌・ノロウイルス（NV）には無効。NV には家庭用漂白剤の 50～200 倍希釈したものが有効。
[*2] （肝炎やエイズ）ウイルス，真菌に有効。
[*3] 金属器具を消毒するなら適正希釈液中で 5 分以上浸漬すること。

7. 主なワクチン（表 15-6）

ワクチンは弱毒化ないし不活性化した病原体またはトキソイドを接種して，体内で抗体をつくらせる方法である。ただし副作用も一定の確率で発生する。

8. その他の主な感染症

a. 疥癬症（表 15-7）

犬・猫・兎・馬・ヒトに寄生するヒゼンダニが原因であり，伝染する。皮膚にこのダニが侵入し疥癬トンネルを形成する。老人ホームなどで大流行することがある。

b. 動物由来感染症（表 15-7）

文献

1) 石井　明，他編：標準医動物学（2 版），1998，医学書院
2) 山崎修道編集代表：感染症予防必携（2 版），2005，日本公衆衛生協会

第15章 公害・感染・感染予防・消毒法・ワクチン・感染症分類

表15-6 主なワクチン

種　類	投　与　法	接　種　時　期
麻疹（はしか）[*1,2]	筋肉内ないし皮下	1歳と小学校入学1年前の2回
風疹（3日熱）[*1,2,3]	筋肉内ないし皮下	1歳と小学校入学1年前の2回
流行性耳下腺炎（おたふくかぜ）[*2]	筋肉内ないし皮下	3歳までに接種
ジフテリア[*2]	筋肉内	任意接種
破傷風[*2]	筋肉内	任意接種
百日咳[*2]	筋肉内	任意接種
ポリオ	経口	3カ月から3歳までに2回接種
BCG（結核）	皮内注射	生後36カ月まで
狂犬病	皮内注射	任意接種ないし咬傷後
B型肝炎	筋肉内注射	任意接種
A型肝炎	筋肉内注射	任意接種
インフルエンザ	皮下あるいは筋肉内2回	流行前に任意接種
肺炎双球菌	皮下ないし筋肉内	任意接種
日本脳炎	皮下3回法	任意接種
腸チフス	経口ないし注射	任意接種
ライム病	筋肉内	任意接種

[*1] MRワクチン：1歳代と小学校入学前の2回
[*2] 3種混合（DTP：ジフテリア・破傷風・百日咳，MMR混合；麻疹・おたふくかぜ・風疹）1～6歳の間であるが，2歳までに受けることが望ましい。
[*3] 若い女性では風疹ワクチン接種が望まれる。旅行者は目的地国の求めるワクチンの義務的接種が必要である。

表 15-7 主な人動物共通感染症

動物	病名・病原体	感染経路・症状・予防法
犬	1. パストレラ菌症 2. レプトスピラ症・出血性黄疸（ワイル病） 3. イヌ回虫症 4. 瓜実条虫症（中間宿主蚤） 5. 狂犬病（ウイルス） 6. エキノコッカス症	1. 皮膚感染性化膿症，皮膚を清潔に。 2. 接触感染。尿や汚染水を避ける。 3. 経口感染，多くは無症状。犬の駆虫，砂場遊びの後の手洗い励行。 4. 蚤の駆除。 5. 咬傷から恐水症。狂犬病ワクチン。 6. 経口感染性肝不全。キタキツネ等に接触しない。
猫	1. ネコ回虫症 2. 疥癬症 3. 猫引っかき病（菌） 4. トキソプラズマ症	1. 経口性下痢か無症状。砂場遊び後の手洗いの励行。 2. 接触。野良猫との接触を避ける。 3. 傷からリンパ節炎，手洗い・蚤駆除。 4. 経口感染，無症状，豚生肉を避ける。
鳥	1. オウム病（クラミジア） 2. クリプトコッカス症 3. 高病原性鳥インフルエンザ 4. 西ナイル熱 5. サルモネラ症 6. カンピロバクター	1. 飛沫感染肺炎。インコ・オウムを避ける。 2. 吸入性肺炎・髄膜炎。鳩の糞除去。 3. 吸入性肺炎。野鳥の糞に触らない。 4. 感染蚊に刺され，脳炎。蚊の駆除。 5. 経口。下痢。鳥生肉，生卵を避ける。 6. 経口。消化器症状。生肉を食べない。
牛	1. 病原大腸菌症 2. カンピロバクター 3. 無鉤条虫 4. Q熱（コクシエラ）	1. 経口感染，下痢。生レバーを食べない。 2. 経口感染，下痢。生肉やレバー避ける。 3. 経口感染，下痢。生肉を食べない。 4. 経口・吸入感染。
豚	1. サルモネラ症 2. カンピロバクター 3. 有鉤条虫 4. ブルセラ症	1・2. 経口感染，下痢症。生肉を食べない。 3. 経口感染，生肉を食べない。 4. 接触・経口感染。未殺菌の生ミルクやチーズを食べないこと。
兎	1. 皮膚糸状菌症 2. 野兎病	1. 接触感染。室内清掃・手洗い励行。 2. 野生鳥獣類との接触を避ける。
鼠	1. ペスト 2. 鼠咬症	1. ネズミノミによる刺傷。 2. 咬部から鼠咬菌感染，膿瘍形成。
爬虫類	サルモネラ症	経口感染，下痢症。接触を避け手洗い励行。
青魚	アニサキス症	経口感染，腹痛。感染魚を生で食べない。

第16章 薬と健康・ジェネリック・サプリメント

A. 薬　物

　薬物は医療用医薬品（通称は医薬品という）と，一般用医薬品（通称は一般薬という）に分類される。作用には，治療の目的の主作用（薬効）と治療上不必要な有害作用（副作用ともいう）がある。主作用が大で有害作用が少ないのが一般薬（一般用医薬品）や医療機関で扱う医薬品であり，副作用が大なのが劇薬，毒薬である。

　医薬品は医師の発行する処方箋を，薬剤師の常駐する処方箋薬局に持ち込み調剤してもらう。一般薬は種々の成分を含んだ剤形であり，市販薬・大衆薬・OTC（over the counter）薬とよばれる医療用医薬品以外の医薬品で，比較的安全性が高く薬局，薬店で販売されている。劇薬，毒薬は急性，慢性の毒性の強いもの，常用量と中毒量が接近していて，副作用の発現が高く，蓄積性の高いもので，厚生労働大臣が劇薬あるいは毒薬と指定する。

　その他の医薬品には医師の使用指示が求められる要指示医薬品と，習慣性のある医薬品や麻薬や向精神薬，覚せい剤などの麻薬および向精神薬取締法，覚せい剤取締法，大麻取締法に規定される医薬品がある。ちなみに，民間薬とは日本薬局方で薬として認めないが，伝統的・習慣的に民間で利用している薬草薬石の類（たとえば"犀角"や"みみず"など）をさす。

　生薬は，動植物の薬効成分を含む部分を乾燥したり調製したりしたもので，漢方薬とは複数の生薬を配合したものをさす。

［参考］

　　ジェネリック薬品とは，新薬開発後に特許期限が切れ，製造がオープンにされた同効・同成分薬をさす。薬としての効果と安全性は確認されていて，特許切れであるなどの理由から，安全で安価な薬として市販が許可されている薬剤類である。

表 16-1 主要薬物の分類

薬効分類	種類
神経系薬剤	鎮痛薬*，解熱薬，睡眠薬，鎮静薬，抗不安薬，制吐薬，抗うつ薬（三環系，四環系），抗てんかん薬，パーキンソン治療薬，筋弛緩薬，自律神経作用薬
循環器系薬剤	ジギタリス，キサンチン系，硝酸塩，β阻害薬，Ca拮抗薬，β受容体興奮薬，α受容体抑制薬，ループ利尿薬，ACE阻害薬，アンギオテンシンⅡ阻害薬，レセルピン，サイアザイド系利尿薬，降圧薬，昇圧薬，血管拡張薬
呼吸器系薬剤	気管支拡張薬，非ステロイド吸入薬，鎮咳薬，去痰薬
抗炎症薬 抗アレルギー薬	非ステロイド系抗炎症薬*，副腎ステロイド，消炎酵素，通風治療薬，抗アレルギー薬，抗ヒスタミン薬
消化器系薬剤	健胃消化薬，消化性潰瘍治療薬，収斂薬，殺菌薬，下剤，浣腸剤
肝・膵疾患治療薬	インターフェロン，肝機能改善薬，タンパク分解酵素阻害薬
糖尿病治療薬	インスリン，スルホニル尿素，ビグアナイド剤，αグルコシダーゼ阻害薬，フェニールアラニン誘導体
代謝異常症治療薬	カルシウム，骨代謝改善薬，甲状腺ホルモン，抗甲状腺薬，女性ホルモン，男性ホルモン，ACTH
脂肪代謝制御薬	フィブラート系，ニコチン酸系，陰イオン交換樹脂，HMG-CoA還元酵素阻害薬
抗生物質	ペニシリン系，セフェム系，カルバペネル系（注射剤），モノバクタム系（注射剤），アミノグリコシド系，マクロライド系，テトラサイクリン系，クロラムフェニコール系，ペプチド系
化学療法剤	サルファ剤，抗結核菌薬，キノン系
抗ウイルス薬	抗インフルエンザウイルス薬，抗肝炎ウイルス薬，抗ヘルペスウイルス薬，抗サイトメガロウイルス薬，抗HIV薬
抗真菌薬	抗カビ薬
予防接種薬	抗毒素ワクチン，弱毒ワクチン，不活性化ワクチン
抗がん剤	アルキル化剤，代謝拮抗剤，アルカロイド，トポイソメラーゼ阻害薬，抗生物質，白金製剤，ホルモン療法剤
消毒剤	アルコール類，塩素酸製剤，界面活性剤，ヨウ素製剤，過酸化剤
その他	漢方薬，解毒薬，造影剤

* NSAID（nonsteroid anti-inflammatory drugs 非ステロイド系抗消炎薬）：シクロオキシゲナーゼ（COX）を阻害する薬物群をさし，鎮痛・消炎効果が強い。関節リウマチなどに使われるが，胃腸障害・腎機能障害が強い。

第 16 章　薬と健康・ジェネリック・サプリメント

表 16-2　薬物の主な有害作用

症　状	有　害　事　象（有害反応）
アナフィラキシー	予測不可能で突発的急性に発症し，重篤ないし死に至るもの
薬　疹	じんましん，紅斑，紅皮，紫斑，色素沈着，水疱症，表皮壊死症，湿疹，にきび，固定薬疹，光線過敏症
血球減少症	白血球減少，血小板減少，貧血，出血，溶血性貧血
消化器症状	むかつき，嘔吐，下痢，便秘，麻痺性イレウス，偽膜性大腸炎
肺　炎	間質性肺炎，PIE 肺炎
その他	うっ血性心不全，抗利尿ホルモン不適合分泌（SIADH），皮膚粘膜眼症候群（Stevens-Johnson）など

B. 中毒症

薬物副作用として急性毒性や習慣性毒性を伴うのが，劇薬，毒薬中毒，麻薬，向精神薬，覚せい剤，大麻などである。

1. 麻　薬

白いケシの花の果実に傷をつけて，出る乳液を凝固・乾燥させたものがアヘンであり，コデインなど 25 種類のアルカロイドを含んでいる。それを精製したものがモルヒネ，アセチル化させたものがヘロインである。麻薬は痛みを和らげ麻酔作用を示し，習慣性がある。その禁断症状として不眠，不安，精神錯乱などが現れる。LSD は麦角エキスから得られる催幻覚物質である。

2. 覚せい剤

アンフェタミン（ベントリン），メタンフェタミン（ヒロポン）などで，慢性中毒は麻薬と同様に人格を破壊し反社会的となり，その禁断症状は麻薬より強い。麻黄から咳止め薬エフェドリンが抽出され，それを加工したのがアンフェタミン，メタンフェタミンである。トルエンやアドレナリンと化学構造が類似する。

3. 向精神薬

もともと脳内に存在する天然の化学物質に似せてつくられた薬物で，脳内物質と類似した化学構造をもち，血液・脳関門を通過し，脳に達し一時的に特異感情をつくり出す。ベンゾジアゼピン系薬，5-HT$_{1A}$ 受容体（セロトニン）部分作動薬，SSRI（選択的セロトニン再取り込み阻害薬）などがある。

4. 大　麻

大麻の葉を乾燥させて刻んで吸うのがマリファナ，大麻の雌花を樹脂で固めタバコに混ぜて吸うのがハシシュである。酔った感を一時的に感じ，切れると妄想・幻覚・幻影・無気力となる。

C. 補完・代替医療

米国では補完・代替医療（complementary and alternative medicine; CAM）が，最近，広く使われるようになった。CAM は近代西洋医学とは異なる医療哲学を基に構築されている。それらは西洋医学では治癒できない複雑な発生要因をもつ慢性的疾患を，全身的安静，また刺激を施すことで身体と精神を安定的な恒常性に向かわしうる。

CAM 療法の問題点は，その療法の科学的根拠，施療施設要件，施療者の資格，療法の信頼性，社会による受け入れなどである。

表 16-3　補完・代替医療例

民族療法	漢方，鍼灸，ホメオパシー，自然療法，民族医学
食事・ハーブ療法	栄養補助療法，絶食療法，菜食主義，自然食品，薬膳
精神安定療法	瞑想，催眠療法，リラクゼーション，筋緩和療法
感覚療法	心理療法，音楽療法，アロマセラピー，芸術・絵画療法，光療法，園芸療法，陶芸療法
物理療法	温熱・温泉，指圧，マッサージ，柔整，電磁，カイロプラクティク，リフレキソロジー
運動療法	太極拳，ヨガ，ダンス，スポーツ
生物愛護療法	アニマルセラピー
宗教療法	呪術，祈祷，シャーマニズム，信仰

D. 特定保健用食品・栄養機能食品

健康食品として，特別用途食品，保険機能食品（特定保健用食品，栄養機能食品）は法的な定義はなされているが，その他は法的な定義はなく，健康に役立つと思われる食品であいまいに用いられている。したがって，これらの健康食品は食生活の変化から，ビタミンなどの栄養分の量的不足を補うために利用される。サプリメントは，アメリカでダイエタリー・サプリメントとして，医薬品や食品とは別のカテゴリーに

分類されているが，わが国ではサプリメントと健康食品とを混同して用いられている。

表16-4 特定保健用食品と栄養機能食品

特定保健用食品	整腸，コレステロール・中性脂肪・体脂肪・血圧・血糖の調節，骨・歯の健康維持などに役立つもの
栄養機能食品	ビタミン類の補給用；A, B_1, B_2, B_6, B_{12}, C, D, E, 葉酸, ナイアシン, パントテン酸, ビオチン
	ミネラル類の補給用；亜鉛，カルシウム，鉄，銅，マグネシウム

[参考]
　魚に多いドコサヘキサエン酸（DHA）やエイコサペンタエン酸（EPA）などの多価不飽和脂肪酸や，植物油に多いリノール酸，リノレイン酸不飽和脂肪酸はHDLコレステロールを増やし，血栓形成を抑制する作用がある。動物性脂肪は動脈硬化を促進することで知られている。カルシウムは，骨からカルシウムを遊離させ骨粗鬆症となることを予防できる。海藻類はヨード含量が多く，甲状腺ホルモンの産生を促進する。

表16-5 よく利用されているサプリメント類

食物繊維	腸管非吸収性ポリペプチドで，便秘改善，脂肪吸収抑制，脱コレステロール効果を示す
ポリフェノール	ベンゼン核に-OH基が2個以上付いた物質をポリフェノールとよぶ。苦味成分で，抗酸化，動脈硬化防止，血管拡張作用がある
ビタミン	代謝潤滑作用。CやEには抗酸化作用・動脈硬化予防作用。B_1は代謝円滑化，Dは骨粗鬆症予防作用がある
微量金属	亜鉛は味覚鈍磨防止，鉄は貧血防止，マグネシウムは便秘を防ぐ
DHA, EPA	青魚類に多い不飽和脂肪酸で，血栓形成予防作用がある
GABA	神経伝達物質だが血液・脳関門を通過できない。筋疲労防止および降圧作用あり
カテキン	茶などに含量の高いポリフェノールの一種。がん予防効果
セサミン	ゴマに含まれる抗酸化物質で，動脈硬化防止作用がある
イソフラボン	豆類に多く含まれ，エストロゲン様作用を示す。骨粗鬆症に有効
コンドロイチン硫酸	関節・角膜保護・皮下組織の癒着防止など
分岐鎖アミノ酸（BCAA）	9種類の必須アミノ酸の内，バリン・ロイシン・イソロイシンは，体内で合成されないことから食事でとらなければならない。筋肉のアミノ酸の35％がこのBCAA（branched chain amino acids）であり，運動により分解されエネルギーとなる。BCAAは筋疲労・脳疲労に対する改善効果がある
ユビキノン	コエンザイムQ10：高等動物のミトコンドリアで，電子伝達系のエネルギー産生にかかわる酵素。うっ血性心不全の治療効果
スポーツドリンク	人体の塩分組成に近く，下痢や脱水の際の水補給に適する

[参考]

酸性食品・アルカリ性食品：食物の灰分のpHで判定されるものである。その食品摂取で血液のpHが変化することはない。

E. 食品添加物

　食物を長期保存するために燻製や塩漬けにしたり，食欲・味覚の増進の目的で植物の実や葉や花を使って色や香りを着けたりしている調味料，保存料，着色料などを，まとめて食品添加物とよぶ。食品添加物は食品衛生法により「食品の製造の過程において又は加工若しくは保存の目的で，食品に添加，混和，浸潤その他の方法によって使用するものをいう」と定義され，種類や量が規制されている。

文献

1) 二宮　英編：わかりやすい薬の知識，pp. 413-418，1996，新日本法規
2) 栗山欣也監：コメディカルの薬理学，pp. 213-218，2001，廣川書店
3) 加藤亮二，長村洋一編：健康食品総論，pp. 151-157，2006，健康食品管理士認定協会

第17章 最新臨床検査技術

A. 血液・尿・糞便検査

①**臨床化学検査**：肝機能，膵機能（糖尿病），腎機能，腫瘍マーカー，ホルモン，免疫関連タンパク，CRPなどを血液（血清）を用いて自動分析する基本検査法である。
②**臨床血液検査**：貧血検査（赤血球数，ヘモグロビン量，ヘマトクリット値），白血球数，血小板数などを検査するものであり，自動血球分析装置が利用される。
③**尿検査**：試験紙で尿中のタンパク・糖・潜血の有無を調べる基本検査法。タンパクは腎臓病，糖は糖尿病，潜血は尿路系のがんや潰瘍の存在を示唆する。異常があれば尿を遠心沈殿させて，尿中の細胞成分を顕微鏡で精査することもある（尿沈査）。
④**糞便検査**：がんや潰瘍からの微量出血（潜血）を調べたり，寄生虫卵の有無を調べたり，下痢の原因菌などを検査する。

B. 微生物検査（細菌学検査）

1. 細　菌

　①ブドウ球菌や連鎖球菌などのグラム陽性菌，②サルモネラ菌や大腸菌などのグラム陰性菌，③結核菌，④嫌気性菌などに大別され，喀痰，尿，便を検査材料として培養して原因菌を決める検査法だが，検査に2～3日を要する。

2. ウイルス

　簡易抗体検査法，簡易抗原検査法などが一般的に利用されるが，培養同定法は時間と手間がかかることから，通常はあまり利用されることがない。

C. 遺伝子検査（核酸検査）

　血液や組織片などを材料にして，個人の遺伝子特性（例：白血病などのがん遺伝子，遺伝性疾患の異常遺伝子）を検索したり，感染症の起炎菌の種類などを決めたりする検査法。DNA または mRNA 検査が一般的である。

D. 病理検査

　病変のある部位から組織の一部を切除して，特殊染色して主に顕微鏡下で病変の種類を決定する検査法である。腟分泌液，尿，喀痰などを用いてパパニコロウ染色をして，がん細胞を探す方法を細胞診検査とよぶ。

E. 輸血検査

　手術前や大量出血，献血の際に行われる。ABO 血液型検査，Rho（D）血液型検査が基本的に利用される。輸血前には供血者と受血者の血液の間で交差試験（クロスマッチ）が行われる。臓器移植の際には，HLA 型（白血球型）が適合するかどうかが調べられる。

　日本人での ABO 血液型の頻度は，A 39.1 %，O 29.4 %，B 21.5 %，AB 10.5 % である。他方，Rho（D）型は日本人のほとんどが陽性である。

F. 生理検査

①**血圧検査**：動脈を通過するときの血流圧を測定するもので，心臓収縮期圧（最大血圧あるいは最高血圧）と心臓拡張期圧（最小血圧あるいは最低血圧）を検査する。通常はマンシェットを上腕に巻き，肘部で水銀血圧計や気圧血圧計を用いて測定する方法が用いられる。最近は指先や腕関節部で測定できる，簡易自動血圧計の利用が盛んである。

②**脈波検査**：動脈硬化や心臓疾患などの診断に利用されている。

③**心電図（ECG）検査**：心筋の活動電位を体表においた電極を通じて測定するもので，その電位差，リズム，波形変化から心臓の病変と病変部位を決めたり，不整脈の有

第17章　最新臨床検査技術

無などを調べたりする普遍的な検査法である。安静時検査で異常がないときには，階段を昇降したりエルゴメーターを使ったりする負荷試験法がある。心筋梗塞，狭心症，不整脈のタイプなどを決めるのに有力な情報を与えてくれる。

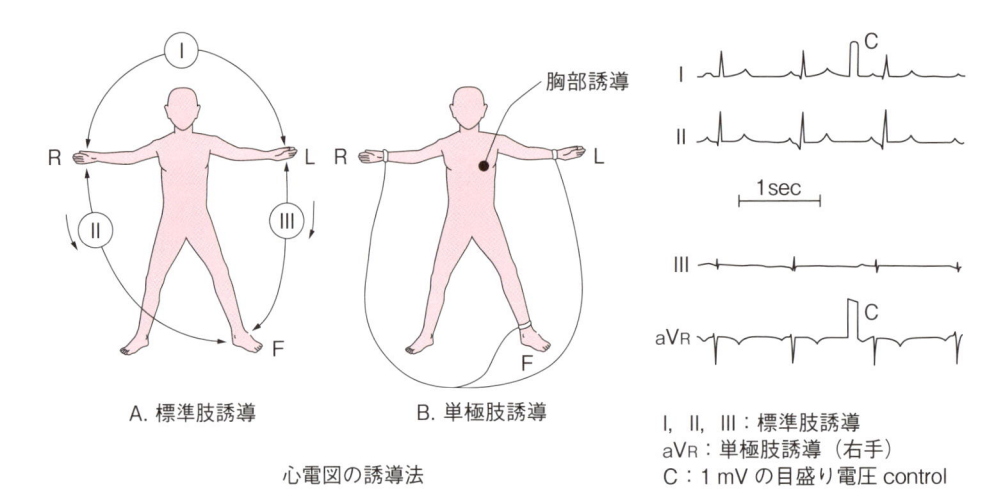

A. 標準肢誘導　　B. 単極肢誘導

心電図の誘導法

I, II, III：標準肢誘導
aV_R：単極肢誘導（右手）
C：1 mVの目盛り電圧 control

図 17-1　心電図

④ **脳波検査**：てんかん・脳外傷・脳出血・脳腫瘍，脳死判定などの診断のため，脳の自発電波を測定する検査法。
⑤ **筋電図検査**：筋萎縮が筋肉性か，または神経性かを鑑別するために行われる検査。
⑥ **呼吸機能検査**：喘息や肺気腫などの場合，呼吸・換気能異常度を調べるために行う検査（肺活量測定など）。

G. 画像検査

① **X線撮影**[*1]：レントゲン線撮影ともよばれる。胸部，腹部単純，骨関節などをX線を用いて撮影する一般的検査法である。
② **CT検査**：X線を用いて身体各部の輪切り像を撮影する方法であり，がんなどの病変を検知するのに有用である。
③ **MRI検査**：磁気共鳴画像診断法のことで，脳，胸部，腹部，および骨関節などの身体の各部を輪切りにした形で撮影し，病変を見つけることができる。腹部，胸部

---

* 1　単純胸部X線の皮膚面での被爆線量はおよそ6.5 mGy（ミリグレイ）である。そして50 mGy未満のX線被爆では組織・臓器に問題となる身体的影響が発生することはないと予想されている。50～200 mGyの線量域では受精8週までの妊娠初期は胎児への影響を否定できない。

のがん，脳内出血や梗塞，腰椎ヘルニアなどの検知に利用される。
④**血管撮影**：アンジオグラフィとも呼ばれ，心臓冠動脈，脳血管，下肢血管などの異常を，造影剤を用いて撮影する方法である。
⑤**PET検査**：放射性核物質を注射した後に，その放射線の集積を調べるもので，脳腫瘍などの検出に有用である。
⑥**超音波検査**（エコー検査）：腹部エコー，心エコー，頸部血管エコー，脳エコーなど種々の装置が開発されており，がんや潰瘍などの病変を検出するのに利用される。
⑦**内視鏡検査**：胃・十二指腸鏡，食道鏡，大腸ファイバースコープ，気管支鏡，関節鏡，腟鏡など種々の内視鏡が目的に合わせて利用され，ポリープやがん，潰瘍，出血などをみるのに役立つ。
⑧**眼底検査**：糖尿病や高血圧症の患者に対し，網膜血管の太さ，形，および走行，動脈硬化度，出血，網膜変性の有無について，眼底鏡を用いて検査する方法である。

文献
1）巽　典之：基準値ハンドブック，2000，南江堂

参考　検体検査基本 25 項目基準（正常）値表

分　類	項　　目	検　査　法	基　準　値
尿 検 査	タンパク	試験紙法	陰性
	糖	試験紙法	陰性
	潜血	試験紙法	陰性
便	潜血	免疫法	陰性
栄 養 分	総タンパク	Biuret 法	6.5 〜 8.3 g/dl
肝 機 能	総ビリルビン	化学酸化法	0.2 〜 1.0 mg/dl
	AST（GOT）	JSCC 法	8 〜 40 IU
	ALT（GPT）	JSCC 法	8 〜 40 IU
	γGTP	JSCC 法	8 〜 50 IU
	アルカリ・フォスファターゼ	JSCC 法	80 〜 260 U
腎 機 能	クレアチニン	酵素法	0.4 〜 1.0 mg/dl
糖 代 謝	空腹時血糖	HK-UV 法	60 〜 100 mg/dl
	随時血糖	HK-UV 法	≦ 200 mg/dl
	ヘモグロビン A1c	HPLC 法	≦ 6 %
プリン代謝	尿酸	ウリカーゼ PO 法	男 4 〜 7　女 3 〜 5.5 mg/dl
脂肪代謝	総コレステロール	酸化酵素法	130 〜 240 mg/dl
	HDL コレステロール	直接法	40 〜 85 mg/dl
	中性脂肪	G 消去 UV 法	50 〜 150 mg/dl
電 解 質	ナトリウム	電極法	139 〜 146 mEq
	カリウム	電極法	3.8 〜 4.8 mEq
炎　症	CRP	免疫比濁法	≦ 0.5 mg/ml
血液 pH	pH	電極法	7.35 〜 7.45
血 球 数	赤血球数	自動計数法	男 400 〜 550 万 /μl 女 380 〜 500 万 /μl
	白血球数	自動計数法	4000 〜 8000 /μl
	血小板数	自動計数法	15 万〜 40 万 /μl

第18章 介護職が行える処置

　介護における医行為について医師法第17条，歯科医師法第17条，および保健師助産師看護師法第31条の規制の対象とする必要がないと考えられるのは次の通りである。1）水銀体温計・電子体温計により腋下で体温を計測すること，2）自動血圧計で血圧を測定すること，3）新生児以外の者であって，入院治療の必要がないものに対して，動脈酸素飽和度を測定するためのパルスオキシメーターを装着すること，4）軽微な切り傷・擦り傷・かすり傷・やけどなどについて，専門的な判断や技術を必要としない処置をすること（汚物で汚れたガーゼの交換を含む）であり，また5）患者が，①入院・入所して治療する必要がなく容態が安定していること，②副作用の危険性や投薬量の調整のために医師または看護職員による，連続的な容態の経過観察の必要がないこと，③内服薬については誤嚥の可能性，坐薬については肛門からの出血など，当該医薬品の使用の方法そのものについて専門的な配慮が必要でないこと，の3条件を満たしていることである。

　このような条件を医師・歯科医師・看護職員が確認したうえで，それらの免許を有しない者により，医薬品を使用した介助ができる。

　以上を，介護される本人または家族に伝えたうえで，その依頼に基づき，医師の処方を受け，あらかじめ薬袋などにより患者ごとに区分し，処方された医薬品について，医師または歯科医師および薬剤師の服薬指導を受ける。看護職員の保健指導・助言を遵守したうえで医薬品の投与を行うことができる。

　具体的には，皮膚への軟膏塗布（じょく創の処置を除く），皮膚への湿布の貼付，点眼薬の点眼，一包化された内服薬の内服（舌下錠の使用も含む），肛門からの坐薬挿入または鼻腔粘膜への薬剤噴霧を介助することが許される。いずれの行為においても，「清潔」と「不潔」の概念を忘れてはならない。

　次の行為も医行為とみなされない。①爪や爪の周囲に炎症がなく，糖尿病などの疾患に伴う専門的な管理の必要のない場合に，爪切りで爪を切り，爪ヤスリでヤスリがけすること，②重度の歯周病などがない場合に，口腔内の刷掃・清拭において，歯ブ

ラシや綿棒または巻き綿子を用いて歯・口腔粘膜・舌に付着する汚れを取り除き清潔にすること，③耳垢を除去すること（耳垢塞栓を除く），④ストマ装具のパウチに溜まった排泄物を捨てること（肌に接着したパウチを除く），⑤自己導尿を補助するため，カテーテルの準備，体位の保持をすること，⑥市販のディスポーザブル・グリセリン浣腸を用いて浣腸すること。ただし挿入部の長さが5〜6cm程度以内で，グリセリン濃度50％，成人用40g程度，6〜12歳用20g程度以下，1〜6歳用の場合で10g以下の容量のもの。

救急処置・手当

緊急の場合は看護職，介護職を問わずに行うべき救急法がある。この実行には，あわてず，騒がず，状況を適切に判断し，行動することが必要である。

1. 医師を待てない緊急の場合
- 窒息→その原因を取り除く
- 呼吸が止まっている→人工呼吸
- 心臓が止まっている→心臓マッサージ＋人工呼吸，または自動体外除細動装置を使う
- 毒物を飲み込んだ→無理やり吐かせる
- けいれん→熱けいれんか？てんかんか？を判別し，安静にし，無理な振動を与えない

2. 体位
- 顔面紅潮→頭を高くする
- 顔面蒼白・ショック→頭を低くする
- 腹部挫傷→膝を曲げ身体を起こし，腹部の緊張を解く
- 嘔吐→窒息を防ぐため，顔を横向ける
- 熱中症→涼しい場所に移し，衣服を緩め，水分補給する
- 喘息発作→起坐位が楽である

3. 傷の消毒（創とは皮下におよぶ損傷，傷とは皮膚に留まる損傷）
創傷部を水か生理食塩水，あるいはオキシドールで洗い流す（傷の中は余り触らないこと）。次に滅菌ガーゼをあてる。創傷処置としてティッシュペーパー・脱脂綿・タバコ葉・蓬葉を付けたりしないようにする。創傷部への軟膏塗布も勧められない。

4. 打撲挫傷・捻挫と罨法（シップ）
急性期には冷湿布を原則とする。

5. 脱臼・骨折・関節挫傷

損傷部を動かないようにするために（厚紙・板・毛布などを利用した）副木をあてる。傷のある場合には傷への処置をした上から固定すること。

6. 火　　傷

発赤・水疱形成・壊死の3段階がある。氷水で冷やしつつ病院へ行くのが原則。アロエを貼付するのは勧められない。水疱はつぶさないこと。

7. 出　　血

出血部にガーゼなどをあて強く圧迫する（5～10分程度）。止血部を高い位置に保つ。止血帯の使用はあまり勧められない。

8. 頭部打撲

なるべく動かさずに病院へ急送する。意識がない場合には窒息させないようにすることが大切で、口の中の入れ歯や食べ物や血液塊は取り除くこと。耳・口・鼻から出血している場合には脳底骨折の可能性がある。

9. 胸部打撲

痛み・血痰・呼吸困難が出れば肋骨骨折・肺損傷の危険性がある。窒息しないように注意して、創傷部から空気が出入りしている時はガーゼで強く圧迫しておく。上半身を起こして搬送する。

10. 気管異物・誤嚥・喉のつまり

飴玉・餅・ガム・豆・鉛筆のキャップなどが詰まることがある。子供の場合には逆さに抱き背中の中央を強くたたく、喉に指1～2本を入れて異物をつまみ出す、指で舌根部を抑えて反射で吐出させる、背後から腹部を両手で強く抱きこむなどを試みる。高齢者では反射力が弱くて異物を吐き出せないことが多い。

11. 腰痛・腹痛

比較的緩い腰痛や急性炎症や腹痛の場合には温湿布が有効な場合がある。強い痛み・血尿や血便が出る場合は、ショックに陥ることがあるのでできるだけ早く病院へ搬送すること。

12. 意識消失発作

脳卒中か？てんかんか？糖尿病性低血糖発作か？　糖尿病性低血糖発作は甘い物を口に含ませ、水を飲ませると軽快する。

付）家庭常備用救急箱の中身

ガーゼ，消毒綿，バンソウコウ，包帯，消毒剤（オキシドールなど）。体温計，氷嚢，ピンセット，鋏，筆記用具。解熱薬，下痢止め，鎮痛薬，湿布剤，常用薬など。

第19章 在宅看護と介護における医療関連実技

A. 在宅看護（訪問看護）

在宅介護場面では看護職と介護職との連携が不可欠である。

1. 在宅看護（訪問看護）とは
a. 在宅看護と訪問看護は同じものか

三省堂の大辞林では、「在宅看護は、家庭で療養している患者を看護者が看護すること。寝たきりの状態にある高齢者・重度の障害者（障害児）・慢性疾患患者などを対象とする」とし、「訪問看護は、看護者が自宅に出向き、その生活の場において行う看護活動」と説明されている。書かれた意味は在宅看護と訪問看護がほぼ同義語と理解されている。また、在宅看護の専門家の川村は[1]「現在は、訪問して看護を提供する場は自宅に限定されているので、在宅看護と訪問看護はほぼ同義語である」といっている。

しかしながら近年は高齢者専用集合住宅が普及してきていることから、在宅看護は自宅とは限定できない状況にある。ただし本章では、日常の介護場面で介護職パートナーとしての看護職者の役割や活動内容を説明することとする。

看護学では在宅看護と訪問看護を厳密に区分している（図19-1）。その違いは、在宅看護の対象は、地域で疾病や障害をもちながら生活しているすべての人を含むのに対し、訪問看護は、病気で自宅で療養生活をしている人を看護の対象としていることである。

1）訪問看護というよび方はなぜ馴染みがあるのか？

明治時代に訪問看護というよび方が一時使われていたことがある。しかし、そのまま社会的な制度として確立することもなく長い時間が経過した。近年では1982（昭和57）年に老人保健法の訪問指導に訪問看護事業が示され、翌昭和58

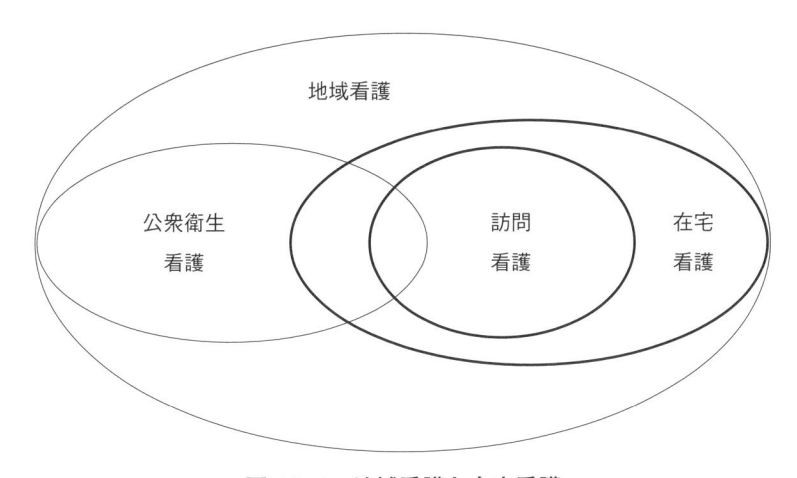

図 19-1　地域看護と在宅看護
（木下由美子編著：在宅看護論 4 版，p.5，2006，医歯薬出版）

年の施行で市町村では訪問指導等の老人保健事業が開始された。その後，1991（平成 3）年の老人保健法の改正で「老人訪問看護制度」が発足し，翌平成 4 年に「老人訪問看護ステーション」による老人訪問看護がスタートした。さらに 1994（平成 6）年の健康保険法の改正で訪問看護制度が創設され，在宅療養の必要なすべての人に訪問看護が利用できるようになった。次いで 2000 年の介護保険法の実施で訪問看護はさらに重要な役割をもつようになった。

　法律により訪問看護の呼称や看護活動の内容が定められ，身近な場所で訪問看護のサービスが展開されるようになったことから，人々の間に訪問看護のよび方が馴染み深くなったものと考えられる。

2）在宅看護はどうしてそうよばれるのか？

　在宅看護は，訪問看護のように法的に制度化されたものではない。看護学の世界で新しくつくられた名称と考えてよい。最近では医療・福祉などの関係者の間でもよく使われるようになったが，関係する専門家の中での使用に限定されている。そのため在宅看護は一般にはさほど馴染みのない表現である。

b. 在宅看護（訪問看護）の役割と業務

1）在宅看護（訪問看護）の役割とは

　在宅看護（訪問看護）は，在宅（自宅）で生活をする病気や障害をもつ人とその家族が，安心して生活することができ，その人らしい生活スタイルや望みを，最大限に実現できるようにすることである。

　老人訪問看護者用の研修用テキスト[2]の記述によれば，

　「訪問看護によって，患者，高齢者，またその家族に，療養のしかたや看護について助言したり，時に看護を援助し，必要に応じて，看護を提供しながら，そ

れぞれの家庭での，看護力，介護力，さらにその技術を高め，効果的な在宅ケアが継続できるようにする。すなわち，訪問看護のねらいは，患者，家族，高齢者，あるいは家族の力を引き出し，それらの人々が望んでいる生き方や生活ができるように看護専門家の立場から，側面的に援助することである」とある[2]。

　在宅看護（訪問看護）の役割は，看護師（保健師・助産師など）が家庭などを訪問して療養などにかかわる相談や援助を提供することを通じて，本人と家族の生活を支援し，さらに医療的な援助が必要な場合には，主治医の指示と連携をもって必要な医療的処置などのケアを行うことである。

2）在宅看護（訪問看護）の業務とは

　在宅看護（訪問看護）は，単に病気や障害をもつ人を対象とするのではなく，その家族なども援助の対象と考え，両者に援助の提供をする必要がある。在宅看護の業務は，一般的な従来の看護のイメージとは少し異なっている。たとえば，病気の治療や健康の回復のために，患者に対して施設内で行われている療養生活の世話や，医療的な処置・行為を主とする看護援助（施設内看護）とは異なり，自立に向けた支援が求められる。

　在宅看護（訪問看護）の業務内容は大きく分類すると，
　①「日常生活を援助するためのもの（日常生活の援助）」
　②「健康に関する援助をするためのもの（健康生活の援助）」
の2つに分類できる。

　日常生活の援助とは，日常生活を維持するために基本的に必要となるもの，たとえば食事，清潔，排泄，睡眠，活動などの援助をすることから，その人らしい生活を維持するために必要な内容までが含まれる。

　健康生活の援助とは，健康の回復，機能の回復，健康の保持など，その人の健康のレベルに即したさまざまな援助が含まれる。

　在宅看護（訪問看護）の視点は，常に人の健康に着目し，健康状況に応じた，安全で，その人の望む生活の実現のために生活を援助することである。健康生活の援助には，看護職だから行うことのできる援助項目，具体的には医行為などが含まれているのが特徴である（表19-1）。

2. 在宅看護（訪問看護）と介護の技術

　看護と介護には共通する援助技術が多い。しかしながら看護と介護では役割や法的な制約で実施できる援助技術の範囲が異なる（表19-2）。

　看護および介護の技術は，「生活の援助技術」と「健康・医療に関連のある技術」の2つに大別できる。生活の援助技術は，種類や内容において看護も介護もその具体的な方法などは同じである。しかし，健康・医療に関連のある技術の内容では，介護

表 19-1 訪問看護の内容（概要）

A. 現行法制からみた訪問看護の4つの分類
 1. 要介護者等に対する介護保険による訪問看護
 2. 老人医療者に対する老人保健法による訪問看護
 3. 医療制度の枠内で行われる健康保険による訪問看護
 4. 行政から行われる医療以外の保健事業としての訪問看護

B. 訪問看護の主な内容
 1. 健康生活の援助（医療に関連する援助）
  ・病気の管理
  ・褥瘡・創の管理・処置
  ・カテーテル等の管理
  ・医療器具類のケア・管理
  ・感染の予防・管理
  ・医師との連携・調整
  ・リハビリテーション
  ・各種療法の指導・助言
 2. 日常生活の援助
  ・清潔の援助
  ・排泄の援助
  ・食事の援助
  ・移動の援助
  ・睡眠の援助
  ・衣服着脱の援助
  ・コミュニケーション法
 3. ターミナルケア
 4. 感染予防・対策
 5. 家族・介護者への支援
  ・家族の介護力（ケア能力）の向上
 6. さまざまな調整・連携とマネジメント
  ・種々のサービス
  ・職種の調整

（中島紀恵子，他：系統看護学講座専門20　老年看護学，pp.359-363，2004，医学書院を参考に作成）

業務には医行為に関する内容がほとんど含まれていない。それは，看護と介護に大きな相違が生じた最大の原因は，介護職による医行為が，法律によって禁じられているからである。

第19章 在宅看護と介護における医療関連実技

表19-2 老人訪問看護テキストにみる訪問看護の技術[2]

I 日常生活の援助	II 医療処置に関わる指導・援助	
• 食事と栄養管理 • 排泄 • 睡眠 • 清潔 • 衣生活 • 寝具 • 環境整備	• 膀胱カテーテルの留置または交換 • 膀胱洗浄 • 床ずれ • 喀痰および気管内吸引 • ネブライザー療法（エアゾール吸入法） • 在宅酸素療法 • 経管栄養法 • 気管カニューレ • 人工肛門，人口膀胱（ストーマ）	• CAPD（連続携行式腹膜透析） • 在宅中心静脈栄養法 • 合併症 　脱水，肺炎，尿路感染，骨折，皮膚疾患 • 感染症 　非A，B型肝炎の感染予防，MRSAおよびARGNRの院内感染予防対策

B. 医行為と医療関連実技

　介護場面で介護関係職員が介護を実践していくときに，完全に医行為と無関係で行動することは非常に難しい状況にある。しかし，医師法などにより介護職の医行為は原則禁止されていて，医業を行えるのは，法で認められた資格を有する者だけに限定されているからである。これまで法の解釈では，医行為に該当する内容が介護職に大きなストレスを与えてきた。そのため，これまでさまざまな議論がくり返し行われ，いくども国に要望や提案がされてきたものの，現実と法との間にはズレが生じている。介護者は違法な医行為を含む法的問題を起こさないように，正しい知識を身につけておくことが必要であろう。

1. 医行為とは何か

　医行為の一般的な解釈は，「医師の医学的判断及び技術をもってするのでなければ人体に危害を及ぼし，又は危害を及ぼすおそれのある行為」とされる。医行為のできる者は医師法第17条，歯科医師法17条，保健師助産師看護師法31条などにより資格に制限がされている。

　医行為の具体的な内容は非常に広範なもので，医療技術などの進歩や社会的な認識によっても違ってくるものの，医行為に関する概念や範囲について法文中に具体的な記載がない。そのため，具体的な医行為の判断に関する厚生労働省の見解は，「その時々の個々の様態により，個別に判断する」としている。そして厚生労働省としての医行為に関する具体的な判断や解釈は，必要に応じて同省医政局長名で出される通知によって示されている。ただ，医行為を業として行わない場合には，すなわち本人自身や家族が代わりに行う医行為は法的には問題とならない。

2. 介護現場で行われる医行為は

　実際の介護現場は日常的に医行為に直面し，仕方なくこれに対応している現状がある。篠崎[6]が「どこまで許される？ ホームヘルパーの医療行為」で示している問題点は，①介護職者自体がその行為が医行為だと認知している程度が非常に低いこと，さらに②医行為と知りつつ，諸般の事情から行わざるを得ないということ，そして，③医行為の実施をしながら，実施に伴う不安を覚える割合がかなり低いという点である。

　篠崎が確認した，介護場面での医行為の認知度と実施者の不安割合を，布施ら[7]が調査した結果は表19-3 に示すようなものである。実際，介護現場ではさまざまな状況下で医行為が行われている現実を知っておく必要があろう。

　厚生労働省の最近の介護に関係する通知[8,9]では，医行為であるかく痰，吸引について，「家族以外の者によるたん吸引を当面のやむを得ない措置」として認めている。

表19-3　介護者による医行為に関する認識等について

篠崎[6]が厚生労働省に確かめた 23 の医行為	介護職員の医行為としての認識度（％）[7]	医行為実施者の不安割合（％）[7]
気管カニューレ交換	100	0 ＊
気管切開患者の管理指導	100	100
インスリン投与	99	50
点滴の抜針	97	78
導尿	97	33 ＊
膀胱洗浄	97	0 ＊
留置カテーテルの管理	96	27 ＊
酸素吸入	91	56
摘便	91	39 ＊
排痰ケア	91	40
経管栄養	90	36 ＊
浣腸	88	25 ＊
服薬管理	87	41 ＊
痰の吸引	86	78
褥瘡の処置	85	22 ＊
人工肛門の処置	81	40
座薬投入	74	31 ＊
食事療法の指導	63	30 ＊
外用薬の塗布	59	14 ＊
点眼	59	6 ＊
血圧測定	41 ＃	11 ＊
口腔内かき出し	41 ＃	20 ＊
爪切り	31 ＃	43

注　表中の記号のあるものは下記の通りである。
・＃は医行為としての認識度が 50 ％ 以下のものを示している。
・＊は医行為実施に対して不安を持つ割合が 4 割未満のものを示している。

第19章 在宅看護と介護における医療関連実技

この現実が介護の世界にはこれからも続いていく可能性は非常に大きく，医行為は介護職にとって今後の大きな課題であろう。

3. 医療関連実技（医行為でないと通知されたもの）

医行為に関する問題は非常に複雑であるが，平成17年7月26日の厚生労働省医政局長通知「医師法第17条，歯科医師法第7条及び保健師助産師看護師法第31条の解釈について」[10]で，原則医行為でないものを具体的に示している。この通知により介護現場で介護職員が法的な心配をせず行える医療関連実技が示された。

医行為でないものとしての具体的作業については第18章を参照されたい。

4. 介護現場で行われる医療関連実技実施に関する注意点

介護現場で行うことができる医療関連実技は時とともに増加している。それは現実の要請という後押しが働いているためである。実施可能と厚生労働省が示す医療関連実技には，実施の可否に関する細かい条件が付け加えられており，介護職員が自由に判断して行えるものはむしろ少ない。介護を業として行う介護職員は，医療関連実技に関する知識と技術の修得のための研修等をおろそかにすべきではない。

医療関連実技の実施に関しては，以下のような事柄に常に努力することが大切である。

①介護職員がしてよい医療関連実技を知る
②医療関連実技に関する医学等関連知識を知る
③医療関連実技実施の技能を修得する
④常に研鑽に励み，自らの技量・知識の向上に努める

文献

1) 川村佐知子監：地域のケア力を高める 在宅ケア高度実践技術，p. 4, 2002, 日本看護協会出版会
2) 厚生省大臣官房老人保健福祉部老人保健課監：老人訪問看護研修テキスト，1992, 日本看護協会出版会
3) 2) に同じ
4) 一番ヶ瀬康子，他監：改定・セミナー介護福祉⑫ 介護技術，2005, ミネルヴァ書房
5) 福祉士養成講座編集委員会編：新版介護福祉士養成講座13 介護技術II, 2004, 中央法規
6) 篠崎良勝：どこまで許される？ ホームヘルパーの医療行為，pp. 8-9, 2002, 一橋出版
7) 布施千草，他：介護者による医療行為，看護教育 43 (2): 112-115, 2002
8) 厚生労働医政局長通知（医政発第0324006号）「在宅におけるALS以外の療養患者・障害者に対するたん吸引の取り扱いについて」

9) 厚生労働医政局長通知（医政発第0717001号）「ALS（筋萎縮性側索硬化症）患者の在宅療養支援について」
10) 厚生労働医政局長通知（医政発第0726005号）「医師法第17条，歯科医師法第7条及び保健師助産師看護師法第31条の解釈について」
11) 和田忠志：くせものキーワード・2，最終回医療行為．訪問看護と介護10（12）：1087，2005
12) 木下由美子編著：在宅看護論（4版），p.5，2006，医歯薬出版

在宅看護・介護にかかわる基本用語

在宅看護と訪問看護：訪問して自宅で看護を提供することで，現在ではほぼ同義語である。
老人保健法：国民の壮年期以降の健康の保持と適切な医療の確保のために，疾病予防，治療，機能訓練までの総合的な保健医療対策推進のため1982年に制定された。保健事業として，7つの項目があり，市町村が実施主体となり実施している。
国民健康保険法：昭和13年に制定され，昭和36年に国民皆保険が実施された。
介護保険法：老人福祉と老人保健の制度を再編して給付と負担を明確にし，利用者の選択で保健・医療・福祉にわたる介護サービスが総合的に利用できるようにした法律。
老人訪問看護制度：老人保健法改正で平成4年に創設された制度。
訪問看護制度：平成6年健康保険制度の改正で，老人医療の対象外の在宅の難病患者，障害者などを対象とした訪問看護制度。
在宅医療：健康状態に何らかの問題のある人が自宅で療養等することを助ける医療。
施設内看護：病院や老人保健施設のような施設内で行われる看護。
医行為：医師の医学的判断や技術でなければ人体に危害を及ぼすか及ぼす恐れのある治療等に関する行為をいう。
医業：医行為を職業として行うことをいう。医業が行えるのは法律で認められた有資格者である。
医師法第17条：医師の業務を定めたもので，「医師でなければ医業をしてはいけない」と定めている。
歯科医師法第17条：歯科医師の業務を定めたもので，「歯科医師でなければ歯科医業をしてはいけない」と定めている。
医療関連実技：介護職員が行える医療関連実技とは法律の解釈で医行為でないものと医行為ではあるが当面はやむをえないと認められたもの。

第20章 生活機能と機能回復（リハビリテーション）

A. 生活機能

生活機能とICF[*1]（国際生活機能分類）

　生活機能（functioning）はWHOの定義によると，人が生きること（生命・生活・人生）を総合的にとらえた概念であり，これは，2001年5月の世界保健機関（以下WHO）総会において採択されたICF（国際生活機能分類）によって確立された。今まで「障害」の分類に関しては1980年に国際障害分類（ICIDH[*2]）が提唱されたが，これは障害を，

　①機能形態障害（impairment）
　②能力低下（disability）
　③社会不利（handicap）

の3つに分けて構成されたものであり，リハビリテーションを主とした多くの職種に用いられてきた。しかしその後，社会環境の変化とともに，障害の発生には身体機能の障害による生活機能障害だけでなく，環境も影響を与える重要な因子であるという観点からWHOによる改訂作業が行われ，国際生活機能分類（ICF）が発表されるに至った。

　ICIDHは障害の考え方を「視覚障害」「精神障害」といった心身機能のマイナス面から分類し，そこからどのような社会的な不利があるかというとらえ方をしていた。しかし一方のICFは，健康状態は疾患や障害の有無だけでなく，「心身機能・身体構造」「活動・参加」の2点と，それらに影響を及ぼす背景因子としての「環境因子」と「個人因子」があるというとらえ方である。

[*1] International Classification of Functioning, Disability and Health
[*2] International Classification of Impairments, Disability and Handicaps

それぞれ説明していくと「心身機能・身体構造」とは，体や心の働きと，体の器官・肢体とその構成部分などの身体の解剖学的部分をさす。「活動」とは歩くことや身の回りの動作，家事などの生活行為のこと，「参加」とは家庭生活や社会の中で役割を果たすことであり，これらを包括したものを「生活機能」という。加えて背景因子としての環境因子とは，人々が生活し人生を送っている物的，社会的環境のことであり，促進・阻害因子として作用する。

　個人因子とは個人の人生や生活の特別な背景であり，個人的な特徴をさす（個人因子はICFには分類としては含まれていない）。たとえば，中途視覚障害をもつ人が治療を終え，職場に復職しようと考えたとき，通勤や職務といった，障害をもちながらの新たな環境にさえ慣れることができれば，自立可能である。その場合，就業といった社会参加を妨げるものは，通勤に慣れるまでの介助者やラッシュを避けての時差出勤，職場での新たな教育制度や配置転換といった環境因子の障害である。

　このように，人が「生きる」ことは，ある一点だけに着目するのではなく，「生きることの全体像」を「生活機能」として包括的にみることの必要性が問われている。ICF（国際生活機能分類）は，健康を人と環境という視点でみるため，今後の福祉・介護・医療の現場で重要なものになると考えられている。ICFの概観と，ICFの構成要素間の相互作用を示しているICFモデルを以下に示す。

表20-1　ICFの概観[1]

	第1部：生活機能と障害		第2部：背景因子	
構成要素	心身機能・身体構造	活動・参加	環境因子	個人因子
領域	心身機能・身体構造	生活・人生領域（課題，行為）	生活機能と障害への外的影響	生活機能と障害への内的影響
構成概念	心身機能の変化（生理的）身体構造の変化（解剖学的）	能力　標準的環境における課題の遂行　実行状況　現在の環境における課題の遂行	物的環境や社会的環境，人々の社会的態度による環境の特徴がもつ促進的あるいは阻害的な影響力	個人的な特徴の影響力
肯定的側面	機能的・構造的統合性	活動・参加	促進因子	非該当
	生活機能			
否定的側面	機能障害（構造障害を含む）	活動制限　参加制約	阻害因子	非該当
	障害			

第 20 章　生活機能と機能回復（リハビリテーション）

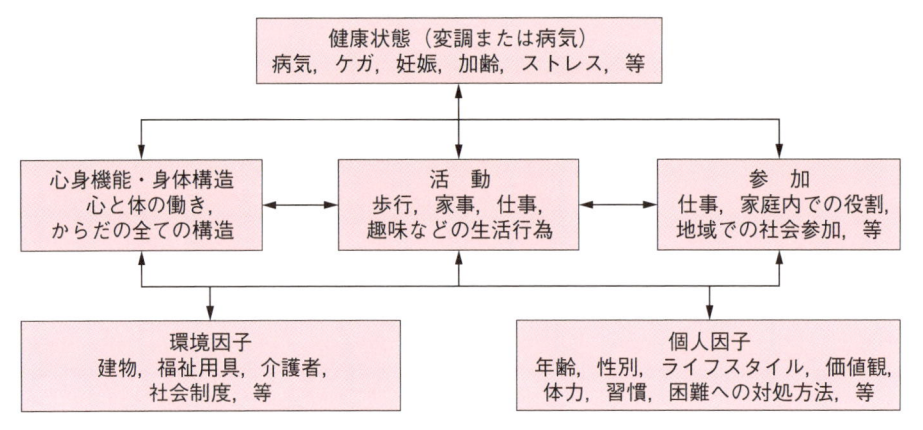

```
                    健康状態（変調または病気）
                    病気，ケガ，妊娠，加齢，ストレス，等
                              ↕
    ┌─────────────────────┼─────────────────────┐
    ↕                      ↕                      ↕
心身機能・身体構造    ←→   活　動    ←→        参　加
心と体の働き，          歩行，家事，仕事，        仕事，家庭内での役割，
からだの全ての構造      趣味などの生活行為        地域での社会参加，等
    ↕                      ↕                      ↕
        環境因子                      個人因子
    建物，福祉用具，介護者，        年齢，性別，ライフスタイル，価値観，
    社会制度，等                   体力，習慣，困難への対処方法，等
```

図 20-1　ICF の構成要素間の相互作用（文献 1 より一部改変）

B. 機能回復（リハビリテーション）

1. リハビリテーションの歴史と理念

　リハビリテーション = Rehabilitation は，ラテン語起源の単語で，「re（再び）＋ habilis（人間にふさわしい）＋ ation（状態にすること）」という語句がつながってできた言葉である。人間が何らかの影響で人間にふさわしくないような状態に陥ったとき，再び人間らしく生きるためにその「権利を回復させる」というのが基本的な意味である。

　歴史上では，宗教裁判で破門された人の，「破門の取り消し」という，名誉や権利の回復といった意味で用いられた。これらは時代とともに破門された人であったり罪人であったりした。わが国では精神科医の呉秀三が 1901 年，精神病者への移動療法を開始し，これが自信と意思を引き出す作業療法となった。また 1965 年には「理学療法士・作業療法士法」が制定された。理学療法士（PT）は身体に障害をもつものに対して，運動療法や温熱，電気，水，光などの物理的エネルギーを利用した理学療法を通じて運動機能障害回復をはかる。作業療法士（OT）は機械的作業療法，日常生活動作訓練，職業準備訓練を通じ，職業復帰を目指した身体・精神機能訓練の指導を行う。現代では，障害者を「何らかの影響により普通に生活する機能を失った人」ととらえるようになり，障害者のリハビリテーションを「その人が人間らしく生きる権利や尊厳の回復」「全人間的復権」ととらえるようになった。

2. 機能回復（リハビリテーション）の目的

　リハビリテーションとは，病気やけがに伴って発生した「障害」を可能な限り最小限にとどめ，軽減し，それ以上の二次的な障害を起こさせないための予防を行うこと

132

である。障害にあっても，自分がこうありたいと思う姿で生活を継続させるためには，生活上の困難や不利益ができる限り少ない状態であること，それは現状のADL（日常生活活動）を低下させないことにほかならない。特に身体のすべての部分に不可逆的な器質変化がある高齢者などは，ある限られた部分の機能的な衰えでも，それが誘因となって他の部分に弊害を起こす。それぞれの問題の本質を早期に発見し，障害に伴う能力低下を軽減し，個人の権利や尊厳を本来のあるべき姿に回復することが，リハビリテーションの目的である。

また介護者である家族にとっても，対象者が普段の生活行為を自力で行うことができ，活発に生活が営めていることは，円滑な家族機能の基本であり，家族全体のQOL（生活の質）向上にもつながる。

さらに現在の社会動向としては，要介護者を増やさないため，介護保険法が改正され，予防に力点を置いている。対象者が自己決定をし，可能な限り社会や家庭において役割を担い活動することができれば，対象者のみならず社会全体の活力となりうる。

3. リハビリテーションの範囲

リハビリテーションは，障害された身体機能の回復（視覚障害，聴覚障害，運動機能障害，呼吸器疾患，精神疾患など）といった医学的なリハビリテーションだけではない。これらに対する機能回復訓練などは，リハビリテーションの一手段である。

養護教諭が特殊学級や訪問学級などにおいて，小児に対して行っている教育的リハビリテーションや，ハローワークで行っている職業相談や指導・訓練・斡旋といった内容の職業的リハビリテーション，これら医学的，教育的，職業的リハビリテーションを，制度や環境の調整といった総合的な面から支援を行う社会的リハビリテーションとさまざまであり，「人間らしく生きる権利の回復」という大目標達成のためには，それぞれの手段を組み合わせ，他分野とも調整・協力しながら解決していかなければならないことも多い。

4. 障害とは

「障害」とはなんであろうか。多くの人の認識では，歩くことや，見ること，聞くことなど，皆が行っていることが何の妨げもなく行われ，普通に社会生活を送ることができれば障害とは思わないであろう。視力の低い人が眼鏡をかけているのは眼球の屈折異常による視力低下による障害である。しかし眼鏡によりある程度矯正でき，普段の生活に不利益を感じていなければ，これを障害とは思わないだろう。

ところがこの人が，たとえば警察官の試験を受けたいと強く願っても，視力が低いために希望する職業に就けず，夢をあきらめなくてはならないとしたら，本人にとって大きな障害となる。ここで障害とは，心身機能の不都合から起こる，その人が感じ

る生活上の困難，不自由，不利益であるといえよう。

したがって介護をする立場からは，障害を感じている本人が「本当に望んでいることは何か」を常に意識していなければならない。機能障害の状況が同じだからといって，本人が感じている「障害」の状態が同じであるとは限らない。

このように考えると「障害」は個々に，すべて異なる。したがって次項では，心身機能・身体構造からみた障害について述べる。

5. 主な障害の種類

a. 視覚障害

先天性と中途失明がある。失明の原因には眼疾患（白内障・緑内障・網膜剥離・網膜色素変性症）が原因となるもの，全身性の疾患である糖尿病性網膜症や脳血管障害後の失明がある。

視覚障害者には視覚以外の感覚を代用するための感覚訓練や日常生活訓練，行動訓練などのほかにも，点字や音声を使った機器の使用訓練を行う。

b. 聴覚・言語障害

聴覚の程度は，聴力検査法によりデシベル（dB）で表示される。難聴は外耳から大脳皮質に至る聴覚伝導路が障害されることによって起こり，障害される部位により，

①伝音性難聴
②感音性難聴
③混合性難聴

に分類される。

内耳の先天的な性質や生活環境により発症には個人差があるが，高齢者に多い難聴は年をとるにつれて少しずつ現れる感音性の難聴であり，特に高音域レベルが聞き取りにくい。また，幼少期からの聴覚障害者には聴覚口語法，指文字，手話などのコミュニケーション法や言語発達訓練を行う。音声の機能障害は，発声，発語器官そのものの器質的障害，あるいは脳卒中や頭部外傷などの後遺症による中枢性の要因によって起こる。いずれの場合でも発声・発語訓練や言語訓練，咀嚼や嚥下機能の異常がある場合には，加えて呼吸訓練も行われる。

c. 内部障害

①心臓機能障害
②腎臓機能障害
③呼吸器機能障害
④膀胱または直腸機能障害
⑤小腸機能障害
⑥ヒト免疫不全ウイルスによる免疫機能障害

の6つが内部障害と総称されている。

心臓機能障害では在宅での運動療法や日常生活指導，腎臓機能障害では食事指導，呼吸器機能障害では，在宅酸素療法，呼吸理学療法，日常生活指導を行う。

d. 肢体不自由

発生原因はさまざまであり，上肢・下肢・体幹に永続的な身体運動能力の障害があるものを肢体不自由という。先天性奇形によるものと，生後，事故によるものや関節リウマチや変形性関節症，脊柱側弯症などで関節や脊柱が硬くなって拘縮や変形を生じているもの，中枢神経の損傷により脳卒中，外傷性脳損傷，パーキンソン病などの脳原性疾患を生じたもの，脊髄と関連のある二分脊椎症や末梢神経の疾患による神経性筋萎縮があり，筋固有の疾患として筋ジストロフィーなどがある。運動・知覚障害だけでなく，排泄障害や摂食嚥下障害，視覚障害，知能の発達の遅れなどをあわせもつこともある。

表面的なことだけにとらわれず，深い観察による援助が必要となる。

e. 精神障害

内因性精神障害は脳の機能の異常から起こると考えられ，統合失調症，躁うつ病などが含まれる。外因性精神障害には，脳そのものの病気によって生じる認知症や体内に薬物や毒物が入り込むことで起こるアルコール依存症・覚せい剤などによるもの，さまざまな身体症状により精神症状をひき起こしてしまう代謝性疾患や，内分泌疾患の合併症としての症状性精神病，心理的なストレスや素質が原因となって生じる神経症や，人格障害といった心因性精神病がある。

f. 知的障害（精神遅滞）

一般的な知的能力が明らかに平均よりも低く，同時に適応行動における障害を伴う状態で，それが発達期に現れたものであり，知能指数は70以下であるものをいう。

精神遅滞の原因としては染色体異常によるダウン症，神経疾患やある種の奇形に合併して起こるもの，フェニール・ケトン尿症をはじめとする先天性代謝異常による遺伝性疾患などがある。

6. 機能評価の方法

a. 関節可動域（ROM）評価法

身体の関節の可動域を測定し，運動機能を評価する。筋肉の収縮が十分であっても，肘関節や股関節が拘縮し，固くなっていては，ものを取ることや歩行がむずかしい。

関節の拘縮が起こりやすい部位は肩・股・膝・足関節である。

b. 筋力評価法（MMT）

神経・筋疾患では筋力低下がみられるため，筋力検査を行う。正常な筋力を5と

し，筋力が完全に麻痺している状態を0とする6段階で評価する。

c. 日常生活動作・活動評価法

日常生活動作の評価は，人が起床してから就寝までに行う移動・食事・更衣・整容・排泄など，日常生活を送るために必要な基本的動作のすべてをさす。6種類に分類され，これが可能かどうかの評価を行う。これらの評価にはBarthel Index，カッツ・インデックス，機能的自立度評価法（FIM）がある。

7. 廃用症候群（日常生活不活発病）

廃用症候群とは，1950年代に提唱された概念で，病気やけがによる安静を含む不活発化によって身体の局所または全身に生じる機能の低下であり，段階を経て，表20-2に示すような諸症候が相乗効果をなし，多岐にわたる弊害として心身の両面に関

表20-2 廃用症候群の概観

廃用症候群の分類	内容
局所性廃用症候群	関節拘縮（筋肉，腱短縮） 筋萎縮（筋力低下，筋持久力低下） 骨粗鬆症，骨萎縮 褥瘡
全身性廃用症候群	起立性低血圧 心肺機能低下 （心拍出量低下，肺活量低下） 消化器機能低下（食欲低下，便秘） 静脈血栓 易疲労
精神性廃用症候群	自発性低下（無気力，抑うつ）

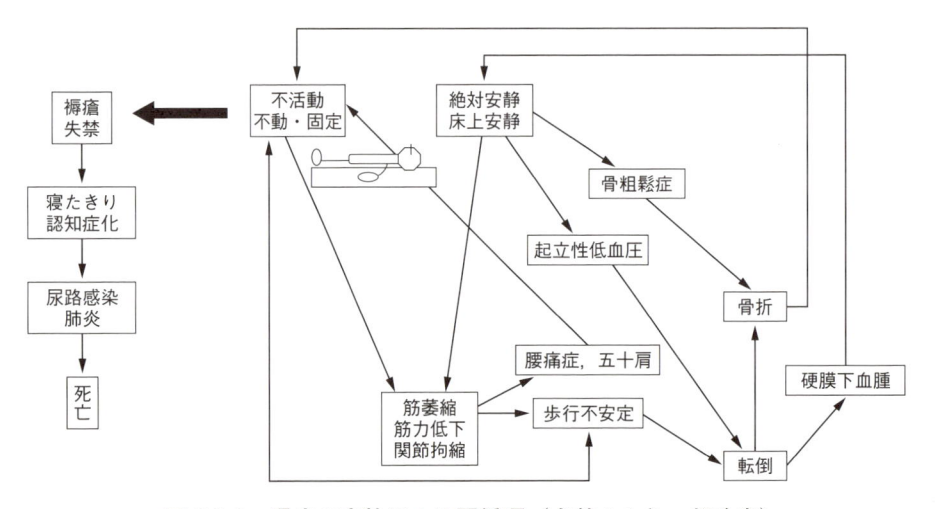

図20-2 過度の安静による悪循環（文献3より一部改変）

連しながら進む。

廃用症候群の発生原因とその予防を表20-3に示す。

表20-3 廃用症候群の発生原因と予防

主な廃用症候群	発生原因	予防
関節拘縮	一定の肢位で関節を長時間動かさず，加えて荷重がかからないことが続くと，関節周囲の軟部組織や筋の結合組織が硬化・萎縮し，関節が固くなり動きにくくなる状態	関節可動域維持訓練 関節可動域増大訓練 良肢位保持 生活行為からの活動による予防
筋力低下	活動力の低下による筋肉の運動不足によって筋萎縮が起こる その筋萎縮により，筋力・持久力の低下が起こる 高齢者では加齢に伴う筋力低下がすでにあるため廃用症候群が進みやすい 上肢は臥床上での生活でも使われることが多く，急激な筋力低下は起こらない	自動運動 自動介助運動 他動運動 移動動作・体位交換 日常生活活動での予防・歩行・体操
骨萎縮 骨粗鬆症	活動力の低下，無負荷状態により，骨からカルシウムが流出し，密な組織から粗の組織へ変化する。その結果，骨量が減少した状態。いわゆる骨が脆くなる状態になる	運動訓練 負荷をかけるため早期離床 骨形成のために1日800 mg以上のカルシウム摂取やカルシウム剤，活性ビタミンDの摂取
褥瘡	同一部位を持続的に圧迫することが要因となり起こる，末梢の循環障害による皮膚や皮下組織の壊死状態	全身管理（低栄養，清潔保持など） 体位交換 シーツや衣類のしわに注意 褥瘡予防用のマットやベッドの活用
起立性低血圧	活動力の低下が長期に及ぶと，血管運動反射機能の発動性が低下し，臥位から坐位，立位への急な体位の変換により順応不全を起こす	徐々に坐位時間を延長 徐々に起立位をとる訓練により自律神経の回復を促す 弾性包帯やエラスティックストッキングの活用
精神活動の低下	身体機能の低下，社会や家族の中での役割の喪失，収入の減少などで起きる不安感や喪失感による精神活動の低下	他者との交流の場をもつ 屋外に出る頻度を増やす 役割をもち生活に張りと意欲をもてるようにする

8. 活動・運動することの効果

廃用症候群や機能障害の改善という観点からも、運動は重要である。Breslowの7つの健康秘訣としても紹介されている運動は、さまざまな疾病の発症予防と関連があることがわかっている。運動の効果をあげると、運動は骨密度の減少を抑える。また、筋萎縮とその弊害である筋力低下を予防する。活動量を低下させないことは、関節拘縮だけでなく、その先にあるさまざまな悪循環も予防する。

身体は運動を行うと、代謝の亢進とともに酸素の需要が増大し、呼吸活動が増大する。運動の定期的な実施は呼吸筋の持久力を増し、息切れも減少する。そのことによってさらに運動能力が増し、これを繰り返すうちに、相乗効果によって全身の持久力もできてくる。

また、先述した廃用症候群のなかに起立性低血圧があるが、これも適切な運動をしないことと関連がある。起立時には重力の作用によって、下半身の静脈血管内に血液が貯留する。これをそのまま放っておくと、心臓に戻る血液量が激減し、低血圧を起こす。それを防ぐために下半身に貯留した血液を筋肉の収縮によって心臓に送り戻すわけだが、下半身の筋肉（腹筋、大腿筋、下腿筋）量が低下を起こしていると、血液を心臓に送り戻す力が低下し、低血圧が起こる。このように運動により筋力量を低下させないことは、起立性低血圧の防止にもつながっている。また適度な運動には心地よい疲労感がある。運動による適度な疲労は、ストレスを解消し気分転換につながり、精神状態を良好に保つ。

9. リハビリテーション医療にかかわる専門職

リハビリテーション医療には多職種がかかわるが、そのなかで医師は、リハビリテーション医療のチームリーダーとして、対象者の内科的・整形外科的管理や機能回復訓練、補装具の処方を行うとともに、他専門職と情報交換をし治療や訓練の調整を行う。以下に関連する職種を示す。

表20-4　リハビリテーション関連職種[1]

医学	医師・看護師・理学療法士・作業療法士 言語聴覚士・体育専門職・義肢装具士 視能訓練士・臨床心理士・臨床工学技士 医療ソーシャルワーカー・精神保健福祉士
社会 心理 教育	社会福祉士・心理専門職・介護福祉士・教師 介護職員・栄養士・調理師・手話通訳士 生活訓練士・自動車運転技術指導員ほか
職業	職業カウンセラー・職業指導員ほか

10. リハビリテーションにおいての介護従事者の役割

　介護従事者がリハビリテーションを行う対象者に提供できる援助とは,「対象者の側面に立ち,対象者の自己決定を尊重し,対象者が求めている生活に向けた自立支援を行うこと」である。ミルトン・メイヤロフはケアの本質のなかで,「他者をケアするなかで,あるがままの相手をみつめなければならないのであって,私がそうあって欲しいとか,そうあらねばならないと感じる気持ちで相手をみつめることではないのである……もし私がある一つのやり方だけで,その人をみつめなければならないならば,もし,自分が見たいと思うものしか見ることができないならば,私は本当の相手の姿をみつめることはできないであろう」と述べている。

　リハビリテーションを,単にできないことができるようになることととらえるのではない。また,リハビリテーションプログラムが計画どおり進むことが重要なことではない。対象者を「生きることの全体像」から総合的にみつめ,深く分析を行いながら,対象者と共に歩むことが重要である。

文献・HP

1) http://www.mhlw.go.jp/houdou/2002/08/h0805-1.html
2) 西村洋子,他：新版 介護福祉士養成講座11 介護概論（2版）,pp. 23-25, 2003, 中央法規
3) 貝塚みどり,他：QOLを高めるリハビリテーション看護（増補）,pp. 58-59, 2005, 医歯薬出版
4) 初山康弘,他：新版 介護福祉士養成講座（3版）p. 164, 2005, 中央法規

第21章 こころのケア

　ストレス社会といわれる今，われわれは仕事，勉強，子育て，人間関係など，多くのストレスに囲まれて生活している。このような環境の下，精神的ストレスから身体的にも変調をきたすことが多くなってきている。それゆえに21世紀は癒しの時代ともいわれる。

　わが国ではここ3年，自殺者が3万人を超え，大きな社会問題となっており，その多くが40代，50代の働き盛りの男性であり，リストラなどによる経済的問題から抑うつ状態やうつ病になる傾向が最も多い。

　厚生労働省のホームページに「わが国において精神疾患で医療機関を受診している人は，平成14年度では国民の約45人に1人にあたる260万人にものぼる。実際に精神疾患があっても，受診されてない方もいるので，地域調査をすると，国民の2人に1人は，過去1カ月にストレスを感じ，生涯を通じて5万人に1人が精神疾患と診断されうるという結果が出ている……精神疾患もいまや生活習慣病といってもよい」と記載されている。

　このように今や日常，あらゆる場面で"こころのケア"は欠かせないものになっており，医療全般においてもチーム医療のもと，リエゾン精神医療の必要性，またサイコオンコロジー（精神腫瘍学），サイコネフロロジー（腎不全の総合的，包括的医療を目指す領域）などの関連分野への関心も増大している。

　そこで人々が求める"こころのケア"とは安全，安心なケア，ケアリング，正確な技術であり，倫理的な視野で論ずることが欠かせない。

A. こころとは

　"こころ"とは，人間の考えや感情，意思などの働きを総合したものであり，さまざまな環境とかかわるその時々の行為を制御し，方向づけを行うものである。しかし，

"こころ"とは何かという問いに答えるのはむずかしい。こころには実体がなく，その動きを目でとらえることができないからである。したがって，人のこころを言葉で判断，推測することが多く，人のこころは言葉からできているといっても過言ではない。

　たとえば"おはよう"と声をかけても受止め方はさまざまである。その言葉を人は，軽やかだな，軽々しいな，雑だな，無愛想だな，ソフトで感じがいいな，明るいな，嫌な感じがするなといった具合である。その言葉は人格，魂，人間性を訴える。些細な一言で，その人のすべてを評価される。こころのケアのなかでは言葉が最も大切となってくる。

　したがって，自分の言葉を振り返り相手がどのように受止めたかを考える。こころ病む人に投げかける言葉は，理解しやすい言葉，わかりやすい表現，こころの誠実さが通じる言葉でなければならない。

B. "こころ病む"ということとコミュニケーション

　病める人との人間関係をはかるには，コミュニケーションの技術が必要となってくる。それは言語的なもの，非言語的なもの（しぐさ，表情など），この両方を上手に使う技術が必要である。こころ病む人は，自分の思いや感情を上手に表出することができず，訴えること，伝えることが下手である。自分や他人を愛したり，信頼したり，適度に依存したり，自立したりすることができず，自尊心が低くなり，自分を正しく評価し，自分自身の価値観をも正しく判断できなくなってしまう。したがって，社会での生活を維持できないのは，対人関係が上手に構築できないからである。

　精神の領域においてコミュニケーションは，他科にはみられない大変な努力が望まれる。精神科に入院してきた患者に，1回分の薬を服用してもらうのに，1時間も2時間も時間を費やすことは度々ある。そこには，個人の人権と倫理的側面からの配慮や，十分なインフォームド・コンセントが要求される。

　本人の同意なしには医療が進まない。薬の服用一つをとってみても，ケアサイドの都合だけで，昔のようなパターナリズム（教育，指示）的な強制はできない。服用してもらうまで，患者がもっている解決策を探りながら，また，服薬することにより社会参加の一歩を踏み出すことになることなどを説明し，納得してもらえるまでただ待つ必要もある。そこには，こころのケアが必要な人と，ケアサイドとの信頼関係や，ケアを必要とする人に対する愛情や忍耐，根気，そして"待つ"ことの必要性がでてくる。

　コミュニケーションの基本姿勢は，まず視線を合わせることから始まる。次に先入

観や偏見にとらわれることなく，理解しようとすることが要求される。言葉，話し方，声のトーン，表情，態度，しぐさなど観察しながら何を伝えたいのかを判断し，理解しなければならない。

コミュニケーションに影響を及ぼす要因
　①**ケアする人の人間性，資質**：自分自身の感情を上手にコントロールし，安定した思いやりのある温かい態度が必要。
　②**ケアする人，される人との人間関係**：ケアする人が病む人に関心をもつことで，ケアする人は受け入れてもらえることが多い。
　　どの程度の関心や好意をもてるか？
　　まずケアする人がこころを開かないと相手もこころを開いてくれない。
　③**コミュニケーションの環境**：穏やかで受容的，あたたかい雰囲気のなかで不安や，感情が表出できるようにする。
　④**手段の選び方**：問いかけの技法，繰り返しの技法，言い換えの技法などを上手に組み合わせ，投げかけてみる。

C. こころのケアを行うために

こころのケアを行うためには，自分自身がメンタル的（精神），フィジカル的（身体），ソーシャル的（社会）にもウェルビーイング（より良い状態）であることが必要であり，健康な人格がもとめられる。すなわち，健康な人格とは，
　①人間関係の必要性を理解できる
　②自分の能力を仕事上で発揮できる
　③感情のコントロールができる
　④現実をありのまま受け入れることができる
　⑤周囲のでき事や変化に興味がもてる
などの状態をさす。

私たちが日常こころのケアを行う場合，精神療法的なかかわりを基本としてケアにあたっている。精神療法においては心理療法，カウンセリングとよばれるさまざまな療法がある。その多くは，相手の内面を理解し，サポートすることを主な役目とし，精神面の安定をもたせるものである。そこで精神療法の実施にあたり必要な態度とは次のようなことである。
　①基本的に，非指示的な態度で，患者の心境や苦悩をそのまま受容し，了解することに努力を惜しまない。

（安心できる相手との気持ちのやりとりができるように）
　②言語的，非言語的に自己を表現できるようさまざまな配慮をする。
　　（安心や安楽，安全をはかることによって患者の居心地をよくする）
　③ネガティブな表現をポジティブな表現に置き換えてみること。
　　（……ができないではなく，……ができるでしょう）
　④転移，逆転移がケアを必要とする人とのかかわりに影響を及ぼすことを心にとめておくことなど。
　　（転移＝特定の人に向かう感情を，よく似た人へ向けかえる）
　⑤ケアする人の人生観や価値観を押し付けない。
　　（パターナリズムをひき起こすこととなる）

D. さまざまな病気におけるこころのケア

1. 精神疾患，特に統合失調症の場合

　統合失調症は原因は明確ではないものの，自我統一性の障害であり，精神活動の問題が生活全般にわたって出現する。思考障害，意識障害，感情障害などがみられ，周囲の状況が過剰な刺激となり，歪みのある現実世界を認知する。また，ストレス脆弱性で周囲の状況や変化により容易におびやかされ，生活上にさまざまな不適応状態をひき起こしやすい。

　精神疾患患者の特性は
　①コミュニケーションをはかるのが困難
　②病識の欠如
　③長期にわたり健康管理が必要
　④生活歴，生育歴に何らかの障害があることが多い
などがあげられる。

　このような状況下にある人をケアするには，まず障害をもった人々が，社会で一般の健康な人とともに暮らすために味わっている苦悩や，心の葛藤を理解し，思いやり，社会の対応が問題を抱えていないかどうか考えてみる必要がある。また，あらゆる日常生活のなかで，人間だれもが体験している心の問題に対処できるように支え，自らの生活のリズムを取り戻し，再構築できるように援助することである。

　精神の臨床では，薬物療法，精神療法，活動療法（レクリエーション療法，作業療法），行動療法（生活指導，SST＝日常生活技能訓練）などを行っている。ケアの場面では，活動療法や行動療法を活用することで，健康な部分の拡大をはかろうとする努力が必要とされる。

第21章 こころのケア

患　者　　ケアする人

病める心
精神療法
薬物療法

健康な部分
拡大するために
SST
レク・作業療法
生活指導

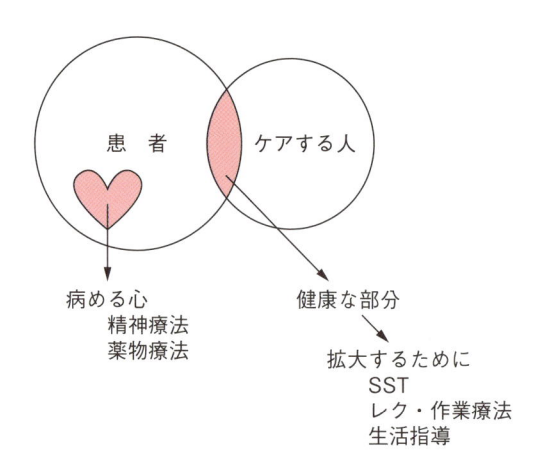

図21-1　ケアするということ

　ケアを行う者は，諸々の療法を通じて，人と人との関係に関心を向けさせ，自尊心と自信を回復し，自分らしい生き方や暮らし方を探り，再編成していくことを支えなければならない。社会全体で支えあうサービスの提供，包括的で個別的なかかわり，そこには個々をよく理解したうえで傾聴し，受容し，共感することが必要である。重要なのはケアの対象が，"病気"ではなく"病めるこころ"をもった"一人の人間"であり，専門的知識と技術をもってケアにあたる"人"とそれを必要とする"人"との相互的なかかわりであることを忘れてはならない。

　身体が病んでいる人の70％の人はこころも病んでいるとされる。したがって身体とこころは，相互に関係しているといえる。

2. 感情障害，特にうつ病の場合

　うつ病の場合には，その行動は緩慢となり，口数も少なくなる。人と会うのを避け，悲観的となり，普段行っている活動が低下し，決断や判断が正しくできなくなる。抑制が自律神経系や身体に及ぶ症状として不眠，食欲不振，便秘，肩こり，頭重感などを伴う。感情面と行動面は平行して回復の過程をとらず，感情面が少し遅れる。したがって，病状回復期の自殺には注意が必要である。朝「おはようございます」と挨拶をかわしたその直後，2階のベランダから飛び降り自殺をはかるうつ病の患者のケース，「どうして？　いま笑顔で言葉を交わしたばかりなのに」と自分自身を責めることとなる。

　会社でいえば部長クラス，学校でいえば教頭以上，中央官庁でいえば課長以上など「エライ」人は，うつのさなかでも笑顔をつくることができるとか。神田橋篠冶は「いくら『スマイリング・デプレッション』でも顔の下半分は伴わないので，眼が笑っていても，下半分に苦しみが現れているので見逃さないように」と言っている。

うつ病の病前性格といわれるものは，
①責任感が強い
②周囲への過度の配慮
③社会的に律儀
④秩序思考型
⑤物事にこだわりやすい

といわれる。真面目で几帳面，責任感が強いが故に，ストレスにストレスが重なり，重圧にこころが耐えきれず，ストレッサーとなり，うつ傾向に入ることになる。

このような状況下にある人のこころのケアは，

①**安静，休養を十分にとらせること**：個室が望ましく，静かな環境を提供することである。服薬を守り，休養を十分にとらせること。抑制がかかり，思考や行動が遅延し，日常生活行動においても支障が生じるため，栄養や睡眠の確保，清潔保持のための援助が必要となる。外界の刺激に反応することが低下していても，意識は障害されていないので援助を行う前に必ず，理由や目的を十分に説明することが大切である。

②**状態が改善することを伝える**：気分の不調とともに，身体症状を感じやすく，身心ともに自信を喪失し，さらに気分が落ち込むという悪循環をきたしやすい。悲観的になり，説明を受けていても，心気的にしつこく訴えを繰り返す。訴えがどのようなものでも，まずは聞き入れ，治ることを伝え，身体症状に対して注意深く観察する。重要なことの決断は回復してからと伝える。

③**静かに共感をもって話しを傾聴する**：励ますとかえって無力感や自己否定的な感情をつのらせてしまうことになる。相手のペースを尊重し，できることを認め，「いまのままでいいのだ」と感じられるように負担を軽減する。家族や仕事などの話や説明は，かえって罪悪感を深めるおそれがあるため避けるほうがよい。つらさや苦しみを受容し，内容に対する評価や批判は避けること。表出された言葉はそのまま受止め，受止めたことを伝える受容的態度で安心感をあたえる。言葉で返さなくとも，ただうなずくことの方が効果的な場合もある。相手に合わせた話し方がよい。

④**クライシスコールを早く察知する**：「助けてほしい」と思っているサインを早く見つけ，対応することが大切である。注意深く観察し，適切に判断すること。回復期の自殺においても，会話のなかに"クライシスコール"と判断できる言葉や態度が潜んでいることが多い。

3．老年期における変化，特に認知症について

2020年ごろには，65歳以上の老年人口の割合が25％に到達し，超高齢社会を迎

第21章 こころのケア

えることになる．認知症は，老年人口の約5〜6％の出現率といわれ，年々増加の傾向にある．

　認知症とは，発達した精神機能が，脳の器質的な障害によって減退することをいう．つまり記憶や判断力などの障害が起こり，社会生活に支障をきたしてくることをさす．認知症は，脳血管性認知症と，アルツハイマー型認知症に大別される．認知症も早期発見，早期治療が必要である．それは治療すれば改善する認知症があり，家族の負担の軽減に繋がるからである．アルツハイマー型認知症には治療薬があり，病状の進行を遅らせることも可能である．現在，世界では42種類もの認知症薬が開発中であり，近い将来，ワクチン療法も可能になるとのことである．老人斑形成を抑制する薬やアミロイドタンパクワクチン療法である．

　このような状況下にある人のこころのケアは，

① **なじみの人間関係をつくる**：認知症の高齢者が，相手をだれかわからなくなったり，忘れたときにとる態度として，遠くの身内を他人，近くの他人を身内と認識する．病院や施設に長く入院していると，一緒に生活している仲間を兄，妹，夫婦などに認識してしまう．未知化，既知化といわれる徴候に対して，安心，信頼，安住，生きるこころの拠りどころとなるものを提供できるようにする．

② **高齢者の言動を受容し理解する**：間違っている言動でもそれなりに受止め，注意したり，叱咤，蔑視しないこと．叱責は混乱や困惑を招き，認知症を進行させることにつながる．安心，安住させることは，自己存在の不安の解消にもなる．高齢者の生き方を支持し，自信をもたせるようにすべきである．

③ **高齢者のペースやレベルに合わせる**：高齢者が自分の能力や生き方で生きられるように，認め，受け入れること，ケアする者の価値観や考えを押し付けることなく，高齢者を受け入れること，ケアする者のペースでなく高齢者のペースに合わせる必要がある．

④ **説得よりも納得をはかる**：気持ちが通じて，こころでわかるような感性的な納得をはかる．決して否定せず，高齢者が心地よく安心した状態になるように接する．行動障害が出てきた場合，高齢者の立場に立って行動を見直してみると，その人なりの心理状態や背景があるものである．こころや行動の意味を理解して対応することが求められる．

⑤ **高齢者の良い点を認め，良い付き合いをする**：自尊心を傷つけると，高齢者には屈辱感や，いやな感情だけが残り，混乱し，ますます生活に支障をきたすこととなる．ほめる，認める，御礼を言う，名前で呼ぶというかかわりを忘れないようにすること．

⑥ **高齢者にわかる言葉で簡潔に**：理解や能力が低下しているため，そのときに必要なことを1つだけ，短い言葉や文字で伝えるようにする．

4. 育児不安，特に虐待，産褥期について

　現在，少子高齢化社会となり，家族の形も変化し，核家族という単位で家庭生活が展開され，共働きというケースが多くみられる。昔は大家族が多く，上の子が下の子の面倒や世話をすることが普通で，その環境のなかで子どもは母性をはぐくみ，学習し，自分が母になったときに生かされていた。しかし，現在の家族形態のなかでは，学習や母性をはぐくむ場が少なく，それゆえに母親となった時点で，育児に対するストレスや悩み，不安を抱えることが多くなってきている。

　新聞やニュースで，幼児の殺害や虐待について，眼に入らない日のほうが少ないこのごろであり，児童虐待は平成2年と平成16年を比較してみると，30倍にも増加してきている。虐待を行う母親は，自分自身も母親から十分な愛情を受けることなく育ち，子どものころに虐待された経験をもっていることが多い。

　愛されることや，母性を十分に感じないまま育った子は，自分が大人や母親になっても，自分に自信がもてず，他者からの非難に敏感で，過度に反応し，防衛的となりやすい。子どもが自分に従わないと，自分が否定されたように感じ，優位性を示す行動，暴力という形になって子どもに向けてしまう。アリス・ミラーの「魂の殺人」のなかに，「親から虐待を受けて育った子どもが大人になって加害者となる代表例」として，アドルフ・ヒトラーをあげている。虐待の多くはだれもが感じるストレスの延長線上にある。現在が過去の延長線上にあるように。

　このような状況下にある人のケアは，

①目にすることができる状況や，母親が語る内容の背後にある「言葉にならない叫び，こころの傷」を汲み取る必要性がある。

②表出されるものだけに着眼するのでなく，こころのなかにある葛藤や思い，苦悩をいかに細やかに汲み取るか，このような家族への支援は多角的方向からの支援体制の確立がのぞまれる。

　産褥期にある女性は，妊娠，分娩を通じてホルモンがアンバランスとなり，自律神経系の変調をきたしやすい。このような身体の変化のなかで一部の女性はこころのバランスも崩すこととなる。マタニティーブルー，産褥期うつ病，産褥期精神病などである。

　このような状況下にある人のケアは，

①**まず訴えに耳を傾けること**：その訴えは真実であったり，真実に反するものであったりするが，強く反論したり，考えを無理に改めさせるようなことは避ける。

②**叱咤激励はさける**：無能感や自責感を強化することになりかねない。相手のペースにあわせて，安心感，安堵感を得られるようにゆったりかかわる。

③**注意深く見守る**：些細な変化を見逃さないようにかかわることが大切である。訴えの内容はもちろんのこと，表情の変化，声の調子，言葉遣い，抑揚など十分に

第21章 こころのケア

　気を配ることを忘れないことである。

　実体のない"こころ"にアタックすることは実にむずかしく，ケアする者も毎日が試行錯誤である。これが正しいケアだと確信できるものはない。しかしながら"こころのケア"を必要とする人は，年々増加の傾向にあり，その現状を踏まえ，いかに"病むこころ"にかかわっていくかが，今後の大きな課題だといえる。

文献
1) 厚生労働省：心のバリアフリー宣言，厚生労働省審議会議事録，厚生労働省ホームページ
2) 中井久夫，他：看護のための精神医学，p.150，2001，医学書院
3) 坂田三允：心を病む人の看護，1999，中央法規
4) 大日向雅巳：こころの科学103，2002，日本評論社
5) 日本精神科看護技術協会：精神科看護の専門性をめざして，1997，中央法規
6) 巻田ふき，他：老年者の生活と看護，2001，中央法規
7) 外口玉子，他：系統看護学講座26，27，2004，医学書院
8) 樋口康子，他：看護学双書精神看護，1998，文光堂
9) 日野原重明：ケアの新しい考えと展開，1999，春秋社
10) 荒井平伊：認知症のお年寄りへの対応，2005，エーザイ，ファイザー株式会社
11) 高橋正雄：認知症の高齢者への具体的な接し方，2005，エーザイ，ファイザー株式会社
12) 矢内伸夫：痴呆性老人の理解と介護，1994，ワールドプランニング

第22章 難病対策

A. 難病とは

　難病という言葉に明らかな定義・決まりはない。治らない病気，すなわち難しい病気に当てはめられた言葉である。ある病気が難病であるかどうかは，医療水準や医学の進歩の度合い，時代によって異なる。たとえば，赤痢，コレラ，結核といった感染症が代表的な難病だった時代があったが，現在では治療方法も確立していることから，もはや社会的に難病であるとの認識はなくなっている。したがって歴史的に難病をとらえるのは本書ではあまり意味がなく，現在難病として取り上げられている疾患のみを取りあえず考える必要がある。

B. 難病対策の歴史

1. 難病問題の提起

　現在の難病対策の有用性を喚起させた疾患の一つが，スモンの登場であった。そのスモンは当初，原因不明の神経疾患として1955年ごろから散発していた。患者を収容している病院従事者のなかからも患者が発生した状況がみられたので，病因としてウイルス説が出たこともあり，患者が周囲から社会的に阻害された経緯もみられた。その後，1967～1968年にかけて全国規模で多発し，社会不安に陥らせた。

　その後，厚生省の大型研究班によるプロジェクト方式の調査研究が強力に進められた結果，医師が処方したキノホルム剤が原因であることが判明した。この種の研究体制と結果は厚生省が扱った研究としてもかなり特異的であり，現在行われている難病に関する研究の発端・基礎となった。

2. 難病対策の推進

以上の状況下で，難病対策が1972年度厚生省予算の重要施策の一つとして取り上げられた。同年7月から特定（難病）疾患対策室と難病対策研究補助金として5億3000万円の予算が認められ，加えて同年10月に「難病対策要綱」を定め，難病対策が本格的に推進された。現在でもこの要綱は施策を行うときのバイブル的な存在となっている。この「難病対策要綱」では，難病として行政が対象とする疾患の範囲を次の2項目に整理した。

①原因不明，治療法未確立であり，かつ，後遺症を残すおそれが少なくない疾病。
②経過が慢性にわたり，単に経済的な問題のみならず，介護などに著しく人手を要するために家庭の負担が重く，また，精神的にも負担の大きい疾病。

これらの疾患に対して，現在，以下の5本の柱として対策が進められている。
①調査研究の推進
②医療施設などの整備
③医療費の自己負担の軽減
④地域における保健医療福祉の充実・連携
⑤QOLの向上を目指した福祉施策の推進

なお，脳卒中，心臓病，精神病などのように別の対策があるものは，この対象から除かれている。

C. 難病対策の現状

現在，上記①〜⑤に基づき，わが国の難病対策は特定疾患研究事業，小児慢性特定疾患治療研究事業，更生医療給付事業，育成医療給付事業など，各種の施策が推進されている。これらの施策は，法律に基づくものや予算に基づくもの，病因究明・治療方法の解明などを目的とするものや，児童の健全育成などを目的とするものがある。また，対象年齢が成人であるものや児童であるものなど多岐にわたる。

いわゆる難病のうち，スモンやベーチェット病のような疾患を対象とする特定疾患対策は，難病対策の中心的な事業として位置付けられている。このうち原因究明や治療方法の解明などを目的とする特定疾患研究事業には，難治性疾患克服研究事業や特定疾患治療研究事業がある。これらについては，2005年8月現在，前者が63研究班によって121の疾患を対象に研究が進められ，後者は45疾患を対象に医療費の自己負担分について公費負担が行われている。それぞれの柱の概要は以下のようなものである。

1. 研究の推進

現在，厚生労働科学研究特定疾患対策研究については，2003年度から厚生労働科学研究難治性疾患克服研究に再編され，大型プロジェクト研究の実施などにより難治性疾患の治療方法の確立をめざした研究を一層推進している。今までに得られた成果は，特定疾患の患者数，性別，好発年齢，地域の偏りなどの実態解明，診断基準の確立，病態の解明および治療方法の進歩などである。

2. 医療施設等の整備

国立循環器病センター，国立精神・神経センターなどの国立高度専門医療センターおよび独立行政法人国立病院機構の各病院に，難病患者の診断治療の機能が付与されている。全国的な病院群（政策医療ネットワーク）として機能強化をはかりながら，臨床研究，教育研修，情報発信を実施している。

なお，2002年には小児医療や周産期医療の中心的施設として，新たに国立成育医療センターが設置されて，基盤・臨床の総合的研究が行われている。

3. 医療費の自己負担の軽減

未熟児養育医療，更生医療あるいは育成医療のなかには，1972年度に難病対策が整備される以前から，医療費の自己負担分について公費負担されている疾患もあり，現在まで踏襲されている。また，措置費として，入所して療養する場合の経費を公費でまかなっていたものもあった。現行の制度では，およそ次の方式によって医療費の負担軽減が行われている。

   a. 特定疾患治療研究事業と小児慢性特定疾患治療研究事業

特定疾患および小児慢性特定疾患は，それぞれ特定疾患治療研究事業，小児慢性特定疾患治療研究事業として，医療保険でまかなえない医療支出を予算補助として公費負担している。

   1) 特定疾患治療研究事業

この事業は年齢を問わず対象としており，具体的にどの疾患を取り上げるかについては，学識経験者により構成される特定疾患対策懇談会の意見を踏まえ決定される。この事業の対象疾患は毎年拡大されている。対象疾患等は表22-1のとおり，2005年現在45疾患である。

制度発足以来，自己負担分の全額が公費負担とされてきたが，1998年から重症患者以外の患者について定額による一部負担が導入されている。2003年からは重症患者のほかに，低所得者（市町村民税非課税）の患者についても全額公費負担とするとともに，その他の患者については所得と治療状況に応じた段階的な一部負担が導入されている。

第22章 難病対策

表22-1 特定疾患治療研究の難病対策公費負担対象疾患

疾患群分類	対象疾患（群）等	疾患群分類	対象疾患（群）等
血液系疾患	再生不良性貧血 特発性血小板減少性紫斑病 原発性免疫不全症候群	視覚系疾患	網膜色素変性症
免疫系疾患	大動脈炎症候群（高安動脈炎） バージャー病（ビュルガー病） 結節性多発動脈炎 ウェゲナー肉芽腫症 悪性関節リウマチ 全身性エリテマトーデス 多発性筋炎・皮膚筋炎* ベーチェット病	循環器系疾患	特発性拡張型（うっ血型）心筋症 ライソゾーム病（ファブリー病を含む）
		呼吸器系疾患	特発性間質性肺炎 サルコイドーシス 原発性肺高血圧症 特発性慢性肺血栓塞栓症
代謝系疾患	アミロイドーシス	消化器系疾患	潰瘍性大腸炎 クローン病 原発性胆汁性肝硬変 難治性の肝炎のうち劇症肝炎 バット・キアリ症候群 重症急性膵炎
神経・筋疾患	プリオン病 　(1)クロイツフェルト・ヤコブ病 　(2)ゲルストマン・ストロイスラー・シャインカー病 　(3)致死性家族性不眠症 亜急性硬化性全脳炎 脊髄小脳変性症 パーキンソン病関連疾患 　(1)進行性核上性麻痺 　(2)大脳皮質基底核変性症 　(3)パーキンソン病 筋萎縮性側索硬化症 多系統萎縮症 　(1)線条体黒質変性症 　(2)オリーブ橋小脳萎縮症 　(3)シャイ・ドレーガー症候群 副腎白質ジストロフィー 多発性硬化症 重症筋無力症 ハンチントン病 モヤモヤ病（ウィリス動脈輪閉塞症）	皮膚・結合組織疾患	表皮水疱症（接合部型および栄養障害型） 膿疱性乾癬 天疱瘡 強皮症* 混合性結合組織病 神経線維腫症
		骨・関節系疾患	後縦靭帯骨化症 特発性大腿骨頭壊死症 広範脊柱管狭窄症
		スモン	スモン

＊（注）特定疾患治療研究では多発性筋炎・皮膚筋炎と強皮症はまとめて1疾患群として登録されている。

（2006年4月現在）

2）小児慢性特定疾患治療研究事業

小児慢性特定疾患治療研究事業の対象疾患等は表22-2のとおりである。対象年齢は18歳未満であるが，18歳になるまでに認定を受けている者については，20歳未満まで延長されている。

表22-2 その他（特定疾患治療研究以外）の難病対策公費負担対象疾患

区分	対象疾患（群）等	区分	対象疾患（群）等
小児慢性特定疾患治療研究	悪性新生物 慢性腎疾患 慢性呼吸器疾患 慢性心疾患 内分泌疾患 膠原病 糖尿病 先天性代謝異常 血友病等血液・免疫疾患 神経・筋疾患 慢性消化器疾患	育成医療・更生医療	視覚障害 聴覚・平衡機能障害 音声・言語・そしゃく機能障害 肢体不自由 内部障害
		重症心身障害児（者）措置	重症心身障害
		進行性筋萎縮症児（者）措置	進行性筋萎縮症

b. 更生医療と育成医療

成人に適応される「更生医療」は身体障害者福祉法に、小児に対する「育成医療」は児童福祉法に、それぞれ基づいて施行されている。該当疾患を表22-2に示した。公費負担の経費は国と地方公共団体が折半で負担している。

c. 重症心身障害と進行性筋萎縮症措置

独立行政法人国立病院機構等に重症心身障害児（者）と進行性筋萎縮症児（者）の専用病床と療育訓練棟、作業療法棟あるいはデイケア棟を整備して収容し、治療および日常生活の指導を行っている。これに要する経費は重症心身障害児（者）が児童福祉法、進行性筋萎縮症児（者）は予算補助（措置費）から医療保険控除後の全額を都道府県が支弁し、その費用の5割を国が補助している。

4. 地域における難病患者への保健医療福祉の充実・連携

この事業の目的は、難治性疾患克服研究事業の対象患者に対し、相談・支援や地域における受入病院を確保すること。在宅療養上の支援により、安定した療養生活の確保と難病患者およびその家族のQOL（生活の質）の向上を目的としている。そのために次のような各種事業が行われている。

a. 難病相談・支援センター事業

患者等の療養上、生活上での悩みや不安等の解消のため、電話や面談等による相談、患者会などの交流促進、就労支援などの総合的な相談・支援を行う。

b. 重症難病患者入院施設確保事業

重症患者に対する適切な入院施設を確保するため、都道府県ごとに難病の拠点病院と協力病院の連携をはかる。

c. 在宅療養支援計画の策定・評価事業

支援を要する在宅患者の個々の実態に応じて，きめ細かな支援を行うために保健所が中心となって行う。

d. 訪問相談事業

医療相談事業に参加できない在宅患者や，その家族に対して訪問相談を行うために，保健所ごとに難病訪問相談員を配置する。

e. 療養相談事業

患者や家族の療養における不安解消をはかるため，医療相談班を編成し，会場を設けて行う。

f. 訪問指導（診療）事業

在宅療養に必要な医学的指導等を行うために，訪問指導（診療）班を派遣して行う。

g. 神経難病患者在宅医療支援事業

神経難病患者の担当医が，その疾患の専門医等と連携できる体制を，ともに要請に応じて都道府県が専門医等を派遣する。

h. 難病患者認定適正化事業

特定疾患治療研究事業の申請時に提出する臨床調査個人票（診断書）を電子媒体化して，難病患者の判定の基礎を統一することにより治療研究を促進し，審査の適正化をはかる。また，難治性疾患克服研究の成果，専門医療機関や専門医の所在，各種行政サービスなどの情報を収集整理し，地域の患者や家族，医師，保健師などに対する情報提供を行うため，インターネット上に「難病情報センター」が設置されている。

5. QOLの向上を目指した福祉施策の推進

難病患者等の居宅における療養生活を支援するため，要介護の状態にありながら介護保険法，老人福祉法，身体障害者福祉法等の施策の対象とならない患者を対象として，市区町村等を事業主体とする難病患者等居宅生活支援事業がある。その内容は，次のとおりである。

a. 難病患者等ホームヘルプサービス事業（市区町村事業）

難病患者等の居宅へ，ホームヘルパーを派遣して入浴等の介護，家事等の便宜を供与する。

b. 難病患者等短期入所事業（市区町村事業）

難病患者等が居宅において介護を受けることができず，一時的な保護を必要とする場合に，その患者を一時的に医療施設に保護する。

c. 難病患者等日常生活用具給付事業（市区町村事業）

難病患者等に対し，特殊寝台等の日常生活用具を給付する。

d. 難病患者等ホームヘルパー養成研修事業（都道府県・指定都市事業）

難病患者等の多様化するニーズに対応した適切なホームヘルプサービスを提供するため，必要な知識や技能を有するホームヘルパーを養成する。

文献

1) 厚生統計協会編：国民衛生の動向　厚生の指標　53, pp.145-150, 2006
2) 厚生労働省健康局疾病対策課編：平成17年度版　難病対策提要, pp.1-40, 2006

第23章 ターミナルケア・移植再生医療と医療倫理

I. 施設入所認知症高齢者に対する緩和ケアモデル

A. 施設入所認知症高齢者とターミナルケア

　ターミナルケア（緩和ケア）の目標は，治癒の望みのない患者に対する積極的な全人的ケアであり，ターミナル期にある患者とその家族にとってできる限り可能な最高のQOLを実現することである。たとえば，痛みやその他の症状のコントロール，精神的，社会的，そして霊的[*1]問題の解決が最も重要な課題となる。

　近代的ホスピス活動は，1967年S・サウンダースが英国・ロンドン郊外にセントクリストファー・ホスピスを建立したことで始まる。他方，近年は施設入所認知症高齢者に対する終末期ケアの質について関心が高まってきている。わが国においても85歳以上の人口の増加および認知症の罹患率は高くなっており，2030年には認知症高齢者は360万人になると推計されている。高齢者の多くは在宅での死亡を望んでいる。しかし現在の状況では依然，病院で死亡することが圧倒的に多い。そうしたなか，医療費の高騰，介護保険の導入により，死亡場所は特別養護老人ホームや老健施設などの介護保険施設で迎える可能性も出てきている。

　一般的に施設入所高齢者の多くは，深刻な症状になると施設から病院に搬送されることが多い。病院で本人や家族が望まない治療を受け，多くは呼吸器疾患などを罹患して病院で死亡する。高齢者の病院における医療費は高額である。それは，高齢者が死亡寸前に頻繁に医学的治療を受けているという事実から示唆される。多くの場合，

---

*1　**霊的**（スピリチュアル）
　　生きている意味や目的についての関心や懸念。自らを許すこと，他の人々との和解，価値の確認などと関連していることが多いとされている。

医学的治療は高齢者の痛みや苦しみを増加させる。

　がんにおけるターミナルケアについては，種々提唱されているが，認知症に関するターミナルケアの定義や判断基準はないに等しい。認知症高齢者のターミナルケアには，認知症の特性によりさまざまな問題を抱えている。施設入所者の60％が何らかの認知症を発症しているといわれ，認知症をもつ入所者に対する終末期ケアの改善をはかるガイドラインの必要性が強く求められている。

　このような現状を踏まえて，本章では施設入所認知症高齢者のターミナルケアと医療倫理について述べる。

B. 緩和ケアモデル

　認知症では，アルツハイマー型老年認知症と脳血管性認知症が代表的である。わが国では65歳以上の認知症の約半数がアルツハイマー型老年認知症とされるものの，わが国においては認知症に関するターミナルケアの定義や判断基準が確立されていないため，ここでは，米国におけるアルツハイマー型老年認知症の緩和ケアモデルに焦点を当てる。

　現在，アルツハイマー型老年認知症（以下AD）の発症者はわが国では100万人，米国では400万人と推定されており，疫学的研究報告によると米国とわが国のADの発症率はだいたい同じである[1]。

　米国の老人ホームで働く医師，看護者，介護者に対し，施設における穏やかな死のためにもっとも不可欠なものは何かということについて質問した最近の調査では，入所者に対する望ましい終末期ケアのための必要な3つの主要なテーマが明らかになった[2]。すなわち，

　①個別ケア
　②事前ケア計画
　③チームワーク

である[3]。

1. 個別ケア

　末期患者の多くは，激痛，肺浮腫，抑うつなどへの反応として，不穏，呼吸困難，食欲不振，心理状態の変化など，非特異的な徴候を示す。入所者と一番身近にいる保健医療従事者であれば，これらの特定されない症状に気づくことができる。個別化されたケアは，施設入所者の多くの末期患者が感じる孤独感や恐怖感を静めるために不可欠であり，心理的，精神的サポートを含むものである。

2. 事前ケア計画

　世間一般の考え方として，保健医療従事者は患者や家族と死について率直に話し合うことを避ける傾向がある。しかし，終末期において家族は保健医療従事者と，もっとコミュニケーションをとりたいと望んでいる[4]。しかしながら，ほとんどの家族は保健医療従事者から十分な支援やコミュニケーションを受けたとは感じていない。認知症患者の場合，患者は自らの思いや要望を他者に十分伝えることができない。

　家族は治療の選択に困って，患者にどうしてやればいいのかわからなくなる場合がある。また，終末期の医療やケアについて，正しい決定をできなかったことや，望んだケアを患者が受けられなかったと感じている家族は，そのことに対して多くのストレスを経験する場合もある[5]。一方，意思決定に当たって，事前指示を拠り所にできた家族は，心の平安を感じ，最良の終末期ケアを受けたとも感じる[5]。

　つまり，保健医療従事者は予後や死に対する心理的な準備について，患者や家族としっかり話し合うことが，必要不可欠であるということが示唆される。Hansonらによる調査（2002年）の参加者は，患者や家族に回復への虚偽の希望を与えられたケースと，医師が予後を家族にはっきり知らせず，家族と医師が終末期について話し合う時間をもたなかったケースが，包括的事前計画への大きな障壁になったと報告している。

　質の高い終末期コミュニケーションは長時間を要し，医師の側に高度の技術が要求される。したがって，終末期ケア改善には，医師が，家族と終末期の要望について話し合うのに必要な，コミュニケーション技術を身につけることが緊急の課題である。

　家族と終末期ケアについて話し合った後の，一つの重要なステップは，医師が将来治療を決定する際に，拠り所とする家族の要望を明白に文書化することである。理想的には，終末期の要望を事前指示文書に含めるのが理想的である。入所者が病院に搬送される場合は，その文書も一緒に送るのがよい。

　POLSTとは，患者や家族の要望が，医師の指示する治療という形で書かれている文書である。POLSTは，ナーシングホーム入所者の終末期治療に対する要望を保証するのに，非常に有効である。

[**POLST**]

　POLSTとは，"Physician Orders for Life-Sustaining Treatment"を意味し，「生命維持治療の指示」と訳される。オレゴンヘルスサイエンス大学内のヘルスケア倫理センターにより，POLSTが開発された[6]。多くのナーシングホームのカルテには，人工蘇生をしないようにという指示が書かれている。つまり，入所者および家族は心臓停止や呼吸停止の場合，心肺蘇生（CPR）を望まないということが明記されている。POLSTを実施した10年間の大規模調査によると，終末期ケアの不満足から起こる法的問題のリスクが減少したという状況からみても，POLSTが患者の希望

を守るのに非常に効果的であり，患者と家族のケアに対する満足感を改善したことが明らかになっている[7]。

POLSTは両面印刷の1枚からなり，考慮すべき医学的治療に関するセクションがある。シートの色は，カルテのなかで見つけやすいように明るいピンク色となっている。ナーシングホームの全員のカルテにこのシートがはさまれており，この書類が医師の指示書になる。一般に，生命維持治療は，心肺蘇生術，経管栄養，人工呼吸，手術，透析，輸血，人工的な流動食および栄養補助，診断テスト，抗生物質，その他の薬品および治療である。

施設入所認知症高齢者の家族が，CPR[*2]，医学的治療，快適さのみを望むか，入院を望むか否か，抗生物質を望むか否か，人工栄養や点滴を望むか否かの意志が記載されることになる。これらがPOLSTの主な分類項目である。ほかには病院への搬送を望むか否かについての指示が含まれている。

3. チームワーク

高齢者施設において，認知症高齢者に限らず高齢者の終末期ケアの質を高めるためには，緩和ケアチームをもつことが一つの方法である。緩和ケアとは，死を人生の一部として受け入れ，患者に快適さを提供することに焦点を置いたケアモデルであり，考え方である。緩和ケアとはケアのひとつの種類であり，ホスピスとは緩和ケアを提供する組織のことである。緩和ケア自体は，施設でも，自宅でも，一般病院でも行うことができる。

緩和ケアの目的は，延命に重きを置く医学的治療とは違って，痛みや症状の緩和を重視している。緩和ケアにはチームアプローチが必要とされ，チームは，医師，看護師，栄養士，薬剤師，ソーシャルワーカー，および宗教家やボランティアなどで構成されることが望ましい。

C. ターミナルケアにおける医療倫理

医学的モデルでは，死は医療の敗北を意味する。緩和ケアの目指すものは，末期的徴候に対してケアを行い，同時に，疾病が患者とその家族に及ぼす情緒的，社会的，スピリチュアル[*3]な影響に対処することである。緩和ケアは，死を医療の敗北では

---

* 2 **CPR**（cardio-pulmonary resuscitation）
　　心肺蘇生法。心肺機能停止状態の患者に行う救命処置（治療）をいう。
* 3 **スピリチュアル**
　　霊的と同じ。

第23章 ターミナルケア・移植再生医療と医療倫理

なく人生の一部分とみて，患者と家族が穏やかに死を迎えられるように支援することを目指している。

複数の研究により，ホスピスケアや緩和ケアは患者の終末期の質を改善するだけではなく，無駄な経費を節約することが報告されている。高齢社会において，経費の軽減は重要な倫理的懸案でもある。

今日，保健医療専門職者が直面する多くの倫理的ジレンマの一つは，最善の終末期ケアをどのようにして提供するかである。認知症高齢者の場合，その人自身が治療上何を優先するのかについての伝達能力を失うため，問題はより困難になる。ほとんどの認知症高齢者は，事前指示や遺書を用意していないし，法的代理人といった医療・ケア内容の決定権保持者を指定していない。しかし，事前の意思決定が終末期を改善し，家族が愛する人の死を受け入れ，納得できるように機能するのは研究により明らかである。高齢者施設の保健医療従事者が，彼らが重要な決定を下す際に支援を行うことは，施設入所認知症高齢者やその家族に提供することのできるすばらしいサービスの一つである。今後POLSTのような事前指示の活用が，高齢者施設において日常的実践となり，考えうる最高の終末期ケアを提供することが望まれる。

文献

1) Yamada M, et al: Prevalence and risks of dementia in the Japanese population: RERF's Adult Health Study Hiroshima Subjects. Journal of the American Geriatric Society 47:189–199, 1999

2) Hanson LC, et al: As individual as death itself: a focus group study of terminal care in nursing homes. Journal of Palliative Medicine 5(1): 369–377, 2002

3) アンドレア・ストレイト・シュライナー，他編：QOLを高める専門看護・介護を考える 下巻，pp. 111–123, 2000, 中央法規

4) Mitchell SL, et al: A cross-national survey of tube-feeding decisions in cognitively impaired older persons. J Am Geriatr Soc 48(4): 391–397, 2000

5) Tilden V, et al: Center for Ethics in Health Care, Oregon Health Sciences University. The Role of Advanced Directives in Relieving Family Stress at the end-of-life, 2001

6) Dunn PM, et al: A method to communicate patient preferences about medically indicated life-sustaining treatment in the out-of-hospital setting. Journal of the American Geriatrics Society 44: 785–791, 1996

7) Lee MA, et al: Physician orders for life-sustaining treatment (POLST): outcomes in a PACE program. Program of All-Inclusive Care for the Elderly. Journal of the American Geriatrics Society 48: 1219–1225, 2000

II. 移植再生医療と医療倫理

A. 移植医療

　移植医療とは，組織や臓器の機能が治療困難までに低下した場合，自分ないしは他者の組織や臓器を移植する治療法のことである。移植には同一個体の他の部位から行う自家移植もあるが，通常，倫理的な問題が生じるのは他の人間からの移植（同種移植），あるいはまだ実験段階だが，他の動物，特に豚からの移植（異種移植）である。

　他の人間からの移植は，死体移植と生体移植に大別できる。前者はさらに，心臓死体からの移植と脳死体からの移植に分けられる。わが国では，心臓死体からの角膜や腎臓の移植は以前から実施されてきたが，脳死体からの移植は1997年に「臓器の移植に関する法律」（いわゆる「臓器移植法」）が成立し，初めて法的に認められた。

1. 意思決定の問題

　臓器提供にかかわる意思決定は，承諾意思表示方式と反対意思表示方式に大別できる。承諾意思表示方式では，死者本人が生前，臓器提供の意思表示をしていたことに基づき，臓器の摘出を行う。この方式をとる多くの国では，本人の意思が不明なときには，遺族が提供を承諾することで臓器を摘出できる。一方，反対意思表示方式では，本人が生前，臓器提供を拒否する意思表示をしていないかぎり，臓器を摘出できる。

　わが国の臓器移植法は，本人が書面により意思表示し，遺族が承諾した場合に限り，脳死判定と臓器摘出ができると定めている。上記の分類からいえば，承諾意思表示方式だが，本人の意思表示と遺族の承諾を臓器摘出の要件としており，諸外国に比べて条件が非常に厳しいものとなっている。そのため，本人の意思が尊重されている点を高く評価する人がいる一方で，「臓器移植禁止法」と揶揄する人もいる。

　臓器摘出の条件を厳しくした結果，特に2つの問題が生じている。まず，臓器提供数がきわめて少ないことである。法施行後，一年に数例程度しか，脳死下での臓器提供は行われていない。次に，意思表示できるのは15歳以上とされたため，小さなサイズの臓器を必要とする子どもは国内では移植が受けられず，海外での移植を余儀なくされていることである。

　こうした現状を踏まえ，臓器移植法の改正案が国会に提出され，現在，審議中である（2008年8月現在）。3つの改正案が出されているが，そのうちの一つは本人の意思が不明な場合は遺族の承諾だけでよいとしている。この案だと，臓器提供数の増加が見込めるし，15歳未満の子どもからの臓器提供も可能である。

　現行法は脳死を死とみなすことに反対する人たちを考慮して，臓器提供時に限って

161

第23章 ターミナルケア・移植再生医療と医療倫理

脳死を人の死とみなした。脳死は人の死かどうかは，本人や遺族の決定に委ねられている。それに対して，上記の改正案のように臓器提供の意思が不明な場合は遺族の承諾だけでよいとするためには，一律に脳死を死とみなす必要がある。臓器移植法の改正をめぐり，脳死は人の死か否かがいま改めて問われている。

臓器移植の基本理念は，ドナーの意思の尊重である。臓器提供はドナーの任意による無償の行為であり，強要されることがあってはならない。臓器移植法は脳死下での臓器移植を合法化するとともに，臓器提供を拒否する人を守る砦でもある。

2. 臓器を誰に提供するか

臓器移植の基本理念として，さらに移植手術を受ける機会の公平性がある。わが国では，日本臓器移植ネットワークが臓器ごとに設けた基準（組織適合性，臓器摘出から移植〈血流再開〉までに許される時間，医学的緊急度，待機期間）に従い，レシピエントを選んでいる。現行法では，ドナーによるレシピエントの指定を認めていない。ところが2001年，レシピエントの指定を求める事例があった。その際，ドナーの意思を尊重すべきであるという意見や，生体移植ではレシピエントの指定を認めており，整合性を欠くという意見が出た。こうした意見を受け，現在審議されている改正案のなかには，親族への優先提供を容認する条項が盛り込まれている法案もある。

3. 生体移植

2つある腎臓の一方，再生力が強い肝臓の一部などを用いて，生きている人（生体）からの移植も行われている。わが国では脳死移植が長い間認められなかったため，生体移植の数が諸外国に比べて多い。にもかかわらず，法的な整備は未だになされていない。生体移植の場合，健康な人にメスを入れて移植を実施する以上，ドナーの自発的な同意と絶対的な安全が不可欠である。だが実際には，ドナーになってほしいという周囲の重圧を感じる，手術後，合併症などに苦しむ，レシピエントとの間で良好な人間関係を維持できない，といったドナーの事例も指摘されている。

また，生体移植は臓器売買につながる可能性がある。わが国をはじめ，多くの国では臓器売買は法律で禁止されている。臓器売買が認められない理由としては，人体の商品化，人間の尊厳への侵害，貧困層への搾取，感情的な嫌悪などがあげられる。

4. 移植手術後の問題

2006年より心臓や肺などの脳死移植に公的医療保険が適用されるようになった。移植医療はいまや一般的な医療行為として定着したといえる。移植手術を受け，社会復帰を果たした人も多い。だが，手術が成功しても，現段階ではその多くは生存率何パーセントで語られる段階にある。臓器を移植しても健康な身体を取り戻せるとは限

らない。

レシピエントは手術後，拒絶反応を抑えるために免疫抑制剤を服用し続けなければならない。免疫抑制剤には副作用がある。また，免疫抑制に伴う感染症の問題もある。心理面においても，ドナーへの負い目や自分の身体に対する違和感を抱いたり，さらには深刻なアイデンティティーの危機に陥ったりする例もある。

5. 展　　望

慢性的な臓器不足はどの国にもみられる。今後，現行法が改正され，遺族の承諾だけで臓器摘出ができるようになっても，また国民の間に臓器移植に対する理解がよりいっそう深まっても，臓器不足の解消には至らないだろう。他者の臓器を移植する限り，手術後の免疫拒絶反応の問題もある。そうしたなかで今，臓器移植に代わる新しい治療法として期待されているのが，次に取り上げる再生医療である。

B. 再生医療

1. 2つのアプローチ

再生医療とは，細胞の増殖能力を活用して，機能が低下ないしは損失した組織や臓器の再生をはかる新しい治療法のことである。再生医療は大きくは2つに分けられる。一つめは足場を組み合わせて細胞を培養し組織を再生する方法であり，ティッシュ・エンジニアリング（生体組織工学，再生医工学）とよばれる。もう一つはES細胞（embryonic stem cell 胚性幹細胞）を用いた方法である。ES細胞は胚（受精卵）からつくられた特殊な細胞で，さまざまな組織や臓器になる能力，無限に増殖する能力を秘めているので，「万能細胞」と称される。

再生医療にはこのように2つのアプローチがある。ティッシュ・エンジニアリングの技術を使った再生医療のほうはすでに実用化が進んでいる。倫理的な問題を抱えているのは，どちらかといえばES細胞を用いた再生医療のほうである。

2. 倫理的な問題

ES細胞から組織や臓器をつくることができても，それらが他者の細胞に由来する限り，拒絶反応は起きる。そこで，クローン技術と組み合わせる治療法が考えられている。これは治療的クローニングとよばれている。手順は，まず患者の体細胞から取り出した核を，核を抜いた未受精卵（卵子）に移植して人クローン胚をつくる。そこからES細胞を樹立し，これを用いて細胞治療や移植用臓器の作成を行おうとするものである。実用化されるのはまだ当分先のことであるが，もし実用化されると移植医

療が抱えている問題が一挙に解決される。というのも，患者自身の体細胞を用いているので，拒絶反応は生じないと考えられるし，臓器不足も解消されるからである。

　人クローン胚を子宮に移植すると，クローン人間が誕生することになる。クローン人間の誕生を目的とした技術は生殖クローニングとよばれているが，それは今日，各国で禁止されている。とはいえ，治療的クローニングと生殖クローニングは，人クローン胚をつくる過程までは同じである。違いは，子宮に移植するか否かである。治療的クローニングの研究は，クローン人間誕生を可能にする技術の研究でもある。

　もう一つ大きな問題がある。それは，人クローン胚からES細胞を樹立するためには胚を壊す必要があるが，壊すために胚を新たにつくってもよいのかという問題である。つまり，治療的クローニングの研究を進めていこうとすれば，人間の生命はいつから始まるのか，胚（原始線条が形成される受精後14日までの胚）を単なるモノとみなして道具や手段として利用してよいのか，それとも，胚は人間としての尊厳をもった存在であり研究利用は認められないのか，等々の難問に行き当たることになる。

　クローン人間誕生の危険性や，上記の難問を抱えたまま，政府の機関である総合科学技術会議生命倫理専門調査会は2004年，最終報告書を出し，研究目的での人クローン胚の作成・利用を容認した。報告書によると，胚は人へと成長し得る「人の生命の萌芽」であるが，人々の健康と福祉に関する幸福追求という要請に応えるためには，胚を損なう取り扱いを例外的に認めざるを得ないという。現在，文部科学省の作業部会が研究実施に向けた指針の作成を進めている。人クローン胚研究を行うためには未受精卵を入手する必要があるが，2006年6月に出された指針案では，不妊治療で利用されなかった未受精卵，病気で摘出された卵巣から採取された未受精卵の提供を認めたものの，無償ボランティアからの新鮮な未受精卵の提供については，提供者の身体的・精神的負担，人間の道具化・手段化への懸念を考慮して当面認めないとした。

　なお，成体の組織や臓器に含まれる体性幹細胞を用いた治療法の研究，体細胞から「万能細胞」をつくる研究も行われている。後者の新しい「万能細胞」はiPS細胞（induced Pluripotent Stem cell 人工多能性幹細胞）と呼ばれ，体細胞に複数の遺伝子を導入してつくられる。2007年11月，日本でヒトiPS細胞の作製に成功したことが発表された。ヒトiPS細胞は人クローン胚研究の是非，胚の取り扱いなどの倫理的な問題を回避できるゆえ，ES細胞に取って代わるものとして研究の動向が注目されている。

　移植・再生医療の進展は，生命の危機や著しい生活の質の低下に直面している患者にとってはまさに朗報である。だが同時に，人体の資源化・商品化につながるおそれがある。人間の尊厳とは何か，人間にとって生とは何か，死とは何かを改めて問い直すことなく，移植・再生医療のあり方を考えることはできない。

文献

1) 澤田愛子：今問い直す 脳死と臓器移植（2版），1999，東信堂
2) 赤林　朗編：入門・医療倫理Ⅰ，2005，勁草書房
3) 伏木信次，他編：生命倫理と医療倫理，2004，金芳堂
4) 高久史麿監：再生医療，2003，じほう
5) 島薗　進：いのちの始まりの生命倫理，2006，春秋社

第24章 わが国の人口動態と衛生統計[*1]

A. 人口動態

1. 人口の把握

わが国では1920年以来，戦後の混乱期を除き5年ごとに国勢調査[*2]が行われてきている。2005年で18回目を数えた。調査年の10月1日現在に，日本国内にふだん（3カ月以上）住んでいるすべての人を対象として，ふだん住んでいる場所で，世帯を単位に実施される。外国人も含まれる。日本国籍をもっていても海外出張などで長期不在の場合は，対象外となる。

毎回の国勢調査のなかで最も基本的な調査項目が，世帯構成員一人ひとりの氏名と性と出生年月である。これから総人口が算出される。国勢調査による人口を特に確定人口という。あらゆる衛生行政の根幹資料として用いられている。都道府県別，市町村別の性・年齢別人口も集計される。国勢調査年以外の年にあっては，市町村が管理する住民基本台帳に基づいた推計人口が公表されている。住民基本台帳には出生，死亡の情報が含まれている。

2. 総人口の推移

第二次世界大戦終了後間もない1950年の総人口は8,320万人（男4,081万人，女4,239万人）であった。図24-1に，その後の5年ごとの確定人口の増加人数を示す。1970年から1975年にかけて過去最大の人口増が認められた。しかし，その後の増加

[*1] 最新情報は厚生労働省のホームページ（http://www.mhlw.go.jp/toukei/index.html）で閲覧，ダウンロードできる。

[*2] 国勢調査という表現は「全国の情勢の掌握」からきている。「統計法」に基づき実施されている。第1回目調査の1920（大正9）年の総人口は5,600万人であった。欧米ではpopulation census（人口の調査）という。

百万人

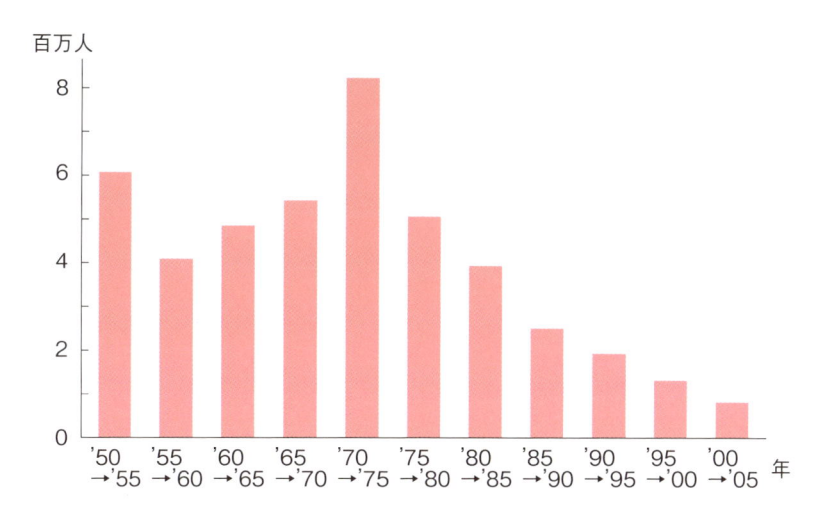

'50→'55 はこの5年間に608万人増加したことを意味する。以下，同様に前回の国勢調査からの人口増を示す。人口は，1967年に1億人を突破，2005年は1億2776万人である。

図 24-1　わが国の5年ごとの人口増加の推移

は次第に小さくなり，2000年から2005年までは最大時の1/10程度の増加にとどまっている。

外国人の流入がごく少数に留まっているわが国の場合，人口の増減[*3]は出生数と死亡数の自然増加によってほぼ決定されるが，近年の人口減少は主として出生数の減少によるものである。2005年の出生数は約106万人，これに対して死亡数は約108万人と，約2万人の自然減が生じたことが明らかにされている。わが国は人口減少社会に踏み出した。

3. 人口ピラミッド

図 24-2 は，最新資料[*4]に基づく人口ピラミッドである。男女ほぼ対称であるが，高齢層で男女差があるため，女が男に比べて合計310万人多い。

この人口ピラミッドには不自然な人口増減がいくつか認められる。男の80歳以上での人口減が，その一つである。第二次世界大戦の戦死による。日中事変や終戦前後の影響で，出生数が男女とも減少した年齢層もある。また，戦争終結は第1次ベビーブームをつくり出した。今日，団塊の世代とよばれている年齢層であるが，日本経済

---

* 3　人口の自然増加に影響する事象として，出生・死亡のほかに死産・婚姻・離婚がある。これらの5つの数値を人口動態統計という。ヨーロッパ諸国は移民の流出入も重要な人口増減の要因（社会的増加）となっている。

* 4　集計作業に要する期間のため，最新資料でも公表まで2年程度の遅れがある。また，その遅れの程度も集計項目によって差がある。

第 24 章　わが国の人口動態と衛生統計

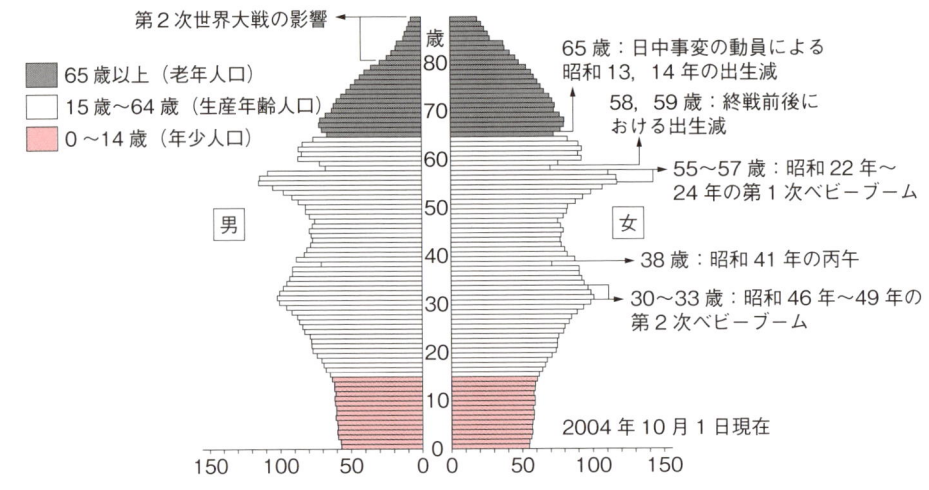

図中ラベル：
- 第 2 次世界大戦の影響
- 65 歳以上（老年人口）
- 15 歳〜64 歳（生産年齢人口）
- 0〜14 歳（年少人口）
- 男　女
- 65 歳：日中事変の動員による昭和 13，14 年の出生減
- 58，59 歳：終戦前後における出生減
- 55〜57 歳：昭和 22 年〜24 年の第 1 次ベビーブーム
- 38 歳：昭和 41 年の丙午
- 30〜33 歳：昭和 46 年〜49 年の第 2 次ベビーブーム
- 2004 年 10 月 1 日現在

資料：総務省統計局「平成 16 年 10 月 1 日現在推計人口」
注：90 歳以上人口（男 24 万 7 千人，女 76 万 9 千人）は省略

$$\text{年少人口指数} = \frac{\text{年少人口}}{\text{生産年齢人口}} \times 100 \qquad \text{老年人口指数} = \frac{\text{老年人口}}{\text{生産年齢人口}} \times 100$$

$$\text{従属人口指数} = \frac{\text{年少人口} + \text{老年人口}}{\text{生産年齢人口}} \times 100 \qquad \text{老年化指数} = \frac{\text{老年人口}}{\text{年少人口}} \times 100$$

図 24-2　わが国の人口ピラミッド（厚生の指標　52（8），p. 33，2005）

の発展を支えてきた一方で，退職を迎え始める年が 2007 年問題として注目を集めている世代でもある。第 2 次ベビーブーマーは，第 1 次ベビーブーマーの子どもにあたる。昭和 41 年生まれにも不自然な人口減少がある。妊娠をひかえた結果である。60 年に一度の丙午[*5]の迷信が，現代社会にも生きていることを物語る。

　第 2 次ベビーブーム以来，出生数が年々減少し，裾が次第に狭まってきたため，「ひょうたん型（に近い）」人口ピラミッドになっている。第 3 次ベビーブームの兆しはない。義務教育年限までの 15 歳未満を年少人口，15 歳以上 65 歳未満を生産年齢人口，65 歳以上を老年人口とよんでいる。老年人口割合（19.5 %）が，年少人口割合（13.3 %）を上回っている。

4. 老年人口割合の将来推計

　老年人口割合（高齢化率）が 7 % を超えると高齢化社会，14 % を超えると高齢社会，さらに 21 % を上回ると超高齢社会と一般によんでいる。図 24-3 は，将来予測を含めたわが国の人口構成割合の推移をみたものであるが，1970 年に高齢化社会に突

[*5]　ひのえうまと読む。十干と十二支との組み合わせで 60 年に一回巡ってくる。この年生まれの女性は「夫を殺す」という迷信がある。

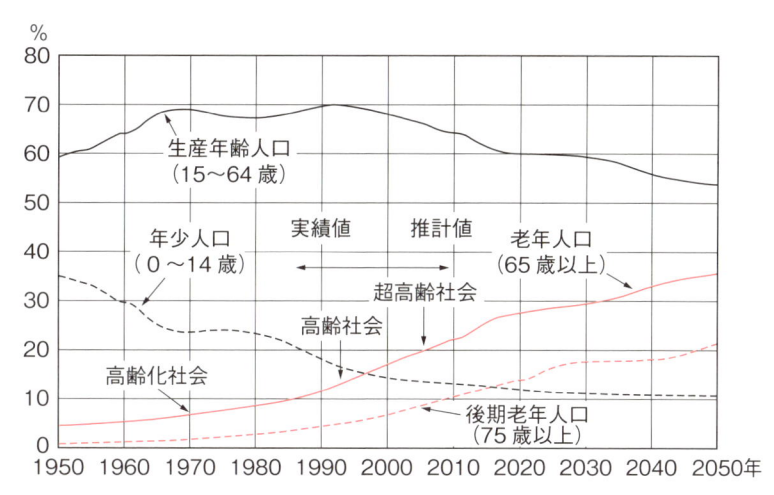

図 24-3　年齢 3 区分別人口構成割合の推移と将来予測（厚生の指標　52（8），p. 35，2005）

資料：昭和 25～平成 12 年は総務省統計局「国勢調査報告」「推計人口」，平成 13 年以降は国立社会保障・人口問題研究所「日本の将来推計人口（平成 14 年 1 月推計）」の中位推計値

入し，1994 年には高齢社会に到達している。この間，わずか 24 年である。速いといわれたドイツでさえ 45 年，スウェーデンでは 85 年，フランスでは 115 年かかったのに比べ，極めて短期間での変化である。

将来予測では，老年人口割合は 2010 年までには 21 ％ を超え，2030 年代には 30 ％ 超の社会が到来するという。後期老年（75 歳以上）人口割合も急速に上昇し，2015 年ごろには年少人口割合を上回ることも予測されている。

B. 出生の動向

1. 出生数

年間 200 万人を超えていた第 2 次ベビーブーム以降，わが国の出生数は，前年を上回った年もみられるものの，減少傾向が続いている。2005 年にはここ数年続いていた 110 万人台を割り込み，106 万人となった。人口千人あたりに換算した出生率は 8.4 で，第 1 次ベビーブーム時の 30 前後や第 2 次ベビーブーム時の 20 前後にはるか及ばない。前述の高い老年人口割合と合わせて，超高齢少子社会ということができる。

出生性比は 105 台で，男児の出生数が多い傾向にある。

2. 合計特殊出生率と純再生産率

出生動向を観察する指標の一つに合計特殊出生率がある。国の統計では 15 歳から 49 歳までを出産可能年齢と定義しているが，この者たちの年齢別出生率の合計が合

第 24 章　わが国の人口動態と衛生統計

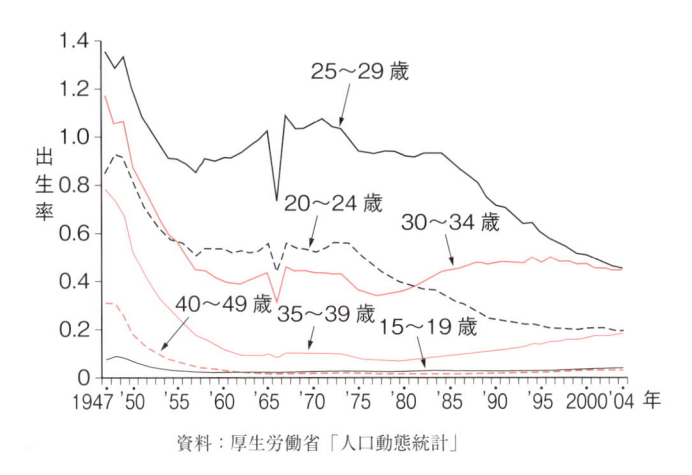

図 24-4　母の年齢階級別出生率の推移 (厚生の指標　52 (8), p. 40, 2005)

計特殊出生率である。いい換えると，この年齢層の女性全体が出産する女性一人当たりの平均的な子どもの数である。平均的に 2 人以上の子どもを出産しないと，父母数よりも少なくなるため，次の世代は人口減となる。生殖可能年齢に達せず死亡する子どももいるため，実際には 2.1 程度を下回ると人口減となる。すでに 1974 年にこの水準を下回って以降，合計特殊出生率は低下を続け，2005 年には 1.29 となっている。低下の理由として，女性の高学歴化による晩婚・晩産，出産・育児よりも仕事優先という価値観の変化，低所得者層拡大に伴う扶養力の低下などが指摘されている。20 歳代の出生率の大幅な低下が目立つ（図 24-4）。

　純再生産率も出生動向を示す指標である。しかし，合計特殊出生率と 2 点で異なる。定義上，出産可能になった 15 歳の女性が，49 歳に到達するまでに死亡する確率を考慮している点と，誕生児としては女児の数のみを数えている点である。この意味で，出生動向のより厳密な指標[*6]ということができる。純再生産率が 1.0 を下回る状況が続けば，一世代あと，およそ 25〜30 年後に人口の減少が始まる。わが国では 1976 年に 1.0 を切って以降も低下を続け，最近では 0.6 台の水準にあり，すでに述べたように 2005 年には人口減少が観察されている。

C. 死亡の動向

　年間死亡数は 1983 年以来増え続け，2003 年には 100 万人の大台を突破した（表

＊6　その他に総再生産率という指標がある。出産可能年齢者の死亡確率を考慮していない点で，純再生産率と異なる。誕生児は女児のみを数える。

24-1)。2005年現在108万3796人であり，人口千人に対する粗死亡率[*7]は8.6（男性9.5，女性7.7）である。粗死亡率は健康水準を示す簡便かつ重要な健康指標であり，低いほど健康水準はより良好と解釈される。しかし，わが国の場合，男女とも粗死亡率は1980年代後半から反転し，近年上昇傾向にある。これは健康水準が低下したというわけではない。年齢別の死亡率は不変または改善したにもかかわらず，死亡率が高い高齢層の人口がごく短期間で増加したわが国の場合，死亡者総数が人口に比して増加する結果，粗死亡率が上昇することになる。いわば，見かけの上昇である。粗死亡率にはこうした問題がある。

したがって，歴年間や地域間の死亡率の比較には，人口構成の違いを調整する必要がある。具体的には基準集団[*8]を設定して，この基準集団が観察集団の年齢別死亡率で死亡すると仮定して求める。こうして得たわが国の年齢調整死亡率は，男女ともに順調に低下してきており（表24-1），健康水準の改善が着実に進んでいるといえる。男性の死亡率は女性の2倍程度高いこともわかる。

表24-1 死亡数と粗死亡率・年齢調整死亡率（人口千対）の推移

	死亡数	粗死亡率			年齢調整死亡率	
	人数	総数	男	女	男	女
1950	904,876	10.9	11.4	10.3	18.6	14.6
1960	706,599	7.6	8.2	6.9	14.8	10.4
1970	712,962	6.9	7.7	6.2	12.3	8.2
1980	722,801	6.2	6.8	5.6	9.2	5.8
1990	820,305	6.7	7.4	6.0	7.5	4.2
1995	922,139	7.4	8.2	6.6	7.2	3.8
2000	961,653	7.7	8.6	6.8	6.3	3.2
2003	1,014,951	8.0	9.0	7.2	6.0	3.0
2004	1,028,708	8.2	9.0	7.3	5.9	3.0

資料：厚生労働省「人口動態統計」
（厚生の指標 52（8），p.43，2005を一部改変）

---

*7 年間の死亡総数を総人口で割って求める。通常，千人あたりの数値で表現する。死亡率という場合，特に断りがない限り粗死亡率のことである。調整死亡率でないことを明示したいときに，粗死亡率と表記する場合が多い。

*8 任意でよいが，わが国の衛生統計では，基準集団に昭和60年モデル人口を用いることが多い。この集団は昭和60年の国勢調査によって得られたわが国の5歳年齢階級別人口を，計算しやすいように各階級の百位以下を0に丸めたもの。

第24章　わが国の人口動態と衛生統計

D. 主要死因の死亡率の推移

死因の第1位は，結核から脳血管疾患，脳血管疾患から悪性新生物（がん）へと変化してきた（図24-5）。

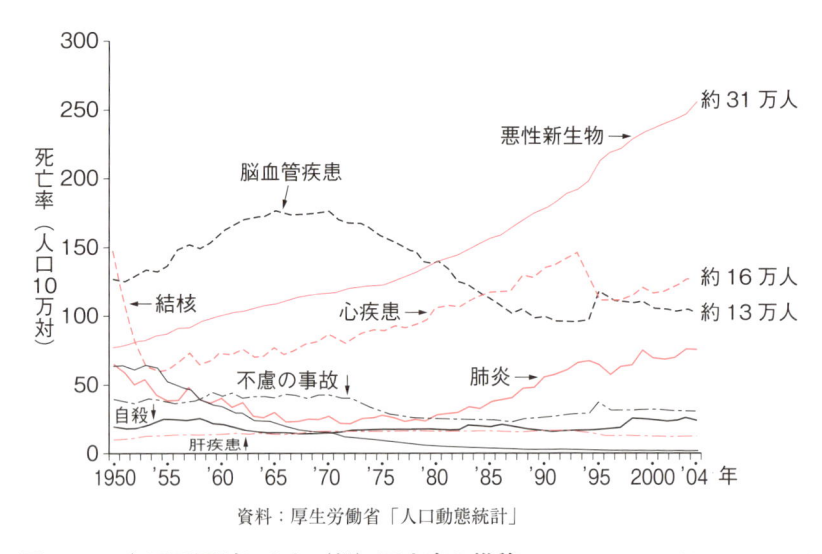

図24-5　主要死因別にみた（粗）死亡率の推移 (厚生の指標　52（8），p.44, 2005)

がんの（粗）死亡率は一貫して上昇傾向にあり，過去半世紀で約3倍となった。ただし，年齢調整死亡率では，男性は横ばいから減少傾向，女性は減少傾向にある。

現在，死因第2位の心疾患の死亡率は，1995年前後に不自然な変動を示したのち，再び上昇傾向にある。この不自然な変動は，国際疾病傷害死因分類の改定（ICD-10）[*9]にあわせて，「疾患の終末期の状態としての心不全，呼吸不全等は書かないでください」との注意書きが死亡診断書に加えられたため，「心不全」を死因とする死亡診断書が減少したことによる。ICD-10の施行は1995年1月1日であったが，周知がはかられた前年からその影響が現れている。心疾患死亡の病型内訳は，心筋梗塞や狭心症のような虚血性心疾患と，心不全が相半ばしている。これらの粗死亡率は人口の高齢化を受けて上昇基調にあるが，年齢調整死亡率は低下傾向にある。

死因第3位の脳血管疾患の死亡率は，ICD-10施行の影響を受けて1995年に上昇するが，この時を除けば1970年前後をピークに減少傾向をたどっている。病型別には，

[*9] WHOが作成している分類。正しくは「疾病及び関連保健問題の国際統計分類」。ほぼ10年ごとに分類の改定が行われていて，現在用いられている分類は第10回修正である。ICD-10と略記される（p.80参照）。

脳出血の減少によるところが大きい。高血圧の管理，低コレステロール血症の栄養学的改善，食塩摂取量の低下が進んだことによる。高脂血症を背景とする脳梗塞は，脳出血の減少と入れ替わるかのように増加してきていたが，1980年ごろからは粗死亡率も横ばいないし減少傾向にある。

以上の三大死因，がん（31 %），心疾患（16 %），脳血管疾患（13 %）で，全死亡のほぼ60 %を占める。生活習慣病対策の重要性がここにある。

死因第4位の肺炎の死亡率は近年上昇傾向にある。年齢別には高齢者で高く，特に80歳以上ではおよそ1/100の死亡率となっている。第5位は不慮の事故である。交通事故・窒息・転倒などが含まれる。1995年に一時的な上昇がみられるが，阪神淡路大震災で約5千人が死亡したためである。以下，第10位まで自殺，老衰，腎不全，肝疾患，慢性閉塞性肺疾患の順である。

E. 部位別がんの死亡動向（図24-6）

いずれも年齢調整死亡率の結果を示す。

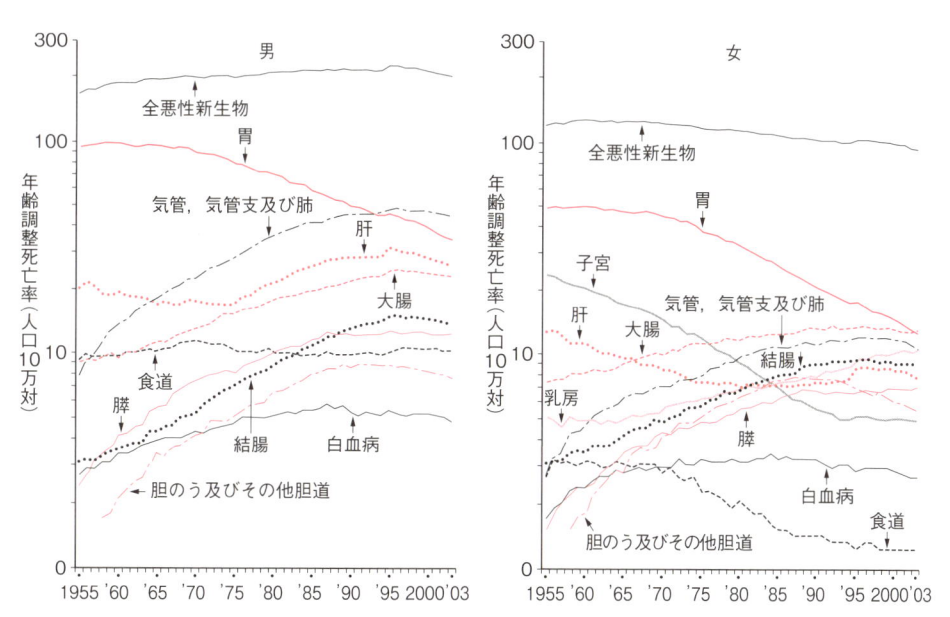

資料：厚生労働省「人口動態統計」
注：1) 大腸は，結腸と直腸S状結腸移行部及び直腸を示す。ただし，昭和40年までは直腸肛門部を含む。
2) 結腸は，大腸の再掲である。
3) 肝は，肝と肝内胆管を示す。
4) 年齢調整死亡率の基準人口は「昭和60年モデル人口」である。

図24-6 部位別にみた悪性新生物の年齢調整死亡率の推移（厚生の指標 52 (8), p.47, 2005）

1. 肺がん

　男性の肺がん死亡率は，1955年に比べ5倍以上上昇している。2005年現在，実数にして約4.5万人の死亡者数である。しかし，胃がんと1位を入れ替わる前後から，横ばいないしやや低下傾向をみせている。女性の死亡率も男性と同様な傾向を示すが，死亡率そのものは1/3程度で，実数にして約1.7万人の死亡数である。

　喫煙が最大の危険因子であり，喫煙者は非喫煙者の4〜5倍のリスクをもつ。喫煙率の低下と肺がん死亡率の減少が相関することは海外の研究で証明されているが，同様のことがわが国でも確認できるか，注目されている。

2. 胃がん

　かつて日本人のがん死亡の多くを占めた胃がんの年齢調整死亡率は，減少を続けている。減少傾向は1970年ごろからが明瞭である。死亡数そのものは，高齢化の影響のため，大きく減少するには至っていない。

　食塩摂取量が高い地域ほど胃がん死亡率は高いことなど，食塩の過剰摂取が危険因子であることが報告されている。和食は調味料として「塩」を多用する傾向にある。そうした和食から洋食への変化や冷蔵庫の普及と冷凍保存技術の進歩は，食物の塩蔵保管を不要にして食塩摂取量を減少させる一方で，新鮮な野菜の摂取量を増加させた。このような食生活の変化や，医療技術の進歩による早期胃がんの発見と治療が，胃がん死亡率の減少に大きく寄与したと考えられている。

3. 肝臓がん

　やや不規則な変動を示しているが，最近は男女とも減少傾向にある。肝臓がん患者の多くにB型肝炎ウイルスあるいは，C型肝炎ウイルスの感染が確認されている。B型肝炎は出産時の産道感染によって，C型肝炎は輸血などの血液感染によって，それぞれ感染する。B型肝炎ウイルス母子垂直感染防止事業が1985年から全国規模で進められており，新たなB型肝炎ウイルス感染者は激減している。C型肝炎ウイルスについても汚染血液の除去により，輸血などを介した新規感染が予防可能となっている。これらの理由から，肝臓がん死亡の大幅な減少が予想されている。

　喫煙と飲酒も危険因子である。

4. 大腸がん

　結腸と直腸S状結腸移行部および直腸のがんの合計である。男女とも1965年ごろから上昇傾向にあったが，近年は横ばいである。女性では胃がんをわずかに上回り，がんの第1位の死因となっている。

　食生活の西洋化が増加の一因と考えられている。赤身肉・保存肉，アルコールの摂

取がリスクを上昇させ，逆に野菜類の摂取と定期的な運動がリスクを下げることが報告されている。食物繊維がリスクを下げるか否かについては，必ずしも研究結果は一致していない。

5. 乳がんと子宮がん

乳がん[*10]の死亡率はなだらかな上昇傾向にある。早期発見による治癒率の向上で，死亡率の上昇は抑えられているが，罹患率は増加している。ブラジルや米国の日系人の乳がんの罹患率が日本人の2～5倍であることから，西洋化した食事やカロリーの過剰摂取が，初潮を早めたり，肥満をもたらしたりすることによって，罹患率を上昇させていると考えられている。

一方，子宮がんは著しく減少した。個人衛生の改善による子宮頸がんの減少や，早期発見・早期治療が要因となっている。

F. 乳児死亡

生後1年未満の死亡を乳児死亡という。乳児死亡率は，母体の健康状態のみならず，その国の衛生状態や社会経済状態を反映することから，死亡率，平均寿命などとともに，その社会の健康水準を示す重要な指標の一つである。

かつて高率であったわが国の乳児死亡率は，高度経済成長期に急速に改善した（図24-7）。肺炎，気管支炎，腸管感染症の制圧によるところが大きい。そして，最近20年以上にわたって世界で最も低い水準を保ってきている。

乳児死亡の原因は，先天的なものと後天的なものに分けることができる。生後4週未満の新生児死亡，特に1週未満の早期新生児死亡は「先天奇形，変形および染色体異常」などの先天的要因が占める割合が大きく，死亡率の改善は他の期間ほど顕著でない（図24-7）。これに対して，生後4週以降は感染症や不慮の事故などの死亡が多くなるため，衛生水準の向上に伴って死亡率は大きく改善してきた。

---

*10 遺伝的要因が確認されているがんは，乳がん，前立腺がん，大腸がんの3つのみである。しかも，これらのがんでも，一卵性双生児の一人ががんになったときに，もう一人ががんになる確率は10～20％程度に過ぎない。がんの多くは，喫煙などの生活習慣が重要な発生要因となっている。

第24章　わが国の人口動態と衛生統計

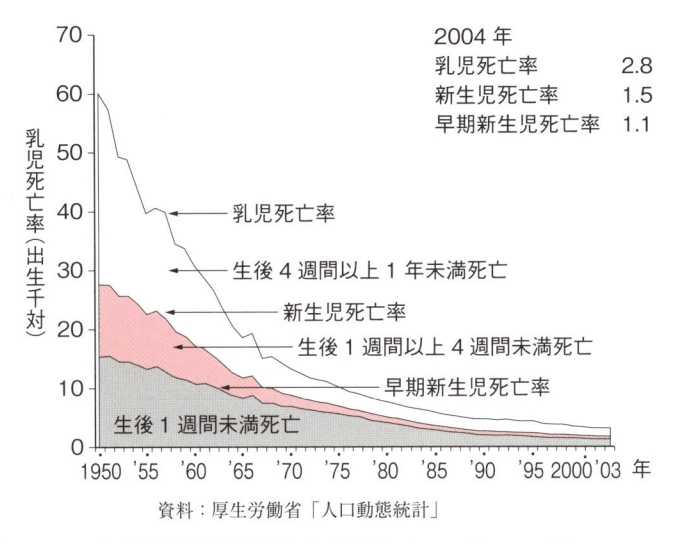

図24-7　生存期間別乳児死亡率の推移 (厚生の指標　52 (8), p.59, 2005)

G. 平均余命と平均寿命

　たとえば20歳になった者が，平均してあと何歳まで生きられるかを示した期間を20歳の平均余命という。その時点での20歳以上の年齢別死亡率が，将来にわたって不変と仮定して求める健康指標である。0歳における平均余命を特に平均寿命[*11]とよんでいる。平均寿命は，その国・地域の，その時点における全年齢の死亡状況を集約したものであり，健康水準の総合指標として広く用いられている。

　日本人の平均寿命は昭和に入って伸び始め，女性は1950年，男性はその翌年に60歳を超えた。一時的に低下した年もあるが，長期的には順調に伸びている（図24-8）。1965年ごろまでの伸びは，乳児死亡の改善と若年死亡の減少が大きな要因になっている。医療の発達と社会環境の改善により，肺炎や結核などの感染症が制圧されたことによる。近年の伸びには，60歳以上の男性のがん死亡と女性の脳血管疾患死亡の減少が寄与している。若年層の死亡率の改善はほぼ限界にきていることから，今後は中高年層のいわゆる生活習慣病の動向に左右されると予想されている。

　仮に，すべてのがんが完全に克服された場合，男性で約4.2年，女性で約3.1年，心疾患でそれぞれ1.6年と1.7年，脳血管疾患でそれぞれ1.2年と1.4年の寿命の伸び

---

*11　平均寿命から現在の年齢を引き算しても，平均余命にはならない。平均余命は，その年齢に達するまでに死亡した者を除外して算出するためである。図24-8からわかるように，ある年齢の平均余命は一般に平均寿命を上回る。

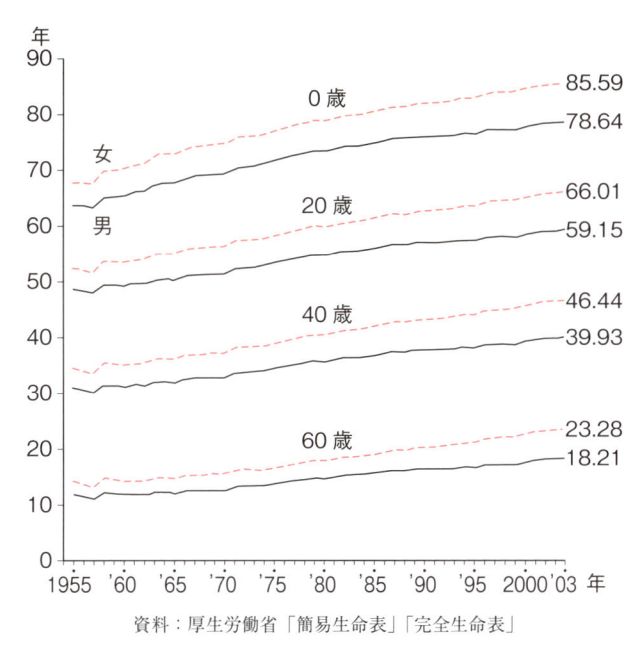

図 24-8 平均余命の推移 (厚生の指標 52 (8), p.65, 2005)

が期待できる。

　2004年現在の女性の平均寿命は85.6歳である。諸外国との比較は，国により計算年が異なるため厳密にはむずかしい。しかし，長寿国としてよく引き合いに出されるスイスやアイスランドに比べても，2～3歳長寿である。最近の日本人女性の場合，10年かかって2.6歳の伸びであるから，これらの国との寿命の差の大きさが想像できよう。男性は女性より約7歳短い78.6歳であるが，世界有数の水準にある。男性の平均寿命の伸びがゆるやかであるため，男女差は広がる傾向にある。

文献
1) 厚生の指標　国民衛生の動向，52（8）：33-67，2005
2) 車谷典男編：介護する人の健康をまもる Q&A, pp.1-19, 2005, ミネルヴァ書房

第25章 医療機関と医療関係職（医療と看護と介護）

A. 医療の専門・分化から統合へ

　医学の進歩は今なお留まるところを知らないが，ひとりの人間の力で獲得できる知識・技術には限りというものがある。そのために医療がこれからさらに専門・分業化していくこともやむを得ないだろう。

　ところがこうした医療の高度専門化は一方で，「現代医学は臓器や病気ばかりを診て，人を診ていない」といった批判や，専門外であることを理由に患者が診療を拒まれて，たらい回しにされるといった弊害を招いている。

　患者の立場からは高度な専門医療を要求するとともに，体の一部だけでなく全身を診てほしい，専門に偏らず総合的に診てほしいという気持ちも根強い。平成16年度に始まった医師臨床研修制度[*1]も，こうした国民の真のプライマリ・ケアを望む声に応えてのものである。

　しかしながら専門・分業化は放っておいても進むものだが，その逆に専門・細分化した組織や専門職の力をまとめていくのは容易なことではない。高度専門職は個人にせよ組織にせよ，その専門領域においてはきわめて強い実力を発揮する。しかし，彼らは自分たちが高度の専門性を有するという優越的立場にあって細く狭い領域ばかりを研究し，ともすると専門外のことがらについての理解が乏しかったり，他職種との連携におそろしく無関心だったりする。医療（cure）に続いて求められる社会福祉的作業が福祉（welfare）と介護（care）であり，それらの専門職種の活用が求められる。

---

*1　**医師臨床研修制度**
　　これによって診療に従事しようとする医師は，大学病院または厚生労働大臣の指定する病院で2年以上の臨床研修を受けることが義務づけられた。研修期間中の適正給与の支給とアルバイト禁止によって研修に専念することが盛り込まれ，2年間の初期研修では内科，外科などプライマリ・ケアに必要な幅広い診療技術を身につけることを目標とされている。

社会福祉士は専門的知識と技術をもって福祉に関する相談に応じ，助言・指導を行う。介護福祉士は日常生活を営むのに支障のある者につき，入浴・排泄・食事，その他の介護を行う。

医療現場で高度に専門化された人間や情報を統合するシステムというのは，実はまだ確立されてはおらず，患者のために人と人，あるいは人と情報をつなげる総合マネジメントは現代医療が取り組むべき大きな課題である。

B. 医療機関

1. 医療機関の定義

医療法で定められている医療提供施設とは，
①病院
②診療所
③介護老人保健施設
④助産所

をさす。病院と診療所の区別は患者収容人数の違いによるもので，20人以上の病床を有する施設を病院，それ未満のものを診療所という。医療施設の開設にあたっては，都道府県の許可が必要となる。

2. 各医療施設の機能・状況

a. 病院

前述したように20以上の入院ベッドを備えた医療施設のことであり，全国で約9,000余りの病院がある。その約8割が医療法人または個人経営であり，残り2割が国公立などの公的病院である。なお国立病院は平成16年4月の独立行政法人化に伴い国立病院機構となった。

この10年間で病院の機能再編がずいぶんと進められてきた。これは必ずしも各機関の意思に基づいてなされたものではなく，国の誘導政策（病棟機能別に診療報酬算定基準を設けるなど）に負うところが大きい。

精神病床と結核・感染病床以外のすべての病床は，一般病床と療養病床とに区分されることとなり，病院は自らが所有している病床にどちらかの機能を与えるように選択を迫られた。その結果，各病院は急性期医療・回復期医療あるいは慢性期医療（長期療養），いずれかの役割を担う医療機関として分化していったのであるが（表25-1），なかには急性期病床と療養病床を合わせもつケアミックスとよばれる形態を選んだところもある。

表 25-1　病床機能別にみた病棟の種類

区　分	病床（病棟）区分	行われる医療の目的・内容	基準・要件・診療報酬体系など
急性期	急性期病床	病状重篤な患者に対して濃厚な治療を施す。	一般病床よりも診療報酬が高いが（急性期入院加算），平均在院日数が17日を超えてはならない。
急性期	一般病床	一般的な入院治療や，継続的治療を行う。	老人医療の場合90日を超えると包括払い。在院日数が180日を超えると入院基本料は自己負担となる。
亜急性期（回復期）	亜急性期病棟	急性期治療を終えた患者が，自宅復帰をめざして中長期的に療養する。	入院料は包括払いで，手術や検査に対しては出来高払い。入院期間は約6カ月。
亜急性期（回復期）	回復期リハビリテーション病棟	脳卒中や骨折などで機能回復訓練が必要な人に対し，集中してリハビリテーションを行う。	入院料は包括払いで，リハビリや検査などに対しては出来高払い。入院期間は約6カ月。
亜急性期（回復期）	緩和ケア病棟（ホスピス）	がんやエイズの末期で余命が半年以内の人に対して，身体・精神的苦痛の軽減をはかりながら生活を支える場所。	入院料は包括払い。入院期間は約6カ月。
慢性期（長期療養）	療養病床	長期療養が必要な人のための病床。介護や軽いリハビリテーションがケアの主体となる。	居室面積が6.4平方メートル以上であること。医療保険型病床の入院料は包括払いだが，入院日数が180日を超えると入院基本料が15％減額となる。介護保険型は要介護度に応じた1割の自己負担と保険給付対象外部分の全額自己負担。
慢性期（長期療養）	特殊疾患療養病床	重度の神経・筋疾患，難病患者の長期療養介護。	入院料は包括払い。

　病院が病棟機能に応じた診療報酬を得るためには，平均在院日数や病床あたりの看護師配置人数などの基準を満たしていなければならず，そのため，たとえば脳卒中で倒れて搬送されたのが急性期病院だと，病状説明よりも前にいきなり退院あるいは転院の予定からきり出されるといったことも珍しい話ではない。

　いずれにしても最初に入院した病院で在宅復帰の日まで過ごしたいという，患者の立場からすればごく自然と思われる要望が，今の医療の枠組みのなかではなかなか叶わないということを知っておいてほしい。

　このような状況の下，医療機関同士の連携をはかりながら，利用可能な社会資源

を上手に組み合わせ，患者がそのときの病状に最も適した環境で療養できるよう援助する医療ソーシャルワーカー（MSW）の役割はきわめて大きい。

b. 診療所

現在，一般診療所で96,000余り，歯科診療所で約66,000施設を数える。一般診療所のうち，病床を備えるものは15,000施設余りである。なお診療所においては，療養病床や診療上の特別の理由がある場合を除き，同一患者を48時間以上収容することがないよう規制されている（医療法第13条）。

診療所が担う最大の機能は，なんといっても「プライマリ・ケア医」「かかりつけ医」としての働きである。前述したように診療所の大半は無床診療所であり，外来診療しか行わないが，介護保険施行後には在宅療養を支える訪問医療やデイケアにとりわけ力を入れているところもある。あるいはプライマリ・ケアとは対極的にきわめて機能を特化させたクリニック（矯正治療専門の歯科診療所やコンタクト診療専門の眼科など）もある。

また今日では，同じ敷地あるいは建物の中に診療科目の異なる診療所が集まった複合型医療施設，いわゆるクリニックモールという形態の開業も目立つ。モール内の医師はそれぞれの専門性を生かしながら他科の医師と連携しあうことで，より質の高い医療が提供できる，また患者にとっても短時間で，移動の負担もなく複数の科にまたがる医療が受けられるという利点がある。

地域住民が安心できる医療の実現には，プライマリ・ケアから専門医療・入院治療へ，あるいはその逆の移行が円滑になされる必要がある。それには病院と診療所との協力関係，いわゆる病診連携が欠かせないことはいうまでもない。

c. 介護老人保健施設

比較的病状が安定していて病院に入院する必要はないものの，引き続きリハビリテーション，看護および介護を必要とする要介護者のための入所施設である。医師，看護師などの医療従事者が常駐しており，入所者は診療や投薬などの医療を必要に応じて受けることができる。

介護老人保健施設は医療施設として位置づけられているが，その運用は介護保険の枠組みにおいてなされる。

d. 助産所

助産所は助産師が助産業務を行うための施設であり，助産師自身が管理者となることができる。ただし嘱託医師を置くことが義務づけられている。また収容できる妊産婦の人数は9人以下に制限されている。

かつては全国に5,500以上あった助産所も，周産期医療の高度化と少子化に伴って助産所での出産は減少し，現在では700施設余りしかない。しかし現在，問題となりつつある産科医の不足により，出産を取り扱う医療機関が急激に減ってきてい

3. 療養病床の問題

現在，療養病床は全国で38万床あり，その多くが寝たきり高齢者の長期療養の場として利用されている。ところが2006年7月に成立した医療制度改革関連法案によって，そのうち13万床ある介護型療養病床が全廃され，残る医療型療養病床も最終的（2012年度初めまで）に15万床まで削減されることとなった。減らされた23万床分は老人保健施設や有料老人ホーム，在宅療養などに移行したい考えである。これを受け，これから数年のうちに，またも医療施設再編のうねりが起こることは必至と思われる。

C. 医療関連職

かつての医療従事者といえば医師，看護師，薬剤師など，せいぜい片手で数えられるほどに過ぎなかった。しかし医療ならびに関連業務の細分化・多様化に伴い，今では実に多くの職種が医療にかかわっている。なかには20年近く医療に従事してきた私ですら，まだ出会ったことのない職種まで医療に加わっている。ここでは各専門職の資格と役割について概説しよう。

1. 医　師

医師法に基づき，医業を独占的に行い（「医師」の名称独占および「医業」の業務独占[*2]），診断から治療に至るあらゆる医療行為において主導的立場と責任を担う。医療機関を受診することを俗に「医者にかかる」というように，医療とは突き詰めれば医師と患者の1対1関係に行き着くものであり，この原則は医療が多職種のチームで行われるようになった現在も変わっていない。事実，あらゆる医療業務は制度上，医師または歯科医師の同意や指示のもとに行われ，その場に医師がいなければ患者に

＊2　資格の名称独占ならびに業務独占

　　名称独占資格とは，有資格者でなければその肩書きを名乗ることができないと法律で規定されている国家資格である。また業務独占資格とは，有資格者しか行ってはならない業務が法律で規定されている国家資格のことである（例：「医師でなければ，医業をなしてはならない」医師法第17条）。

　　医療関連資格の多くが名称独占かつ業務独占となっているものの，一部には業務独占のみ（歯科技工士），あるいは名称独占のみ（臨床検査技師等）しか謳われていない資格もある。名称独占の場合，無資格者が代わりにその業務を行っても違法とはならない。

注射1本打つこともままならない。また助産所以外の医療施設の管理者には，医師または歯科医師しかなれない。

医師資格は大学医学課程（高校卒業入学からは6年間）を卒業し，医師国家試験に合格した者に与えられる。また平成16年度からは医師免許取得後に，さらに2年以上の臨床研修が義務づけられている（医師法第16条）。毎年約8,000人が新たに医師免許を取得し，平成16年時点での医籍登録者数は約27万人で，人口10万人あたりの医師数は200人を突破している。

なお，医師の需給に関して今日問題になっているのは，離島や農村部，産科や小児科など勤務条件が厳しい地域や診療科目での医師の不足である。

2. 薬剤師

「医薬品の調剤・供給，その他，薬事衛生をつかさどる者」と定義されている（薬剤師法第1条）。2002年末時点の届出薬剤師数は約23万人である。たくさんの種類と数の薬が扱われる今日の医療現場では，薬の調剤・安全管理だけではなく，医薬品に関する高度な情報管理（副作用や薬物相互作用，患者の薬歴，出された薬についての患者への詳しい説明など）が求められている。

こうした背景から薬剤師の養成課程（大学薬学部）は，平成18年度より従来の4年制から医学部と同じ6年制へと改められた。

3. 保健師・助産師・看護師および准看護師

これらの職種は保健師助産師看護師法で規定されている。

a. 保健師

「厚生労働大臣の免許を受けて，保健師の名称を用いて，保健指導に従事することを業とする者をいう」。ただし，保健指導業務そのものは保健師以外の者が行うことも可能である（名称独占のみ）。また保健師は，看護師業務にあたる診療補助ならびに療養上の世話に従事することが認められている。

2004年3月現在，就業保健師数は39,195人であり，その多くは保健所や自治体の保健センターに勤務し，保健指導・健康相談・公衆衛生などの業務にあたっている。

b. 助産師

「厚生労働大臣の免許を受けて，助産又は妊婦，じょく婦若しくは新生児の保健指導を行うことを業とする女子をいう」（男子はなれない！）。助産業務については業務独占である。また助産師も保健師と同じく看護業務に従事することができる。

2003年における就業助産師の数は25,724人で，うち2万2千人余りが病院または診療所に勤務し，助産所開設あるいは助産所勤務の者は1,601人である。また未

就業のいわゆる潜在助産師が約2万9,000人おり，周産期医療の危機的状況のなか，彼女らにどう活躍してもらうかが検討課題である。

c. 看護師ならびに准看護師

看護師とは，「厚生労働大臣の免許を受けて，傷病者若しくはじょく婦に対する療養上の世話又は診療の補助（すなわち看護業務）を行う者」であり，准看護師とは，都道府県知事の免許を受けて，「医師，歯科医師又は看護師の指示を受けて看護業務を行う者」をいう。看護師または准看護師の資格を得ようとするなら，4年制大学から2年の専門学校に至るまでさまざまな養成課程がある。

看護業務は医療・介護施設，さらに訪問看護とあらゆる現場で必要とされることから，就業者数は74万人余り（看護師547,457人，准看護師194,516人，2003年10月1日現在）と医療従事者のなかで最も人数が多い。しかし注射・採血・処置など，患者に対する直接的医療行為を行う機会が多いので，医療事故の危険にさらされやすく，多忙でストレスの多い職種でもある。また医師のような臨床研修制度もなく，資格取得後，すぐに前述したような職場環境におかれるため，早期に離職してしまう者が少なくないことも見過ごせない。

4. 臨床検査技師ならびに診療放射線技師

今日の医師は，正しい診断を得て根拠に基づいた医療（EBM）を実践するために，画像検査や臨床検査から得られる情報に多くを頼っているのが実情である。たとえば患者の症状を診て，インフルエンザだろうか，それともただの風邪だろうかと診断がつきかねるようなときでも，今では患者から鼻水を採取して専用試薬と反応させるだけで，たちまちその鑑別ができるようになった。

検査の種類も増え，そのための機械や操作も複雑化してきた今日，それらを専門に扱う臨床検査技師ならびに診療放射線技師の存在意義は非常に大きい。いずれの国家資格も受験資格を得るためには，国が定める必要な課程3年以上を修める必要がある。

a. 臨床検査技師

医師あるいは歯科医師の指示のもとに微生物学的検査，血清学的検査，血液学的検査，病理学的検査，寄生虫学的検査，生化学的検査および政令で定められた生理学的検査（心電図，脳波検査，聴力検査等）を行うことができる。また診療補助業務として検体採取目的での採血をすることもできる。

類似資格である衛生検査技師は，医学・歯学・獣医学もしくは薬学の正規課程修了者に対して，申請により与えられる資格であり，生理学検査を除いた上記検査業務を行うことができる。

前述の政令が定めた生理学的検査のなかには，超音波検査や磁気共鳴画像検査（MRI）といった画像検査も含まれるが，これらの検査業務（特にMRI）は診療放

射線技師に任されていることが多い。

b. 診療放射線技師

　診療放射線技師が独占する業務とは，医師あるいは歯科医師の指示のもとに診断または治療の目的でX線などの放射線（放射性同位元素含有物質を含む）を人体に照射することである。しかし今日では放射線によらない画像診断技術，すなわちMRIや超音波診断装置などを用いた業務も大きな比重を占めている。ただし，これらは独占業務にあたらない。

5. 理学療法士・作業療法士・言語聴覚士および視能訓練士

　患者の身体的および社会的機能の回復，すなわちリハビリテーションは今日の医療の大きな目標である。また，2005年10月の介護保険制度見直しでは予防介護が重視

表25-2　機能回復・維持にかかわる医療関係職種*

資格名	定義および業務範囲	関連法規・資格種別・受験資格
理学療法士（PT）	医師の指示の下に，理学療法を行う。理学療法とは，身体に障害のある者に対し，主としてその基本的動作能力の回復をはかるため，治療体操その他の運動を行わせ，および電気刺激，マッサージ，温熱その他の物理的手段を加えることをいう。	理学療法士および作業療法士法　大学受験資格をもち，国が指定する養成施設で3年以上の専門課程を修めた者
作業療法士（OT）	医師の指示の下に，作業療法を行う。作業療法とは，身体または精神に障害のある者に対し，主としてその応用的動作能力または社会的適応能力の回復をはかるため，手芸，工作その他の作業を行わせることをいう。	理学療法士および作業療法士法　大学受験資格をもち，国が指定する養成施設で3年以上の専門課程を修めた者
言語聴覚士	音声機能，言語機能又は聴覚に障害のある者についてその機能の維持向上をはかるため，言語訓練その他の訓練，これに必要な検査および助言，指導その他の援助を行う。また診療補助として嚥下訓練や人工内耳の調整などを行うことができる。	言語聴覚士法　大学受験資格をもち，国が指定する養成施設で3年以上の専門課程を修めた者のほかさまざまな条件あり
視能訓練士	医師の指示の下に，両眼視機能に障害のある者に対するその両眼視機能の回復のための矯正訓練およびこれに必要な検査を行う。	視能訓練士法　大学受験資格をもち，国が指定する養成施設で3年以上の専門課程を修めた者。または2年以上大学などで必要科目を履修した後に，国が指定する養成施設で1年以上必要な知識および技能を修得した者

*いずれの資格も厚生労働大臣によって与えらる名称独占の国家資格である。

されることになり，理学療法士をはじめとする機能向上あるいは維持にかかわる専門職の役目はますます大きい。各職種については表25-2にまとめた。

6. 臨床工学技士

医療に用いられる機器は高性能かつ複雑化し，特に生命維持にかかわる装置については故障や操作ミスが重大な医療事故につながるだけに，それらを専門に取り扱う国家資格も設けられた。臨床工学技士は，「医師の指示の下に生命維持管理装置[*3]の操作及び保守点検を行う」（臨床工学技士法第3条）のが業務である。

7. 義肢装具士

「医師の指示の下に義肢[*4]及び装具[*5]の装着部位の採型並びに義肢及び装具の製作及び身体への適合を行う」（義肢装具士法第2条）。

8. 救急救命士

「医師の指示の下に，救急救命処置[*6]を行うことを業とする者をいう」（救急救命士法第2条）。本資格は救急搬送中の患者，特に心肺停止状態の患者が医療機関に到着するまでの間，救急隊員が必要な医学的処置を行えるようにと1991年創設されたものである。それから10年後，消防機関に勤める救急救命士の数は1万人以上にまで増えた。

初期救急の重要性から業務範囲も拡大されていき，今では認定を受けた救急救命士に限って，気管挿管やエピネフリン（昇圧剤）投与といった高度の処置まで認められるようになった。

---

* 3 **生命維持管理装置**
  「人の呼吸，循環又は代謝の機能の一部を代替し，又は補助することが目的とされている装置をいい」（臨床工学技士法第2条），具体的には人工呼吸器，人工心肺，心臓ペースメーカー，血液透析機などをさす。
* 4 **義肢**
  「上肢又は下肢の全部又は一部に欠損のある者に装着して，その欠損を補てんし，又はその欠損により失われた機能を代替するための器具器械」（義足や義手など）をいう。
* 5 **装具**
  「上肢若しくは下肢の全部若しくは一部又は体幹の機能に障害のある者に装着して，当該機能を回復させ，若しくはその低下を抑制し，又は当該機能を補完するための器具器械」（コルセット等）をいう。
* 6 **救急救命処置**
  「心肺停止など生命が危険な状態にある傷病者に対して行う気道の確保，血管確保，心拍の回復（心臓マッサージや電気的除細動など）その他の処置」。

9. 歯科医療関連職種

a. 歯科医師

歯科医業を独占的に行う。歯科医師国家試験の受験資格は大学歯学課程を卒業した者に与えられる。歯科医師の数は2002年末時点で92,874人であるが、その約85％は診療所で働いている。

平成18年度より、歯科医師に対しても医師同様、資格取得後の臨床研修が義務化された（ただし期間は最低1年以上）。

b. 歯科衛生士

歯科衛生士法第2条によれば、「歯科衛生士とは歯科医師（歯科医業をなすことのできる医師を含む。以下同じ）の直接の指導の下に、歯牙及び口腔の疾患の予防処置（歯石除去や薬物塗布など）、歯科診療の補助、および歯科保健指導を行うことを業とする女子」とあるが、現在では男子も資格取得が可能である。

予防処置の部分については歯科衛生士の独占業務である。

c. 歯科技工士

「特定人に対する歯科医療の用に供する補てん物、充てん物又は矯正装置を作成し、修理し、又は加工することを業務とする」（歯科技工士法第2条）。また「歯科医師又は歯科技工士でなければ業として歯科技工を行ってはならず」（同法第17条）、業務独占である。

10. 医療ソーシャルワーカー　Medical Social Worker (MSW)

時々刻々と変化していく医療の枠組みのなかで、正しい情報に基づいて患者を適切に処遇することを含んだ医療ソーシャルワークの重要性が非常に高まっている。医療ソーシャルワークとは、具体的には退院後の受け入れ施設との調整、利用可能な補助制度・社会資源などに関する患者への情報提供、さらには家族間の調整や経済的な問題に関する相談など、医療行為以外でのさまざまなサポート業務をさす。

このように幅広い知識と情報収集能力、かつ高度の調整能力を要求される専門職でありながら、いまだ医療ソーシャルワーカーについて規定した法律はない。現状では医療福祉相談員などの職名で、社会福祉士などが業務にあたっていることが多い。

D. 医療と看護と介護

療養病床や老健施設、そして自宅療養において医療と介護は車の両輪である。現実に肢体不自由や認知症の高齢者が、介護の手が加わることで褥瘡や誤嚥を予防できたり、療養環境にうまく適応できたりしている状況をみると、医療と介護の融合は非

常に大切なことであると認識させられる。看護職と介護職とのチームワークの成否は利用者の生活の質（QOL）と予後に直結するといっても過言ではない。

　また前述したように今後，療養病床が減ることで，これまで医療の枠組みのなかでケアしてきた多くの高齢者や患者が介護の場に移ってきた場合，介護職にはこれまで以上に医療との連携と，みずからの医学的視点を高めることが求められることになるであろう。

文献

1）NPO法人 日本医療ソーシャルワーク研究会（代表　村上須賀子）編：医療福祉総合ガイドブック2006，pp.208–213，2006，医学書院

第26章

医療保険・介護保険

　日本の社会保険は大別すると，
　①健康保障としての医療保険
　②所得保障としての年金保険
　③老後保障としての介護保険
がある。戦後の国民皆保険のシステムは，すべての国民がその生涯において，疾病時における治療回復の機会の提供，老後における安定した生活の継続を目的として創設されたものである。2000（平成12）年には高齢者介護に対する総合的なサービス・システムを提供するために介護保険制度が付け加えられた。いずれの制度も，健康な者が病める者を支え，若き世代が老いた世代を支えるという相互信頼（相互支援的な機能）が基盤となっている。

　かつて戦後の福祉国家像を象徴する英国のベヴァリッジ報告は，「五巨人悪」つまり①疾病（医療），②無為（失業），③無知（教育），④不潔（公衆衛生），⑤窮乏（貧困）を社会保障の基本的対策（構想）として提示している。これに⑥介護を加えるならば，現代の国家が取り組むべき社会保障の全体像がみてとれる。しかし，こうした保障をどのようなシステムとして組み立てていくのかという理念・方法については，大雑把ではあるが，以下の3つのパターンを指摘できよう。

　①医療・福祉などの社会サービスは国家が計画的に設計し，財源などは公的責任（税 など）において保障する
　②サービスなどの需給調整は市場原理に任せて，高齢者・障害者などの社会的弱者のみを公的に救済し，原則的に市民の私的責任（購買力など）においてサービスを利用する
　③公的な社会保険システムを基盤とし，財源は保険料などによる受益者負担（応能負担と応益負担の組み合わせ）を軸とする

　日本が③のパターンを原型としていることは言うまでもないが，実際の制度はさまざまな修正型（ときに混合型）であり，医療・福祉への市場原理の導入は，公助（税），

第 26 章　医療保険・介護保険

共助（保険），自助（自己負担）の組み合わせによって成り立っている。なぜ社会保険型であるかの事由としては，以下の論点をあげることができる。

　①制度的に不確実な事故（リスク）を軽減できる
　②個人レベルでは「期待効用」は最小だが，共助システムによって最大化できる
　③保険料を応能負担とすることで，所得の再分配効果が得られる
　④皆保険とすることで，公共的な互助システムとすることができる

　ところで，日本では「負担なくして給付なし」が原則であり，事前の保険料の拠出が受給の権利を担保するシステムとなっている。それゆえに裏面で，負担感への反発，貧困や失業などのリスクによって拠出できない諸事情が生まれており，徐々に保険の信頼を損なう状況が深刻化している。

　さて，以下では，社会保障制度において，特に生命と生活に深く通底している医療と介護に焦点をあてて考察を加える。

A. 医療保険

　日本の医療制度はいま大きな転換期にある。「聖域なき構造改革」は医療もまた例外ではなく，少子高齢化への対策さらには医療費の急増を受けて，2001（平成 13）年に厚労省は『医療制度改革試案―少子高齢社会に対応した医療制度の構築―』を公表した。以後，医療制度の改革の方向性について広範な議論が重ねられているが，その根幹にある医療保険は，次のような課題を浮き彫りとしながら，今後も制度的な信頼を継続できるかどうかの転機を迎えている。すなわち，

　①診療報酬体系の再構築
　②保険者間の公平化と国民健康保険の強化（各種医療保険の再編と統合化）
　③高齢者医療制度の見直し
　④薬価の適正化
　⑤保険料負担と患者の窓口負担の適正化

などをあげることができる。

　いずれの課題も，医療政策の根幹にかかわっていると同時に，財源に絡んで雇用不安や景気動向に直結している面もあり，その行方は予断を許さない。一般的に医療費の抑制は「医療需要抑制」と「医療供給抑制」の 2 面がある。前者では，予防医療による健康増進策，医療費支払いの割り増し策，公的負担の縮小化などがあり，後者では，診療報酬の減額化，医療技術に対する費用対効果の適正評価，医療の IT 化による合理化，医療専門職数の抑制などを指摘できる。

　疾病予防から健康増進に至るまで，医療保険は生命の尊厳を保障する基盤でなけれ

ばならない．抑制のみならず，費用対効果も含めた「医療の質」の向上に繋がる制度として成熟させていくことができるかどうかが不断に問われているといえよう．

以下，現行の主要なシステムについて概観してみよう．

1. 医療保険のシステム

a. 保険の種別

医療保険は7種の被用者保険（①政府管掌健康保険，②組合管掌健康保険，③第3条第2項被保険者，④船員保険，⑤国家公務員共済保険，⑥地方公務員等共済，⑦私立学校教職員共済）と3種の国民健康保険（①市町村国民健康保険，②退職者医療制度，③国民健康保険組合）に分かれているがゆえに，保険者もまた分立している．被保険者もまた各種の所属する業種，事業所あるいは住所を有する地方自治体ごとに加入しているが，原則的には被保険者が生計を維持している家族もまた被扶養者として保険給付の対象としている．

b. 医療給付

医療給付は原則として現物給付（受給者には医療サービスを直接に提供し，自己負担分を除く費用は保険から医療機関に支払う方式）であり，被保険者には「療養の給付」，被扶養者には「家族療養費」が支給される（現物給付が不可能な場合は償還払いの現金給付も可）．その範囲は，

①診察
②処置および手術などの治療
③薬剤または治療材料の支給
④入院とその療養に伴う看護など
⑤居宅療養上の看護など

である．

その他，入院時食事療養費（自己負担としての標準負担額を除いた費用），訪問看護療養費・家族訪問看護療養費（症状が安定した難病や，末期癌の患者に対して在宅で提供される看護などの費用．前者は被保険者，後者は被扶養者），特定療養費（患者が選定する医療や高度先進医療にかかる費用のうち，診察・検査・投薬・入院料などの基礎的部分の費用：現物給付），高額療養費（1カ月の自己負担額が一定額を超えた場合に支給する費用：償還払い．12カ月に4回以上も高額療養費を負担した多数該当世帯，人工透析・血友病・血液製剤によるHIVなどの長期高額疾病患者も対象とする：現物給付）などの制度がある．

また，現金給付としては，移送費・家族移送費（被保険者・被扶養者の病院などへの移送費用），傷病手当金（被保険者が療養のため報酬などがない場合に支給する費用），出産手当金（被保険者が分娩の際に報酬などがない場合に支給する費用），

出産育児一時金・家族出産育児一時金（被保険者や被扶養者が分娩をしたときに支給される一時金），埋葬料・家族埋葬料（主たる生計を担う被保険者あるいは被扶養者たる家族が死亡した場合にかかる埋葬の費用：定額の範囲内）などが制度化されている。

医療費の自己負担の割合については，一般の加入者（3〜69歳）は「3割」であるが，乳幼児（3歳未満）は「2割」，70〜74歳および75歳以上の老人保健制度対象は「1割」（ともに一定所得以上は2割）となっている。

2. 診療報酬などのシステム

a. 診療報酬

診療報酬とは，医療行為ごとに点数を定めて，1点単価（10円）を乗じた価格をさしている。薬剤報酬の場合は，調剤報酬算定表に基づいて算定する。別途に，長期入院の是正も含めた老人医療の効率化を目的とした老人診療報酬も定められている。

現行では，点数単価方式を基本とするが，通常は提供された医療行為の総量に対して支払われることから「出来高払い方式」といわれる。他方，一定範囲のまとまった診療行為に対して一定額を支払う「包括払い方式」もある。

医療は患者—医師などとの信頼関係によって成り立っており，患者の状態像に応じて必要にして適切なサービスを提供することが基本である。しかし，検査や投薬などが適正に行われる場合もあれば，裏面で診療行為の多寡が収入に結びつくことから，行き過ぎた診療行為が生まれる契機にもなる。包括払い方式は，こうした過剰診療に対して一定の歯止めをかけることはできるが，他方で最少または不適切な診療行為が起こる可能性がある。両方式には長短所があるが，すでに老人医療などは一定額の包括払いとなっている。2003（平成15）年からは，大学病院，国立がんセンターなどは，傷病名や診療行為などに応じて，「診断群分類」（約1700分類）に基づいて前述の両方式を合わせた算定を行っている。

b. 支払制度

原則的に健康保険法による医療は，保険医療機関・保険薬局（地方社会保険事務局長の指定）における保険医または保険薬剤師（地方社会保険事務局長の登録）によって行われる（保険者指定あるいは健康保険組合の病院などでも同様）。それゆえに，診療報酬もまた，その保険医療機関などから請求される「診療報酬請求明細書（レセプト）」を審査して支払われる。この審査には高度な専門的知識が不可欠であるので，診療報酬の審査・支払いを行う第三者機関「社会保険診療報酬支払基金」が設置されている（国民健康保険については「国民健康保険団体連合会」が担当している）。

3. 医療制度改革

　周知のように，現代では厳しい医療事情などを象徴する「介護難民」「医療難民」という言葉が生まれている。たとえば在宅・施設の受け入れがないばかりに退院ができないケース，小児科・産科などの閉鎖によって受け入れ不可能となったケース，ターミナル期において，高度医療に地域的バラツキがあるために専門的な治療を受けられないケース，さらには介護報酬が重度者への傾斜配分となっているために軽度者のサービスが不足しがちとなっているケースなど，制度の歪みがさらに拡大していく様相を呈している。

　このような実情を先取りしつつ，2001（平成13）年『医療制度改革試案—少子高齢化に対応した医療制度の構築—』，続いて同年には政府・与党社会保障改革協議会の『医療制度改革大綱』が示された。さらに2002（平成14）年には「医療保険制度の安定的な運営を図る」ことを目的として，①保険料の総報酬制の導入，②老人保健制度の適用対象者を75歳以上に引き上げ，被用者保険における本人負担率を3割に引き上げ等々，給付と負担の見直しを軸としての制度改定が行われた。

　翌2003（平成15）年の『健康保険法等の一部を改正する法律附則第2条第2項に基づく基本方針』では，

①都道府県単位を軸とした保険者の再編・統合の推進

②後期高齢者（75歳以上）および前期高齢者（65歳以上75歳未満）の特性に応じた高齢者医療制度の創設

③医療技術，医療機関のコストや機能等に対する総合的な評価，患者の視点の重視等の基本的な考え方に立つ診療報酬体系の見直し

の3点が提示され，これが2006（平成18）年に成立した『医療制度改革関連法』に基づいて，同年10月から新たな施策が順次実施されていく予定となっている。こうした改革の主たるポイントは，医療費適正化（医療費の伸びの抑制），医療保険制度体系の見直しである。

　a. 医療費適正化の総合的な推進

　　1）保険者に対する予防健診等の義務づけ〔平成20年4月〕

　　　生活習慣病対策の強化をねらいとして，40歳以上の加入者を対象とした健診および保健指導の実施計画の策定義務（保険者）。

　　2）介護療養型医療施設の廃止と再編〔平成24年4月〕

　　　介護老人保険施設，有料老人ホーム，ケアハウスへの転換。

　　3）保険給付の見直し

　　　①高齢者の患者負担の引き上げ：まず高齢者の受診時自己負担を段階的に引き上げる。第1段階〔平成18年10月〕では「70歳以上の現役並み所得者」を2割から3割へ。第2段階〔平成20年4月〕では「70歳以上75歳未満

（現役並み所得者除く）」を1割から2割へ（低所得者は限度額据え置き措置）
②療養病床群に入院している高齢者の食費・居住費の自己負担化〔平成18年10月〕
③高額療養費の自己負担限度額の引き上げ
④その他，混合診療への対応として，特定療養費（患者の選定による医療，高度先進医療の基礎的部分の現物給付）の廃止
⑤傷病手当金，出産手当金の支給率の見直し（30万円から35万円へ）〔平成19年4月〕
⑥乳幼児に対する自己負担軽減措置（3割から2割へ）の対象を義務教育就学前まで拡大〔平成20年4月〕

4）診療報酬の引き下げ

3.16％。内訳は本体1.36％，薬価等1.8％。

5）診療報酬体系の見直し
- 引き下げ例：診療所の初診料，慢性入院患者の診療報酬
- 引き上げ例：小児科・産科の診療報酬

b．医療保険制度体系の見直し

1）都道府県単位の保険者の再編・統合（保険者機能の強化）

中長期的な医療費適正化のために，都道府県による財政安定化措置を講じるとともに，医療適正化計画を策定する〔平成20年4月〕。

2）新たな高齢者医療制度の創設

a）「後期高齢者医療制度（75歳以上）」〔平成20年4月施行〕の創設

都道府県を軸とする「広域連合」により，受診時の自己負担は1割（現役並み所得者3割）であり，残りは公費が約5割，現役世代（国保・被保険者）からの支援が約4割，後期高齢者の保険料が約1割で構成する。

b）前期高齢者（65歳以上75歳未満）の医療費にかかわる財政調整制度（平成20年度）

制度間の医療費負担の不均衡を調整するために，社会保険診療報酬支払基金が各保険者から「前期高齢者納付金」を徴収し，これを「前期高齢者交付金」として各保険者に分配する。各保険者は75歳未満の加入者数に応じて，前期高齢者の医療給付費を負担する。

B. 介護保険

介護保険の成立

20世紀末，独居，老々介護，認知症，寝たきりなどの長期介護などの実態は，家族介護の限界をはるかに超えていたが，高齢者の福祉・医療システムは，そうした「介護地獄」や「社会的入院」に効果的な対応ができず，むしろ事態は深刻化するばかりであった。当時の措置制度としての高齢者福祉は，特別養護老人ホームなどの施設サービスが中心であり，その多くを医療サービスが代替してきた一方で，デイサービスなどの在宅サービスも含めて反射的利益（行政裁量優先）でしかないという限定的なレベルであった。

1994（平成6）年3月高齢社会福祉ビジョン懇談会は『21世紀福祉ビジョン』を公表し，新たな介護システムを提言した。そのポイントは，

　①総合的なサービス
　②選択利用型システム
　③多様なサービス提供と競争原理の導入
　④国民全体の公平な負担システム
　⑤施設・在宅を通じて利用費用の公平な負担

の5点である。これを同年12月厚労省の高齢者介護・自立支援システム研究会が『新たな高齢者介護システムを目指して』と題して，ビジョンをより具体化した報告書にまとめた。その後，老人福祉審議会などの関連審議会において検討が重ねられて，1997（平成9）年国会において「介護保険法」が可決・成立し，2000（平成12）年より施行した。

a. 介護保険法

介護保険法はその第1条において，「要介護者」「要支援者」などが自らの責任で生活自立をしていくために支援することを謳っている。基本的な理念（第2条）としては，

　①「要介護状態」の軽減・予防の重視（第2項）
　②医療との十分な連携（第2項）
　③被保険者の選択によるサービスの総合的・効率的な提供（第3項）
　④民間活力による多様なサービス提供（第3項）
　⑤在宅の自立した生活の重視（第4項）

をあげて，新たな介護システムの枠組みを示している。

保険者（第3条）に関しては，その運営主体を市町村（および特別区）に置き，国，都道府県，医療保険者，年金保険者などが相互に連携していくことを明記して

いる。また第4条では国民に対して費用負担の義務について規定している。

介護保険制度に盛り込まれた各種の概念に関する定義（第7条）については、「要介護状態」「居宅介護（14種別と内容）」「施設サービス（3種別と内容）」を示し、サービス体系の全容を明らかにしている。

表26-1　在宅サービスと施設サービス

在宅サービス	①訪問介護（ホームヘルプ），②訪問入浴介護，③訪問看護，④訪問リハビリテーション，⑤通所リハビリテーション（デイケア），⑥居宅療養管理指導（医師・歯科医師，栄養士，薬剤師などによる訪問診療など），⑦通所介護（デイサービス）⑧短期入所生活介護（ショートステイ），⑨短期入所療養介護（ショートステイ）⑩認知症対応型共同生活介護（グループホーム），⑪特定施設入所者生活介護，⑫福祉用具貸与，⑬居宅介護福祉用具購入費などの支給，⑭居宅介護住宅改修費などの支給
施設サービス	①介護老人福祉施設（特別養護老人ホーム），②介護老人保健施設（老人保健施設），③介護療養型医療施設（療養病床，老人性認知症疾患療養病棟）

被保険者（第9〜13条）に関しては、「40歳以上の者」として、まず第1号被保険者は「65歳以上」、第2号被保険者は「40歳以上65歳未満の医療保険加入者」に区分している。ただし、後者では老化による特定疾病（表26-2）による要介護者または要支援者に限定してサービス受給が可能であり、若年障害者は障害者福祉が適用される。

表26-2　特定疾病

特定疾病に関しては、40歳以上から利用可能であるが、初老期の認知症などの15種類に「がん末期」が加えられた。

①初老期における認知症
②脳血管疾患
③筋萎縮症側索硬化症
④多系統萎縮症
⑤脊髄小脳変性症
⑥早老症
⑦糖尿病性腎症・網膜症・神経障害
⑧進行性核上性麻痺，大脳皮質基底核変性症およびパーキンソン病
⑨閉塞性動脈硬化症
⑩慢性閉塞性肺疾患
⑪関節リウマチ
⑫後縦靱帯骨化症
⑬脊柱管狭窄症
⑭骨折を伴う骨粗鬆症
⑮末期がん
⑯両側の膝関節または、股関節に著しい変形を伴う変形性関節症

b. 介護保険の理念・方針

年金・医療に続く第三の保険制度である「介護保険制度」には、多くの新たな理念・方針が導入されたが、その主たるポイントをあげるならば、

①契約制度（サービス利用制度）
②在宅介護の重視

③市町村の役割
　　④応益負担の導入
　　⑤市場原理の導入
である。
　　①について：「措置制度から契約制度へ」の転換である。行政裁量によるサービス提供ではなく，認定された要介護度の範囲内で，利用者と事業者との直接的契約をとおしてサービスを受給する。
　　②について：支援事業として介護支援専門員（ケアマネジャー）を配置し，ケアマネジメントをとおして継続的で包括的な介護サービスを効果的に活用して，在宅生活を支援する。
　　③について：介護サービスの特性として「地域性」「サービス水準」および「サービス資源の必要量」を適切に把握するために，保険者として市町村が給付主体・財政主体としての役割を担う。
　　④について：介護保険は，公助（税：国20％＋調整交付金5％，都道府県および市町村各12.5％）・互助（第1号被保険者65歳以上）・共助（第2号被保険者40～64歳）・自助（利用料1割）で構成している。保険料は所得水準によって応能負担となっているが，利用料は1割の応益負担となる。
　　⑤について：サービス提供事業はその需給調整を市場原理に委ねているが，その適正化の条件として，所定の要件を満たす事業者の選定，監査体制の整備，不正行為に対する厳正な処罰（不正請求の返還，参入資格の取り消し）などの準市場的な対応がはかられている。
　こうした理念や方針を盛り込みながら成立した介護保険制度について，その全体像を概観してみよう〔2006（平成3）年に大幅な介護保険改正が行われた。紙幅の関係で特に改正内容を中心に説明する〕。

c．介護保険の枠組

　介護保険改正のポイントは，老いを迎えて多様な「住まい」のあり方を模索しつつ，
　　①予防重視型システムへの転換
　　②施設給付の見直し
　　③新たなサービス体系の確立
　　④サービスの質の確保・向上
　　⑤負担のあり方・制度運営の見直し
などである。

1）要支援・要介護

　　認定の手続きは，

要介護認定の申請（原則として申請より 30 日以内に認定）⇒認定調査等の実施（一次判定，主治医の意見書・特記事項も含む）⇒介護認定審査会において審査判定（二次判定）⇒審査判定の結果通知（不服申し立ては介護保険審査会へ）⇒被保険者証の交付⇒サービス利用
という過程である。

予防重視型とは，要支援（1～2）＋要介護（1～5）の区分において，軽度の要介護者（要支援および要介護1）を対象とする「新予防給付」，要支援・要介護になるおそれのある者を対象とする「地域支援事業（特定高齢者の支援）」を新設し，要介護1～5の「介護給付」対象者と分けることである。新予防給付では「筋力向上，栄養改善，口腔機能向上」，地域支援事業では「認知症予防，うつ予防，閉じこもり予防」というサービス・メニューが用意されている。

このメニューを効果的に実施するために，生活機能の維持・向上の観点から，訪問介護，訪問看護，通所介護・通所リハビリテーション，福祉用具貸与，ショートステイ，グループホームなどの必要性・提供方法・期間などを見直すことになった。

2）保険給付と介護報酬

介護保険では，法定の給付としての介護給付，予防給付（介護予防サービス費，介護予防サービス計画費），市町村の単独事業としての特別給付の3種類がある。

介護給付では，

①主に居宅介護サービス費（指定居宅サービス事業者によるサービス：訪問型，通所型，短期入所型など12種類）

②施設介護サービス費（指定介護施設によるサービス：介護老人福祉施設，介護老人保健施設，介護療養型医療施設の3種類）

③居宅介護サービス計画費（指定居宅介護支援事業者による介護支援サービス：ケアマネジメント）

などがある。特に改正では，施設介護サービスに関して在宅と同様に，居住費用・食費は利用者負担（保険外）となっている。さらに，低所得者対策として負担の軽減措置が行われている。

各種の介護サービスは，厚労大臣によって介護報酬が決められているが，提供したサービス内容に応じて市町村（実際は委託を受けた国民健康保険団体連合会）および利用者（1割）に請求される。

利用者などは要介護度などに応じて在宅サービス内容を選択できるが，適切かつ効果的にサービスを利用するために支給限度額が定められている。この範囲内でサービス種別を組み合わせることができる。たとえば区分支給限度額では8種類（訪問介護，訪問入浴介護，訪問看護，訪問リハビリテーション，通所介護，

通所リハビリテーション，福祉用具貸与，短期入所サービス）があり，そのほかにも福祉用具購入費や住宅改修費などにも限度額が定められている。

3）新たなサービス体系

　従来からのサービス体系には，主に居宅サービス（上記8種類および認知症対応型共同生活など）や施設サービス（上記3種類）がある。新たに加わったサービス体系としては，日常の生活圏域を基本としてサービス整備量などの計画を策定し，そのうえで地域密着型サービスが創設されている。このサービスの特徴は，以下の4点である。

　①指定権限は市町村であり，該当する市町村の住民のみの利用とする。
　②市町村が必要整備量を定める。
　③地域の実情に応じた指定基準，介護報酬の設定が可能である。
　④指定基準などに関しては地域住民や関係者などの参与をとおして公平・公正
　　をはかる。
　このサービスの種別は，
　①小規模（定員29名以下）介護老人福祉施設
　②小規模（定員29名以下）で介護専用型の特定施設
　③認知症高齢者グループホーム
　④認知症対応型デイサービス
　⑤小規模多機能型居宅介護
　⑥夜間対応型訪問介護
である。特に⑤については，従来の宅老所のもつ「小規模・多機能・地域密着」という特性を取り入れたサービスであり，認知症対応の一環として「通い」を中心に「訪問」「泊まり」の組み合わせを可能とするシステムである。

4）介護支援

　老人福祉法に基づく在宅介護支援センターとは異なり，新たに「地域包括支援センター」が創設された。介護保険施行から5年を経過して浮き彫りになったいくつかの課題，つまり，

　①支援の困難な事例の対応
　②他職種協働を含む介護支援専門員（ケアマネジャー）のネットワーク
　③新予防給付などに対応する介護予防マネジメント
　④虐待などに対する防止策
　⑤制度横断的な関係機関の連携

などを実現するためのシステムである。また中立性やセンター運営をバックアップするために「地域包括支援センター運営協議会」も併設されている。

　他方，ケアマネジメントの見直しも課題となっており，介護支援専門員の資質

や専門性を向上させるために，報酬体系の見直し（担当件数の制限），研修の義務化や更新制，二重指定制（個人および事業所），主任ケアマネジャーなどが新設されている。

d. 介護保険の近未来

障害者自立支援法（特に介護給付の部分）との統合化も議論の俎上にのぼっている介護保険制度は，施行から5年を経て，大きな転換期を迎えている。主な契機は財源問題であり，医療保険と同様に，ニーズ―サービス間の需給調整を行うとともに，保険料の負担バランスと公平化，介護報酬の適正化などの検討が続いている。

その施策の柱の一つが「介護予防」であり，要介護状態にならないための介護予防サービスの効果をとおして高齢者の生活機能を継続的・包括的に支援していくシステムの構築が急務となっている。二つには「地域ケア」の推進であり，介護状態や生活観に応じて多様な住まい（住み替え）を普及することであり，これを実現するために地域福祉計画などと連動しながら，地域で支え合うシステムを醸成することである。三つには「施設ケア」のあり方の見直しであり，介護保険は地域・在宅生活を理念としているが，施設生活においても「個室化」によるQOLの向上，さらにはニーズの緊急性のある「重度者への重点化」など，その専門性を活用していくための整備が進んでいる。

こうした施策が具体化していくことを期待していく反面で，利用者の負担増による利用控えや施設退所，あるいは虐待や悪徳商法などの権利侵害に対する権利擁護システム（成年後見制度も含めて）など，負の側面に対するセーフティネットの確立が緊急性を帯びていることを銘記すべきであろう。

日本語索引

あ

あおそこひ	34
亜急性期病棟	180
アキレス腱	6
悪性腫瘍	69
悪性新生物	172
悪性新生物の年齢調整死亡率	173
悪性中皮腫	100
アクティブヘルス80	67
アジソン病	50
アスパラギン	3
アスパラギン酸	3
アスベスト	100
アスペルガー症候群	28
アスペルガー性障害	89
アデニン	50
アデノイド	36
アトピー性皮膚炎	52
アドレナリン	14, 23, 50
アナフィラキシー	110
アニサキス症	107
アフタ性口内炎	36
アブミ骨	11
アヘン	110
アポトーシス	1
アミノ酸	3
アミラーゼ	19, 22, 44
アラニン	3
アルカリ性食品	113
アルギニン	3
アルコール依存症	78
アルコール関連精神障害	78
アルコール幻覚症	78
アルコール性肝炎	32, 42
アルコール離脱症候群	78
アルツハイマー型認知症	96
アルドステロン症	49
アルブミン	42, 54
アレルギー	51
アレルギー性鼻炎	36
アレルギーの4型	52
アンジオグラフィ	117
アントン症候群	83
アンフェタミン	110

い

胃	18, 19, 20, 41
胃液	20
胃潰瘍	32, 41
胃下垂症	41
胃がん	41, 174
医業	129
育児不安	147
育成医療	153
医行為	119, 126, 129
医師	182
医師法第17条	129
移植医療	161
医師臨床研修制度	178
胃腺	20
移送費	191
イソフラボン	50, 112
イソロイシン	3
I型アレルギー	29
1型糖尿病	44, 48
一次予防	61
一般医療費の構成割合	63
一般病床	180
一般用医薬品	108
遺伝子検査	115
遺伝性血友病	55
イヌ回虫症	107
胃の構造	20
胃の働き	20
医療関連実技	129
医療機関	179
医療給付	191
医療制度改革関連法	193
医療ソーシャルワーカー	181, 187
医療難民	193
医療保険	189, 190
医療用医薬品	108
医療倫理	156
インスリン	23, 24, 44, 48
インスリン依存性糖尿病	44, 48
インスリン非依存性糖尿病	44, 48
咽頭	16, 17, 20, 36
陰嚢腫	46

インフルエンザ	37, 106
インフルエンザウイルス	37, 103
インフルエンザ菌	103

う

ウイルス	100, 114
ウイルス性肝炎	42
ウィルムス腫瘍	46
ウェルニッケ領野	83
右心室	12
右心房	12
うつ病	77, 144
瓜実条虫症	107
運動器	57
運動能力障害	90
運動療法	111

え

エイコサペンタエン酸	112
衛生検査技師	184
衛生統計	166
栄養機能食品	111, 112
エキノコッカス症	107
エコー検査	117
エコノミークラス症候群	40
エストロゲン	23, 50
エチレンオキサイド	104
エネルギー摂取量	48
エピネフィリン	50
塩基性アミノ酸	3
演技性人格障害	80
嚥下	19
遠視	34
延髄	8
塩類	1

お

横隔膜	19
横行結腸	18, 21
黄色ブドウ球菌	102
黄斑部	10
オウム病	107
横紋筋	7
オージオグラム	35
オキシトシン	23
おたふくかぜ	28, 47, 106

201

か

介護給付	198
介護支援専門員	197, 199
介護難民	193
介護認定審査会	198
介護保険	189
介護保険の成立	195
介護保険の理念・方針	196
介護保険の枠組	197
介護保険法	129, 195
介護老人保健施設	181
外耳	11
外耳炎	35
外耳道	11
外性器	26
疥癬症	105, 107
回腸	18, 19, 20, 41
回復期リハビリテーション病棟	180
外腹斜筋	6
外分泌腺	22
化学検査	114
下顎骨	5
化学的消化	18
かかりつけ医	181
下気道	16, 17
蝸牛	11
核	1
顎下腺	19
核酸検査	115
学習障害	30, 90
学習療法	98
覚せい剤	110
覚せい剤中毒	79
拡張期血圧	40
確定人口	166
学童期	73
学童期に注意すべき病気	29
獲得免疫	51
角膜	10, 34
角膜移植	34
下行結腸	18, 21
下垂体	8, 23, 24
下垂体後葉ホルモン	24
下垂体前葉ホルモン	24
ガス交換	15, 17
画像検査	116
家族移送費	191
家族出産育児一時金	192
家族訪問看護療養費	191
家族埋葬料	192
家族療養費	191
下大静脈	14, 15
学校検診	30
学校伝染病	31
褐色細胞腫	50
カッツ・インデックス	136
カテキン	112
カテコールアミン	23
化膿性副鼻腔炎	36
化膿性腹膜炎	42
下半身肥満	64
ガフキー菌数	38
花粉症	36, 51
カラの巣症候群	32
カルシウム	50, 112
カルシトニン	47
カルバマゼピン	77
川崎病	39
がん	63, 69, 172
癌	69
肝移植	43
肝炎	42
感音難聴	35
眼窩	5
感覚器	10
感覚療法	111
肝がん	44
環境汚染	101
肝硬変	40, 43
看護師	184
カンジダ菌	103
カンジダ症	46
間質液	15
患者数	63
桿状細胞	11
感情障害	76
肝性昏睡	42
関節	4, 5
関節可動域評価法	135
関節拘縮	137
関節の運動	6
関節の種類	6
関節胞	5
関節リウマチ	57, 58
感染	51
感染症分類	104
感染性病原体	103
感染予防方法	102
感染ルート	102
肝臓	18, 19, 21, 42
肝臓がん	174
肝臓の構造	21
肝臓の働き	22
がん治療	70
眼底検査	34, 117
冠(状)動脈	13, 39
間脳	8
がんの診断	69
肝斑	36
カンピロバクター	29, 103, 107
漢方薬	108
ガンマグロブリン	51
顔面筋	7
顔面神経麻痺	85
緩和ケア	156
緩和ケア病棟	180

き

機械的消化	18
気管	16, 17, 37
器官系	12
気管支	16, 17, 37
気管支炎	37
義肢	186
義肢装具士	186
基準集団	171
寄生虫	102
気道	16
気道の構造	16
気道の働き	17
キヌタ骨	11
機能的自立度評価法	136
機能評価	135
気分障害	76
逆流性食道炎	40
救急救命士	186
救急救命処置	186
救急処置	120
急性胃炎	41
急性肝炎	42
急性期病床	180
急性腎炎	45
急性腎不全	45
急性膵炎	44
急性大腸炎	41
急性腹症	44
橋	8
境界性人格障害	80
胸郭	5
狂牛病	97
狂犬病	106, 107

胸骨	5	頚椎	5	交感神経	9, 10, 14
頬骨	5	頚椎症	87	後期高齢者医療制度	194
胸鎖乳突筋	6, 7	頚動脈	14	高機能障害自閉症	28
狭心症	39	契約制度	197	後期老年人口割合	169
胸髄神経	8	けいれん	29	口腔	19, 36
胸椎	4, 5	劇薬	108	口腔の構造	19
恐怖状態	79	血圧	15, 40	口腔の働き	19
強膜	10	血圧検査	115	合計特殊出生率	169
業務独占	182	血液	15	高血圧	40
局所性メサンギウム増殖性糸　　球体腎炎	45	血液検査	114	高血圧症	63
		血液の構成	15	硬口蓋	19
居宅介護サービス計画費	198	血液の働き	15	虹彩	10
居宅介護サービス費	198	結核	106	交差試験	115
キラーT細胞	51	結核菌	38	抗酸菌	100
起立性低血圧	137	結核性胸膜炎	38	高脂血症	40, 63
筋萎縮性側索硬化症	86	血管	14	高次脳機能障害	82
近視	34	血管撮影	117	恒常性維持機構	1
金属	1	血管の種類	14	甲状腺	23, 24, 47
筋電図検査	116	血球	15, 53	甲状腺刺激ホルモン	23
筋肉	6	血球減少症	110	甲状腺腫	47
筋力低下	137	血球成分	53	甲状腺ホルモン	23, 24, 47
筋力評価法	135	月経	71, 72	口唇ヘルペス	36
		月経困難症	46	更生医療	153
く		血漿	15, 54	向精神薬	110
グアニン	50	血漿成分	54	喉頭	16, 17, 36
空気感染	102	血小板	15, 53	喉頭蓋	16, 17
空腸	18, 19, 20, 41	血清	15, 54	喉頭がん	36
クッシング症候群	49	血栓	55	後頭骨	5
くも膜下出血	34	血中尿素窒素	45	行動障害	90
クライシスコール	145	結腸	19, 21	後頭葉	8
グラビッツ腫瘍	45	血尿	46	高尿酸血症	50
グラム陰性菌	100	結膜	10	更年期うつ病	77
グリシン	3	結膜炎	34	広汎性発達障害	89
クリニックモール	181	腱画	7	抗不安薬依存	78
クリプトコッカス症	107	肩甲骨	5	肛門	19, 21
グルカゴン	23	健康食品	111	抗利尿ホルモン	23
グルタミン	3	健康診断項目	30	高齢化社会	168
グルタミン酸	3	健康増進法	67	高齢化率	168
クレアチニン	45	健康日本21	67	高齢社会	168
クロイツフェルド・ヤコブ病	97	言語障害	134	誤嚥	36
		言語聴覚士	185	呼吸運動	17
クローン病	41	検査基準値	118	呼吸器	16, 37
クロスマッチ	115	原虫	102	呼吸器系の構造	16
グロブリン	54	原発性肝がん	44	呼吸機能検査	116
クロマチン	1			呼吸数	18
		こ		呼吸の調節	18
け		口蓋垂	19	国際疾病傷害死因分類	172
ケアマネジャー	197	高額療養費	191	国際疾病分類	80
ケアミックス	179	睾丸	27	国際障害分類	130
脛骨	5	睾丸炎	46	国際生活機能分類	130
頚髄神経	8	抗がん剤	70	国勢調査	166

203

日本語索引

国民健康保険団体連合会	192
国民健康保険法	129
国立成育医療センター	151
こころのケア	140
鼓室	11
骨	4, 50
骨萎縮	137
骨格	4, 5
骨格筋	7
骨髄	4
骨粗鬆症	33, 50, 57, 137
骨端軟骨	5
骨の生成	50
骨盤	5
ゴナドトロピン	71
鼓膜	11
コミュニケーション	141
コルサコフ症候群	78
ゴルジ装置	2
混合難聴	35
コン症候群	49
コンドロイチン硫酸	112

さ

サーカディアン・リズム	1
細菌	100, 114
細菌学検査	114
細菌性小腸炎	41
細菌性膀胱炎	46
最高血圧	40
サイコオンコロジー	140
サイコネフロロジー	140
最小血圧	40
再生医療	163
最大血圧	40
在宅医療	129
在宅看護	122
在宅サービス	196
在宅療養支援計画の策定・評価事業	154
最低血圧	40
細胞	1, 2
細胞質	1
細胞小器官	2
サイレントキラー	66
作業療法士	132, 185
鎖骨	5
坐骨	5
坐骨神経痛	85
左心室	12
左心房	12
サプリメント	111, 112
サルモネラ	29
サルモネラ菌	103
サルモネラ症	107
三角筋	6, 7
三叉神経痛	85
3種混合	106
三次予防	61
酸性アミノ酸	3
酸性食品	113
三尖弁	13
三大死因	173
三半規管	11

し

痔	42
死因	172
死因別死亡数	61
ジェネリック薬品	108
歯科医師	187
歯科医師法第17条	129
歯科衛生士	187
歯科技工士	187
視覚障害	134
耳下腺	19
子癇	45
耳管	11
子宮	26
子宮がん	46, 175
糸球体	24
糸球体腎炎	45
止血	55
止血の機序	55
自己愛性人格障害	80
自己免疫疾患	52
四肢麻痺	85
思春期	73
視神経円板	10
ジスキネジア	84
システイン	3
ジストニア	84
施設介護サービス費	198
施設サービス	196
施設内看護	129
自然免疫	51
肢体不自由	135
膝蓋骨	5
失見当識	95
失語	82
失行	82
失認	82
疾病の発症要因	60
疾病予防の考え方	61
視能訓練士	185
ジフテリア	106
ジフテリア菌	103
自閉症	28, 30
自閉性障害	89
脂肪	1, 2
死亡数	170, 171
しみ	36
シャイ−ドレーガー症候群	84
社会保険診療報酬支払基金	192
尺骨	5
宗教療法	111
集合管	25
収縮期血圧	40
重症急性呼吸器症候群	37
重症筋無力症	86
重症心身障害	153
重症難病患者入院施設確保事業	153
執着気質	77
重度心身障害	91
十二指腸	18, 19, 20, 41
十二指腸潰瘍	41
終脳	8
絨毛	20
手骨	5
受精	26, 71
出血性黄疸	107
出産育児一時金	192
出産可能年齢	169
出産手当金	191
出生数	169
腫瘍	69
循環器	12, 39
准看護師	184
純再生産率	170
準超重症児	91
障害	133
障害者自立支援法	200
障害者数	88
消化管	18, 40
消化器	18
消化器系の構造	18
上顎骨	5
消化酵素	22
消化腺	18
上気道	16, 17
小胸筋	6
上行結腸	18, 21

204

語	ページ
踵骨	5
踵骨腱	7
硝子体	10
上室性期外収縮	30
上室性頻拍	28
小循環	13
症状性精神病	78
上大静脈	14, 15
承諾意思表示方式	161
小腸	19, 20, 41
小腸の構造	20
小腸の働き	20
消毒剤	105
小児自閉症	89
小児崩壊性障害	90
小児慢性特定疾患治療研究事業	152
小脳	8
上半身肥満	64
上半身肥満の判定	64
上皮小体	24
傷病手当金	191
傷病別医療費	62
静脈	15
静脈血	14
生薬	108
上腕骨	5
上腕三頭筋	6
上腕二頭筋	6, 7
職業性難聴	35
食事療法	111
梅瘡	137
食道	18, 20, 40
食道炎	40
食道がん	40
食道静脈瘤	40
食品添加物	113
食物アレルギー	29
食物繊維	112
助産師	183
助産所	181
女子の基礎体温表	72
女性生殖器	26
女性ホルモン	26
自律神経	10
自律神経系	9
自律神経失調	86
自律神経障害	86
しろそこひ	34
しわ	36
腎	45
腎盂腎炎	46
腎炎	30, 45
人格障害	79
腎芽細胞腫	46
腎がん	45
腎機能検査	45
心筋	7, 12
真菌	102
心筋梗塞	40
神経	8
神経症性障害	79
神経性食欲不振症	80
神経性難聴	35
神経難病患者在宅医療支援事業	154
神経反射	9
腎結石	46
人口	166
進行性核上性麻痺	84, 97
進行性筋萎縮症	153
人口動態	166
人口動態統計	167
人口ピラミッド	167
心室	13
心疾患	172
心室性期外収縮	30
心室中隔欠損症	29
心室中隔壁欠損	30
尋常性挫瘡	36
腎静脈	25
新生児期	73
心臓	12, 39
腎臓	23, 24, 25
心臓の構造	12
腎臓の構造	24
心臓の働き	13
腎臓の働き	24
診断群分類	192
心電図	39
心電図検査	115
腎動脈	25
心内膜床欠損症	29
心拍出量	13
心不全	172
腎不全	45
心房	13
心房細動	40
心房中隔欠損症	29
心房中隔壁欠損	30
新予防給付	198
診療所	181
診療放射線技師	185
診療報酬	192
診療報酬請求明細書	192

す

語	ページ
膵液	20, 22
膵管	19, 20
膵がん	44
水晶体	10, 34
膵臓	18, 19, 22, 23, 24, 44
錐体細胞	11
水痘	28
睡眠時無呼吸症候群	37
睡眠薬依存	78
スキルス	41
ストレスコーピング	77
スピリチュアル	156
スポーツドリンク	112
スモン	149
スレオニン	3

せ

語	ページ
生活機能	130
生活習慣病	59
生活習慣病の総患者数	62
生活習慣病の定義	59
生活の質	61
精管	27
性行為感染症	46, 102
生産年齢人口	168
精子	27
正常圧水頭症	97
生殖	71
生殖器	26
生殖クローニング	164
生殖細胞	26
生殖路	26
精神安定療法	111
精神活動の低下	137
精神腫瘍学	140
精神障害	75, 135
精神遅滞	88, 135
精神遅滞の程度による分類	89
成人病	59
精神病性精神障害	75
精腺	23
性腺	26
性腺刺激ホルモン	23
精巣	26, 27
精巣上体	27
声帯	16, 17

日本語索引

生体移植	162	総再生産率	170	唾液腺	19, 47
声帯ポリープ	36	喪失体験	77	多価不飽和脂肪酸	112
成長	73	総人口	166	多臓器不全	45
成長ホルモン	23, 24	総胆管	19, 20	脱肛	42
精嚢	27	総タンパク量	42	他人の手症候群	83
生物愛護療法	111	総動脈管	29	タバコ	38
性ホルモン	26	僧帽筋	6, 7	多発ニューロパチー	86
生命	1	僧帽弁	13	痰	37
生命維持管理装置	186	足骨	5	炭酸リチウム	77
生理検査	115	側頭骨	5	胆汁	20, 22
咳	37	側頭葉	8	胆汁酸	22
脊髄	4, 8	側彎症	29	単純性甲状腺腫	47
脊髄小脳変性症	84	鼠径靭帯	6	炭水化物	1
脊髄神経	8	鼠径部ヘルニア	46	男性生殖器	27
脊柱	4, 5	鼠咬症	107	男性ホルモン	27, 49
脊柱起立筋	7	粗死亡率	171	胆石症	44
脊椎	4	咀嚼	19	胆嚢	19, 21
セサミン	112	咀嚼筋	7	胆嚢の構造	21
舌炎	36	措置制度	197	胆嚢の働き	22
舌下腺	19	そばかす	36	タンパク質	1
舌がん	36			ダンピング症候群	41
赤血球	15, 53	**た**			
摂食障害	80	ターミナルケア	156	**ち**	
セラチア菌	103	第1号被保険者	196	地域看護	123
セリン	3	大胸筋	6	地域支援事業	198
前期高齢者交付金	194	代謝の図	2	地域包括支援センター	199
前期高齢者納付金	194	体循環	13, 14	地域包括支援センター運営協	
前鋸筋	6	大循環	13	議会	199
前脛骨筋	6	帯状疱疹	28	蓄膿症	36
全血液量	15	体性幹細胞	164	恥骨	5
仙骨	5	大腿骨	5	腟	26
染色体	70	大腿四頭筋	6, 7	腟炎	46
全身性エリテマトーデス	52	大腿二頭筋	6	窒息	36
仙髄神経	8	大腸	19, 21, 41	知的障害	88, 135
喘息	38, 52	大腸液	21	注意欠陥／多動性障害	30, 90
仙椎	4	大腸がん	42, 174	中耳	11
前庭器	11	大腸憩室	42	中耳炎	35
先天性心疾患	28	大腸の構造	21	中耳腔	17
蠕動運動	20	大腸の働き	21	中心窩	10
前頭骨	5	大腸ポリープ	42	虫垂	18, 21
前頭側頭型認知症	97	大殿筋	6, 7	虫垂炎	42
前頭葉	8	大動脈	14, 15, 40	中枢神経	8
前房	10	大動脈狭窄症	29	中性アミノ酸	3
前立腺	23, 27	大動脈縮窄症	29	中毒症	110
前立腺がん	46	大動脈弁	13	中脳	8
前立腺肥大	46	第2号被保険者	196	腸液	21
		大脳皮質	9	超音波検査	117
そ		胎盤	26	聴覚障害	134
躁うつ病	76	大麻	111	長管骨	4
臓器移植法	161	ダウン症	28	腸球菌	103
装具	186	ダウン症候群	72	超高齢社会	168

206

腸骨	5
長指伸筋	6
超重症児	91
腸チフス	106
腸内細菌	21
腸腰筋	6, 7
聴力検査	35
直腸	18, 19, 21
直腸がん	42
治療的クローニング	163
チロシン	3

つ

痛風	50
ツチ骨	11
ツベルクリン反応	38

て

手足口病	28
低血圧	40
ティッシュ・エンジニアリング	163
出来高払い方式	192
テストステロン	23, 50
転移性肝がん	44
伝音難聴	35
電解質コルチコイド	49
てんかん	77
デング熱ウイルス	103
デンプン	1

と

糖	1
動眼神経麻痺	85
統合失調症	75
統合失調症型人格障害	80
橈骨	5
糖質コルチコステロイド	49
頭頂骨	5
頭頂葉	8
糖尿病	30, 48, 63
糖尿病合併症	48
糖尿病コントロール指標	49
糖尿病神経障害	48
糖尿病腎症	48
糖尿病網膜症	48
頭部外傷	34
洞房結節	13
動脈	15
動脈管開存症	29
動脈血	14
動脈硬化症	48
動脈弁	13
トキソプラズマ症	107
特異的発達障害	90
特異的防衛機構	51
特殊疾患療養病床	180
特定疾患	152
特定疾患研究事業	150
特定疾患治療研究事業	150, 151
特定疾病	196
特定保健用食品	111, 112
特定療養費	191
毒薬	108
ドコサヘキサエン酸	112
突発性発疹	28
ドパミン拮抗薬	83
鳥インフルエンザ	37, 107
トリプシン	22, 44
トリプトファン	3

な

内耳	11
内視鏡検査	117
内耳神経	11
内臓	12
内臓筋	7
内臓脂肪型肥満の判定	64, 66
内臓脂肪症候群	67
内腹斜筋	6
内部障害	134
内分泌	22
内分泌腺	22, 23
7つの健康習慣	60
軟口蓋	19
難治性疾患克服研究事業	150, 153
難聴	35
難聴の判定	35
難病	149
難病患者等居宅生活支援事業	154
難病患者等短期入所事業	154
難病患者等日常生活用具給付事業	155
難病患者等ホームヘルパー養成研修事業	155
難病患者等ホームヘルパサービス事業	154
難病患者認定適正化事業	154
難病情報センター	154
難病相談・支援センター事業	153
難病対策要綱	150
難病訪問相談員	154

に

2型糖尿病	44, 48
にきび	36
肉腫	69
西ナイル熱	107
21世紀福祉ビジョン	195
二次予防	61
日常生活活動	133
日常生活動作・活動評価法	136
日射病	32
日本脳炎	106
入院時食事療養費	191
乳がん	175
乳児期	73
乳児死亡	175
乳児死亡率	175
乳幼児期にみられる主な病気	28
尿意	26
尿管	25
尿検査	114
尿細管	25
尿酸	50
尿道	25, 26, 27
尿量	25
尿路	26, 45
尿路結石	46
尿路結石症	50
妊娠中毒症	45
妊娠糖尿病	49
妊娠の判定	72
認知症	33, 93
認知症のケア	98
認知症の三重構造	93
認知症の周辺症状	95
認知症の症状	93
認知症の中核症状	94
認知症の治療	98
認知症をきたす主な疾患	98
認定調査	198

ね

ネコ回虫症	107
猫引っかき病	107
熱けいれん	32
熱射病	32
熱性けいれん	29
熱中症	31, 32

207

日本語索引

熱疲労	32
ネフローゼ	30
ネフローゼ症候群	45
ネフロン	25, 26
年金保険	189
年少人口	168
年齢階級別肥満者の割合	65
年齢調整死亡率	171

の

脳	8
脳幹	8
脳器質性精神障害	78
脳血管疾患	172
脳血管性認知症	97
脳血栓	56
脳梗塞	34
脳挫傷	34
脳死	161
脳出血	34, 56
脳腫瘍	34
脳神経	8
脳震盪	34
脳性麻痺	91
脳塞栓	56
脳卒中	34, 63
脳内出血	34
脳波検査	116
ノルアドレナリン	23, 50
ノロウイルス	29, 103

は

パーキンソン病	33, 83
ハーブ療法	111
肺	16, 17, 37
肺炎	36, 37
肺炎双球菌	106
肺がん	38, 174
肺気腫	38
肺結核	38
敗血症	33, 102
肺循環	13, 14
肺静脈	14
胚性幹細胞	163
肺動脈	14
肺動脈狭窄症	29
肺動脈弁	13
肺の構造	17
肺の働き	17
肺胞	16, 17
廃用症候群	136

排卵	26
白質	8
白線	6
白癬菌	103
白内障	34
はしか	28, 106
ハシシュ	111
橋本病	47, 52
播種性血管内血液凝固症候群	55
破傷風	106
破傷風菌	103
パストレラ菌症	107
バセドー病	47
発育	73
発育曲線	74
白血球	15, 53
白血球分画	54
発達障害	88
発達性意思伝達機能障害	90
鼻ポリープ	36
パニック障害	79
歯の発育	73
パパニコロウ染色	115
パパニコロウ分類	38
バリン	3
半規管	11
反射	9
反射弓	9
半側無視症候群	83
反対意思表示方式	161
ハンチントン病	84, 97

ひ

ひきつけ	29
鼻腔	16, 17
腓骨	5
尾骨	5
鼻出血	29
微小妄想	77
尾髄神経	9
ヒスチジン	3
非精神病性精神障害	75, 79
微生物検査	114
ビタミン	112
ビタミンD	50
尾椎	4
必須アミノ酸	3
非特異的防衛機構	51
人動物共通感染症	107
ヒトの染色体	70

泌尿器	24
避妊法	72
腓腹筋	6, 7
皮膚糸状菌症	107
飛沫感染	102
肥満	63
肥満の診断基準	65
鼻毛	17
百日咳	106
病院	179
病原性大腸菌	29
病原大腸菌	29, 103
病原大腸菌症	107
病原体の種類	100
標準体重	64
病床機能別にみた病棟の種類	180
表情筋	7
病診連携	181
病理検査	115
日和見感染症	102
ヒラメ筋	6, 7
微量金属	112
ビリルビン	42
貧血検査	114

ふ

ファーター乳頭部	41
不安状態	79
ファントムペイン	86
フィブリノゲン	55
部位別がんの死亡動向	173
風疹	28, 106
プール熱	28
フェニルアラニン	3
腹横筋	6
副睾丸	27
副交感神経	9, 10, 14
副甲状腺	23, 24
副甲状腺ホルモン	23, 24, 47, 50
副腎	23, 49
副腎髄質	50
副腎皮質ホルモン	23
腹直筋	6, 7
副鼻腔	17
腹部大動脈	14
不顕性感染	51
不整脈	30, 39
腹筋	7
物理療法	111
ブドウ球菌	29, 103

不登校	30
ブドウ糖	1
不服申し立て	198
プライマリ・ケア医	181
フラッシュバック現象	79
プリオン	97
プリン体	50
プリン・ヌクレオチド	50
ブルセラ症	107
ブレスローの7つの健康習慣	60
フレミングの介護の概念	96
ブロカ領野	83
プログラム死	1
プロゲステロン	23
プロラクチン	23
プロリン	3
分岐鎖アミノ酸	112
分娩	27
分娩予定日の計算法	72
噴門	20

へ

平滑筋	7
平均寿命	176
平均余命	176
ペスト	107
ベビーブーム	168
ペプシン	20, 22
ヘロイン	110
変形性関節炎	57
変形性膝関節症	58
便検査	114
扁桃	17
便秘症	41
扁平骨	4

ほ

包括払い方式	192
膀胱	25, 26
縫工筋	6
房室弁	13
ボウマン嚢	24
訪問看護	122
訪問看護制度	129
訪問看護の技術	126
訪問看護の内容	125
訪問看護療養費	191
訪問指導事業	154
訪問相談事業	154
補完・代替医療	111

保険医	192
保険医療機関	192
保健師	183
保険薬剤師	192
保険薬局	192
ホスピス	156, 180
骨	4, 50
ホメオスターシス	1
ポリオ	106
ポリフェノール	112
ホルモン	22, 23

ま

埋葬料	192
膜性腎症	45
マグネシウム	50
麻疹	28, 106
麻薬	110
麻薬中毒	79
マラリア原虫	103
マリファナ	111
慢性胃炎	41
慢性肝炎	42
慢性気管支炎	38
慢性甲状腺炎	52
慢性腎炎	45
慢性膵炎	44
慢性閉塞性肺疾患	38

み

水ぼうそう	28
3日熱	106
3日はしか	28
ミトコンドリア	2
ミネラル	1
ミネラルコルチコイド	49
耳	11
脈波検査	115
脈絡膜	10
民間薬	108
民族療法	111

む

| 無鉤条虫 | 107 |
| ムンプス | 47 |

め

眼	10
名称独占	182
メタボリックシンドローム	66
メタボリックシンドロームの	

診断基準	66
メタンフェタミン	110
メチオニン	3
メチシリン耐性黄色ブドウ球菌	102
滅菌・殺菌法	103
滅菌法	104
メデューサの頭	43
メニエル症候群	35
メランコリー親和型性格	77
免疫	51
免疫グロブリン	51
免疫反応	51

も

毛細血管	15
妄想性人格障害	80
盲腸	18, 19, 21
盲腸炎	42
網膜	10
毛様体	10
燃えつき症候群	32
モルヒネ	110
門脈	14, 15

や

薬剤師	183
薬疹	110
薬物依存	78
薬物の主な有害作用	110
薬物の分類	109
野兎病	107

ゆ

有鉤条虫	107
幽門	20
輸血検査	115
ユビキノン	112

よ

要介護	198
要介護認定	198
要支援	198
幼児期	73
要指示医薬品	108
腰髄神経	8
腰椎	4, 5
抑うつ神経症	79
予防給付	198

209

日本語索引

ら

ライム病	106
卵管	26
ランゲルハンス島	24, 48
卵子	26
卵巣	23, 26
卵巣がん	46
卵巣囊腫	46

り

リウマチ性関節炎	52
理学療法士	132, 185
リシ（ジ）ン	3
リストカット	31
リソソーム	2
リノール酸	112
リノレイン酸不飽和脂肪酸	112
リパーゼ	22, 44
リハビリテーション	132
リハビリテーション関連職種	138
リハビリテーションの範囲	133
リハビリテーションの目的	132
リハビリテーションの歴史	132
流行性感冒	37
流行性下痢症	29
流行性耳下腺炎	28, 46, 47, 106
療養相談事業	154
療養の給付	191
療養病床	180, 182
緑内障	34
緑膿菌	103
リンゴ病	28
臨床検査	114
臨床検査技師	184
臨床工学技士	186
輪状ヒダ	20
リンパ管	14
リンパ球	16
リンパ系	16
リンパ節	16

れ

霊的	156
レジオネラ菌	103
レセプト	192
レット症候群	90
レビー小体病	96
レプトスピラ症	107
連鎖球菌	103

ろ

ロイシン	3
老人診療報酬	192
老人訪問看護制度	129
老人保健法	129
老年期うつ病	77
老年人口	168
老年人口割合	168
肋膜炎	38
ロタウイルス	29
肋間筋	6
肋間神経痛	85
肋骨	5

わ

ワイル病	107
ワクチン	105, 106

外国語索引

A

A 型肝炎	43, 106
ABO 血液型	115
ADHD	30
ADL	133
AFP	44
ALB	42
ALP	42
α-フェトプロテイン	44
ALS	86
ALT	42
AST	42
ATP	1
autism	28, 30

B

B 型肝炎	43, 106
B リンパ球	51
barthel index	136
BCAA	112
BCG	38, 106
BMI	49, 64
BMI と疾病合併率との関係	65
BPSD	95
BUN	45

C

C 型肝炎	43
CAM	111
cell	1
COPD	38
CPR	159
CRP	51
CT	116
cytoplasm	1

D

DHA	112
DIC	55
DSM-IV-TR	80

E

EBM	184
ECG 検査	115
empty nest syndrome	32
EO	104
EPA	112
ES 細胞	163

F

Fallot 四徴症	29
FIM	136
FSH	23

G

GABA	112
γ GTP	42
glucose	1
GOT	42
GPT	42

H

HbA1c	48
HLA 型	115
HPV	46

I

ICD-10	80, 172
ICF	130
ICF の概観	131
ICIDH	130
IDDM	44, 48
IgA 腎症	45
IgE	29

L

L ドーパ	83, 84
LD	30
LDH	42
LH	23
lipid	2
LSD	110

M

MDF	45
MMT	135
MR ワクチン	106
MRI	116
MRSA	102
MSW	181, 187

N

N95 マスク	37, 103
NIDDM	44, 48
nucleus	1

O

OT	132, 185
OTC 薬	108

P

PET	117
POLST	158
protein	1
PSA	46
PT	132, 185
PTH	47, 50

Q

Q 熱	107
QOL	61
quality of life	61

R

Rho（D）型	115
ROM 評価法	135

S

S 状結腸	18, 21
SARS	37
SLE	52
SNRI	77
SSRI	77
STD	46, 102

T

T リンパ球	51
TP	42

X

X 線撮影	116

● **監修**

日野原重明　聖路加国際病院

● **編集**

巽　　典之　元四天王寺大学（医学）
星野　政明　名古屋経済大学大学院（福祉）

● **執筆者** (五十音順)

池辺　　寧	奈良県立医科大学	23章Ⅱ
伊藤　孝治	愛知医科大学	19章
片山　善章	神戸常盤大学（客員）	16章
川合　陽子	国際医療福祉大学	6・9・10章
北村　　肇	元関西福祉科学大学	5章
倉田　義之	四天王寺大学	4章
車谷　典男	奈良県立医科大学	24章
近藤　　弘	宝塚大学	17章
新谷　奈苗	関西国際大学	20章
末続なつ江	犬山病院	21章
高内　克彦	河原医療福祉専門学校	25章
巽　　典之	編者	4章
橋本　篤孝	近畿大学（非常勤）	11・12・13・14章
蓮間　忠芳	四天王寺大学	1章
平塚　儒子	帝塚山学院大学	2章Ⅰ・18章
増田　樹郎	愛知教育大学	26章
増原　光彦	大阪体育大学名誉教授	7章
松本　珠希	四天王寺大学	8章
森　三樹雄	獨協医科大学名誉教授	3章
守本とも子	奈良学園大学	23章Ⅰ
横田　正春	堺市衛生研究所	15章
若林　和夫	名古屋経済大学大学院	22章
和田　佳郎	奈良県立医科大学	2章Ⅱ

● **協力**

伊藤　健次　名古屋経済大学大学院

コンパクト福祉系講義　医学一般	
2007年3月20日　第1版第1刷 ⓒ	
2014年4月25日　第1版第4刷	

監　　修　　日　野　原　重　明
　　　　　　　HINOHARA, Shigeaki

編　　集　　巽　　　典　之
　　　　　　　TATSUMI, Noriyuki

　　　　　　星　野　政　明
　　　　　　　HOSHINO, Masaaki

発 行 者　　市　井　輝　和
印刷・製本　　創栄図書印刷株式会社

──── 発 行 所 ────

株式会社　金　芳　堂

京都市左京区鹿ヶ谷西寺ノ前町34　〒606-8425
振替 01030-1-15605　　電話(075)751-1111(代)
http://www.kinpodo-pub.co.jp/

落丁・乱丁本は小社へお送り下さい．お取替え致します．
Printed in Japan

ISBN978-4-7653-1282-0

JCOPY ＜(社)出版者著作権管理機構　委託出版物＞

本書の無断複写は著作権法上での例外を除き禁じられています．複写される場合は，そのつど事前に，(社)出版者著作権管理機構(電話 03-3513-6969，FAX 03-3513-6979, e-mail: info@jcopy.or.jp)の許諾を得てください．

●本書のコピー，スキャン，デジタル化等の無断複製は著作権法上での例外を除き禁じられています．本書を代行業者等の第三者に依頼してスキャンやデジタル化することは，たとえ個人や家庭内の利用でも著作権法違反です．